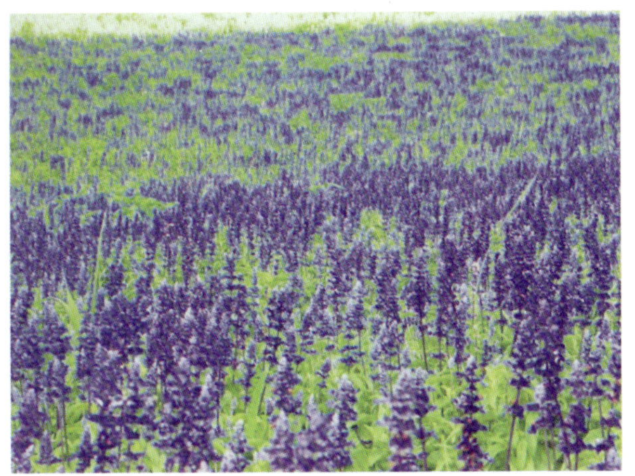

彩图 1　薰衣草

彩图 2　洋甘菊

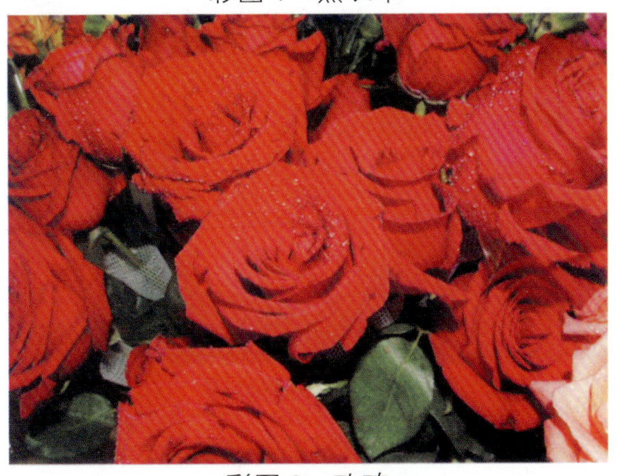

彩图 3　玫瑰

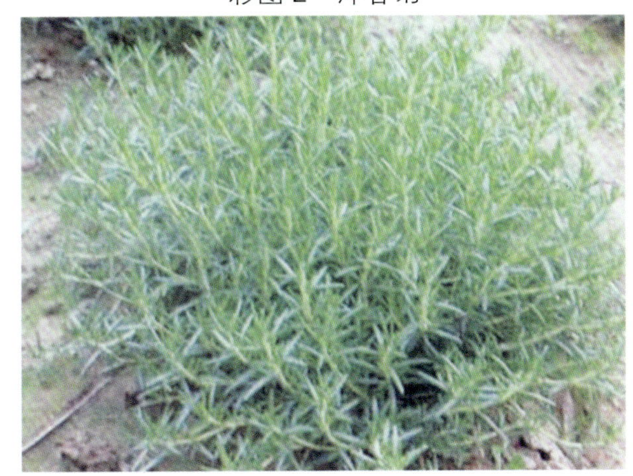

彩图 4　迷迭香

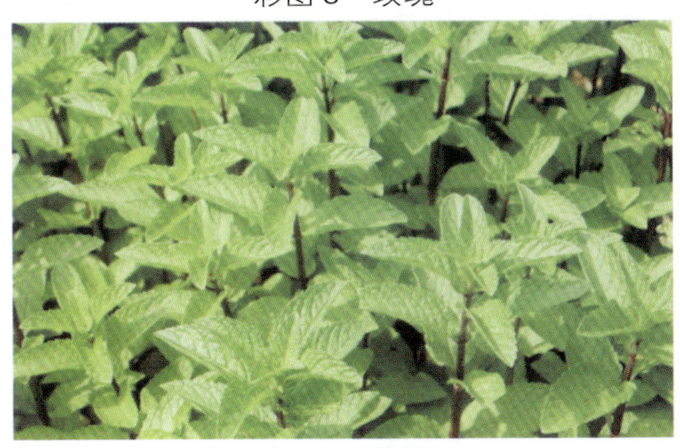

彩图 5　薄荷

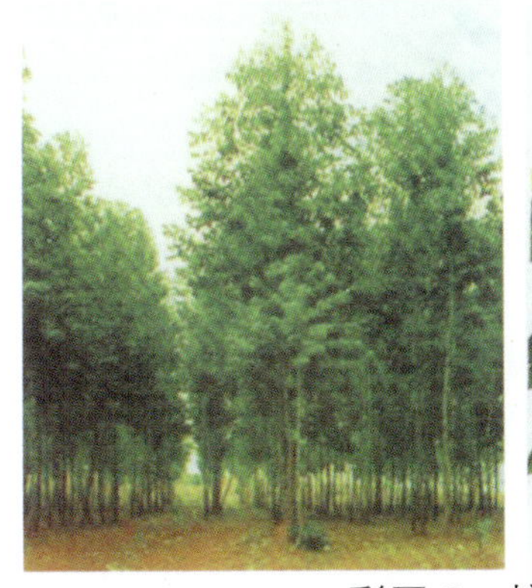

彩图 6　桉叶

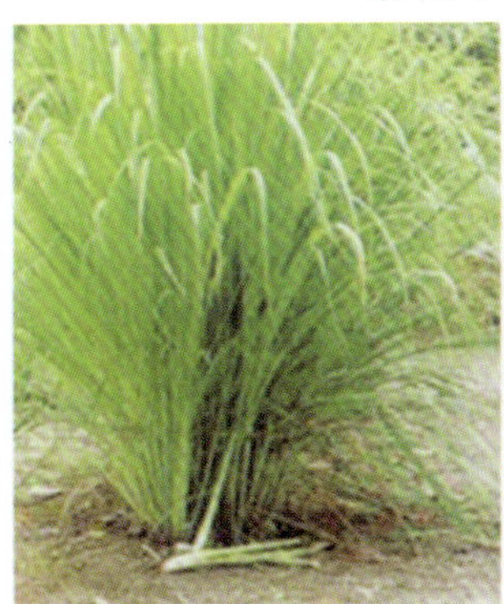

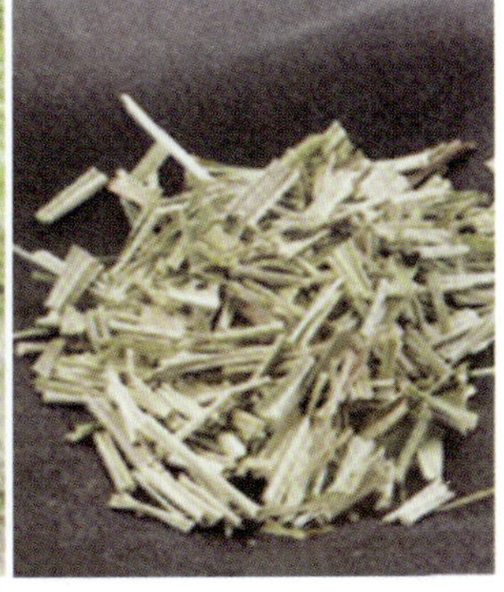

彩图 7　柠檬草

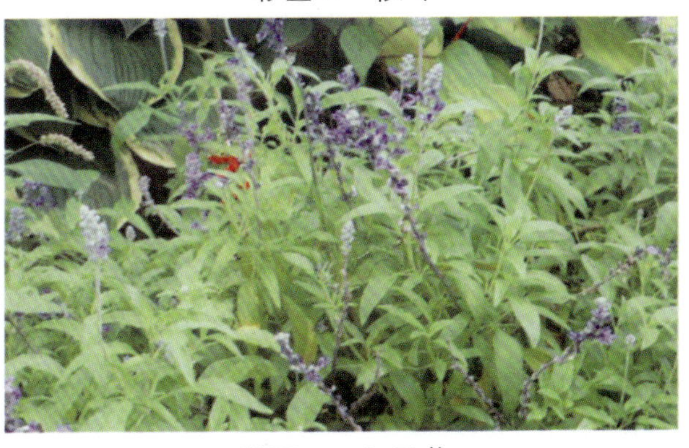

彩图 8　鼠尾草

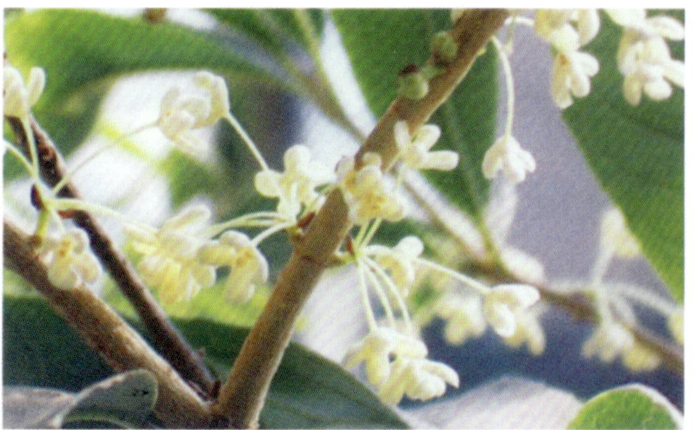
彩图 9　月桂

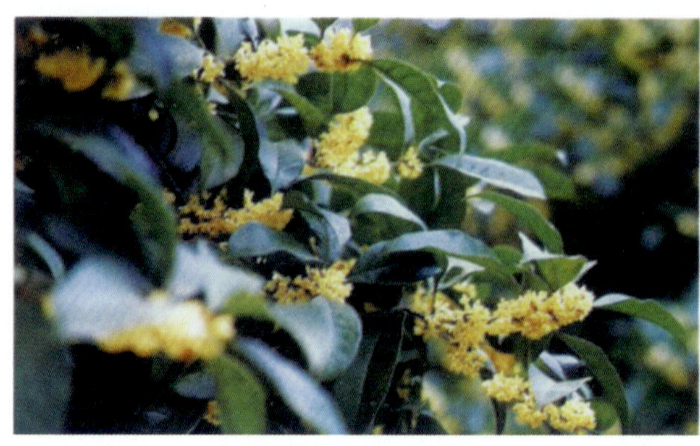
彩图 10　桂花

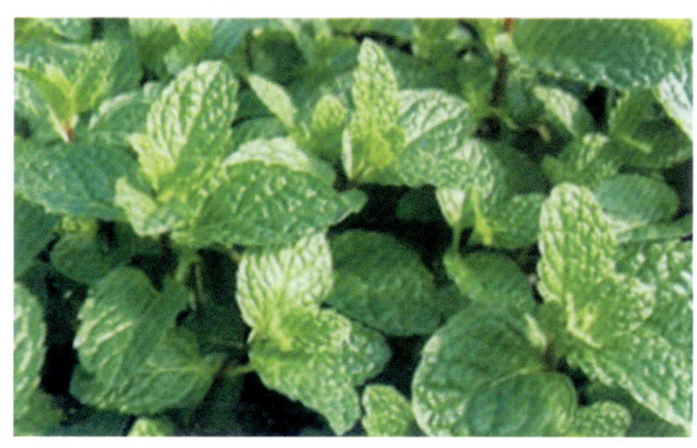
彩图 11　留兰香

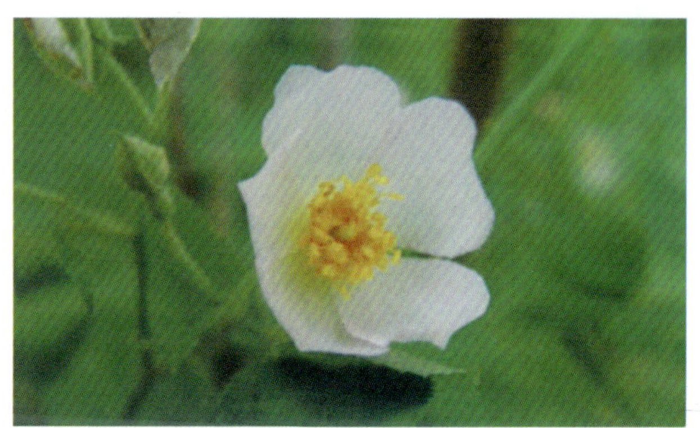
彩图 12　野蔷薇

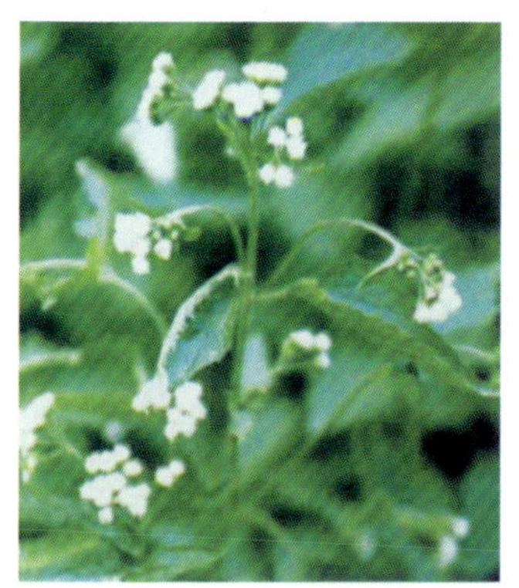
彩图 13　藿香

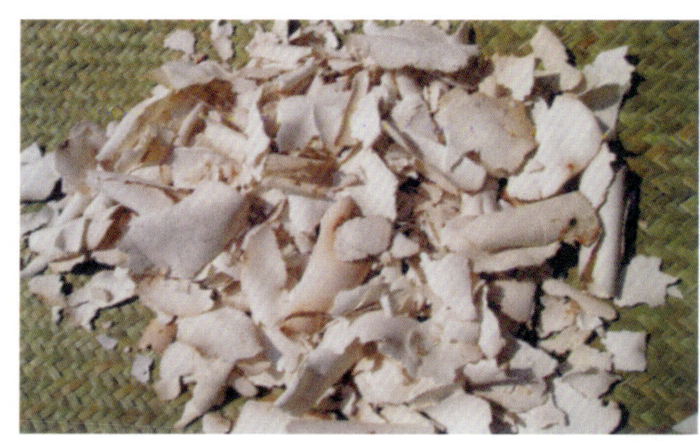
彩图 14　茯苓

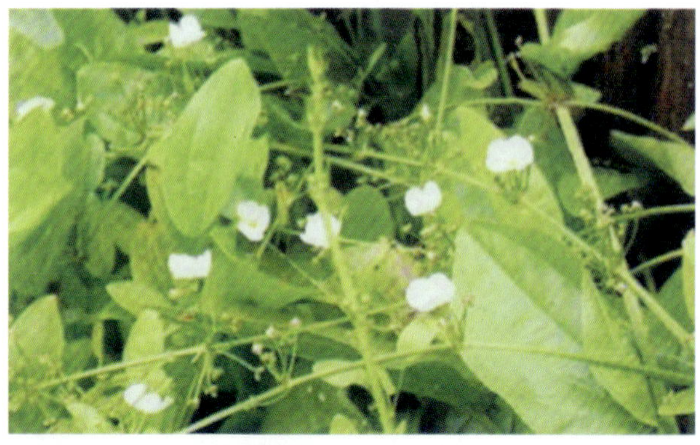
彩图 15　泽泻

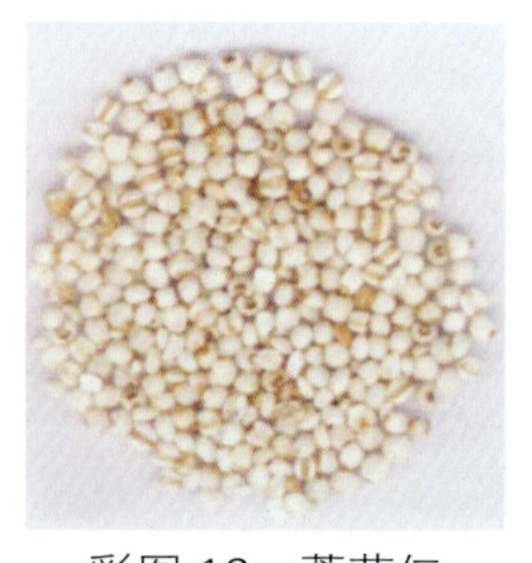
彩图 16　薏苡仁

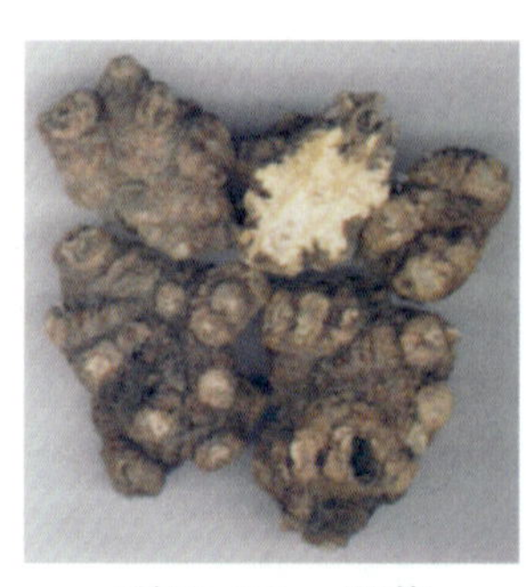
彩图 17　川芎

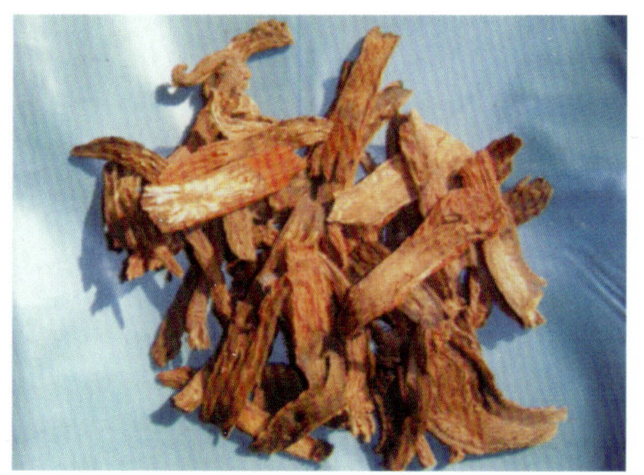

彩图 18　丹参

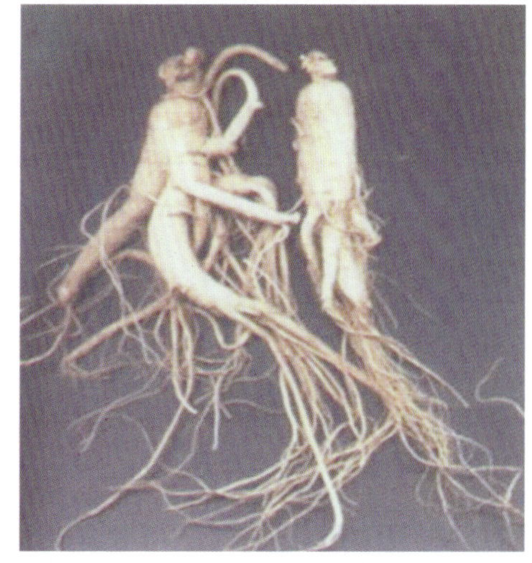

彩图 19　人参

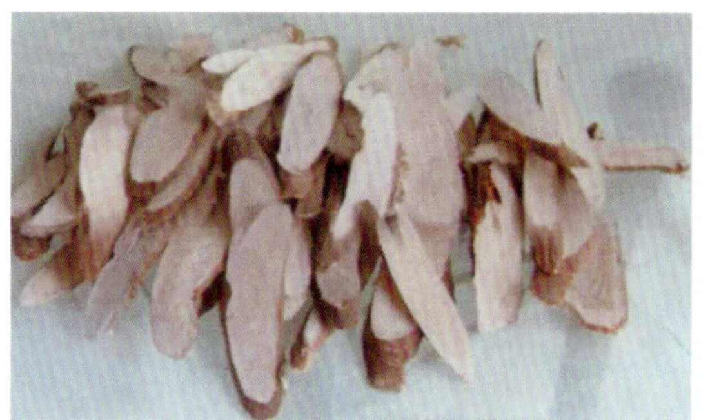

彩图 20　黄芪

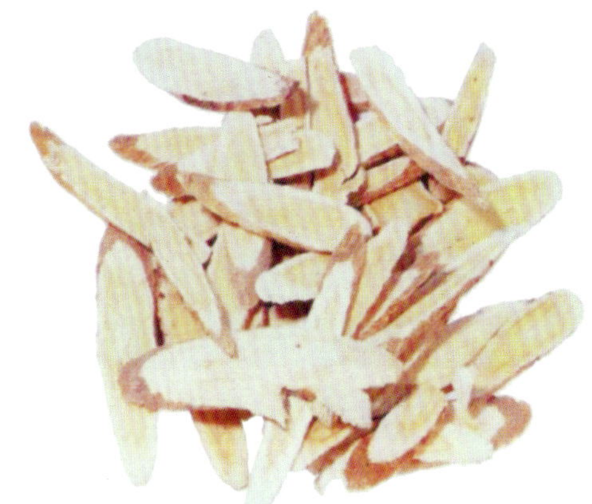

彩图 21　甘草

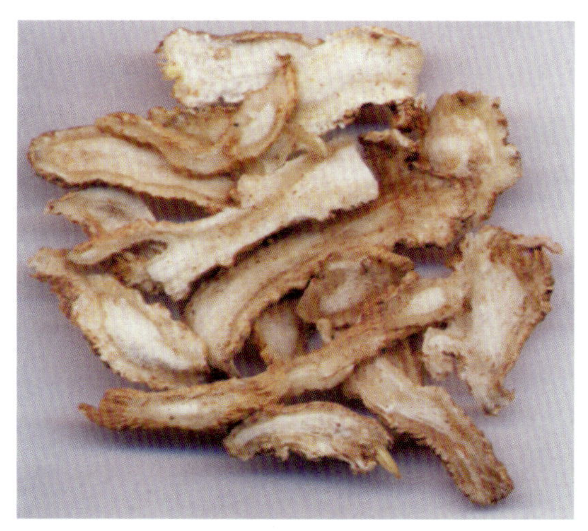

彩图 22　当归

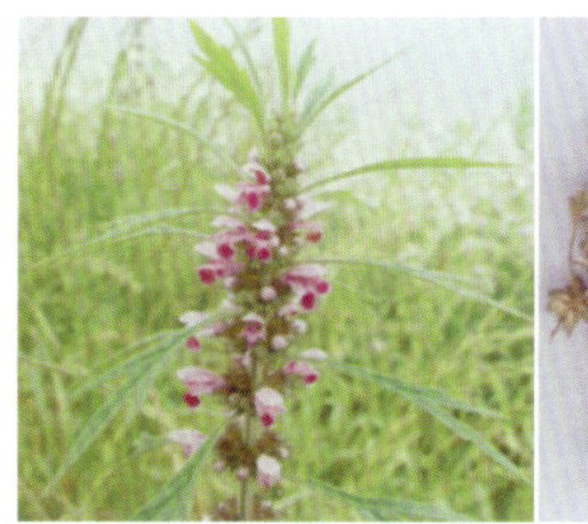

彩图 23　益母草

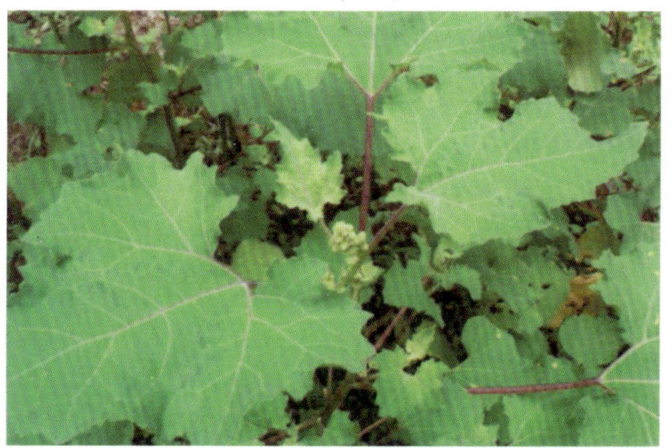

彩图 24　苍耳

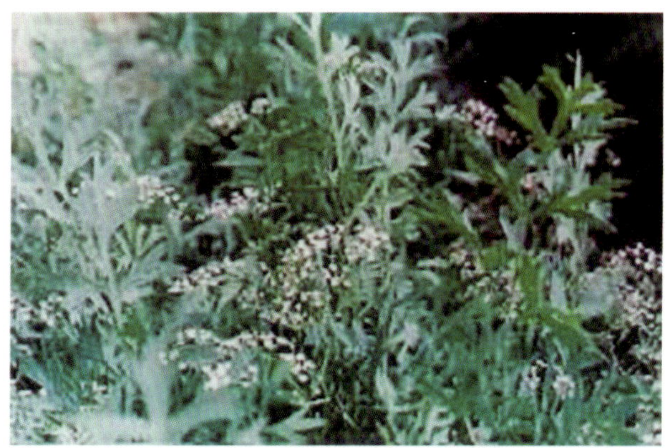

彩图 25　防风

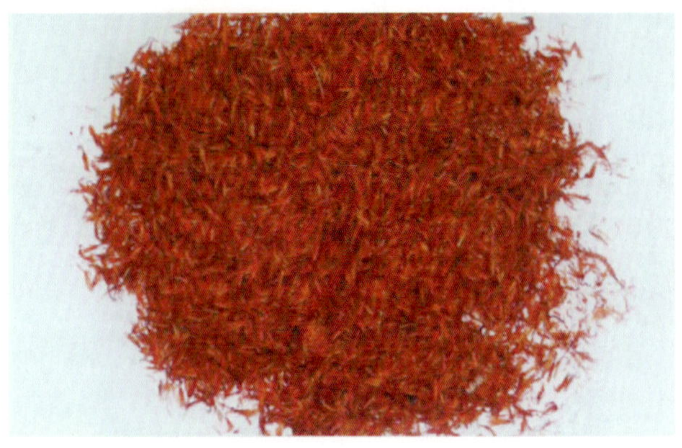
彩图 26　红花

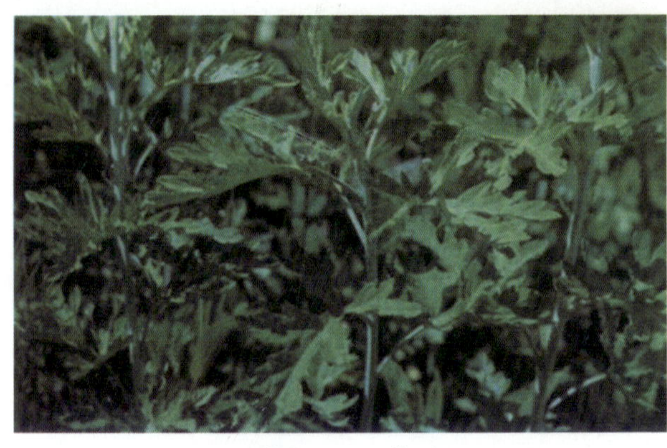
彩图 27　艾叶

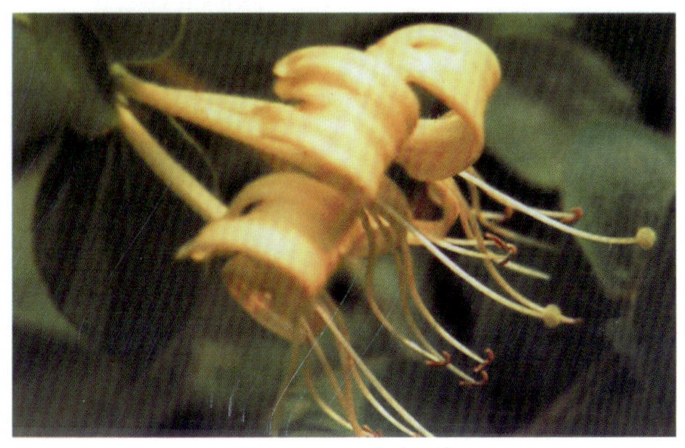
彩图 28　金银花

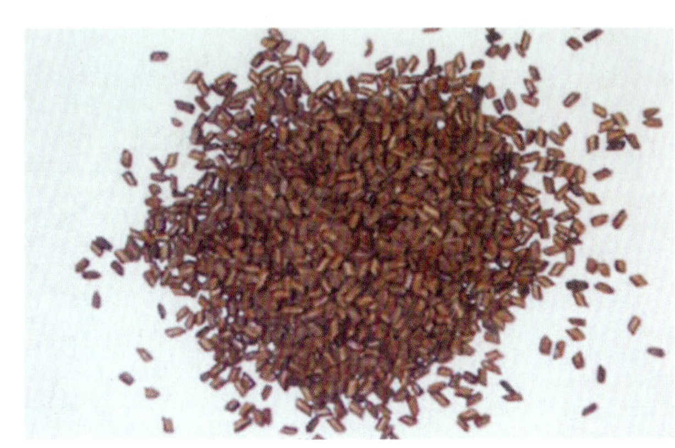
彩图 29　决明子

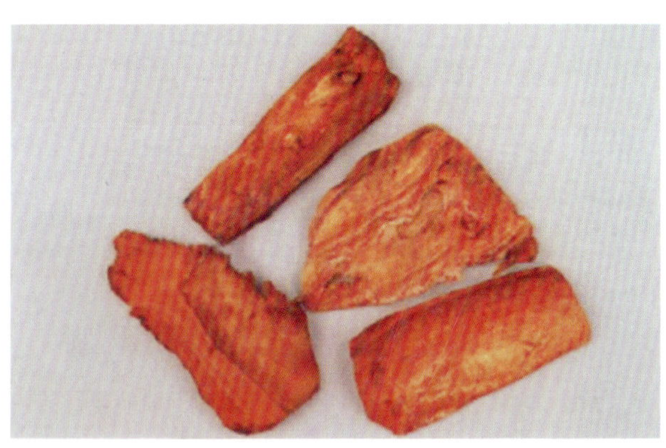
彩图 30　大黄

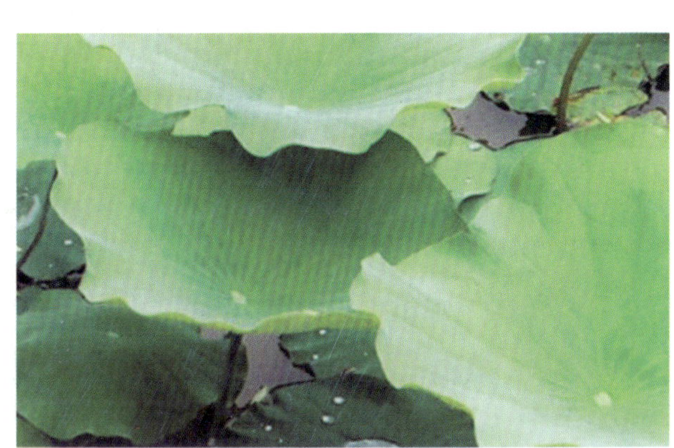
彩图 31　荷叶

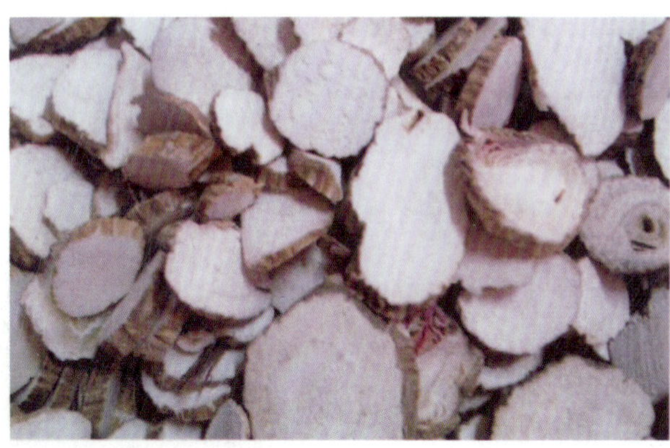
彩图 32　白芷

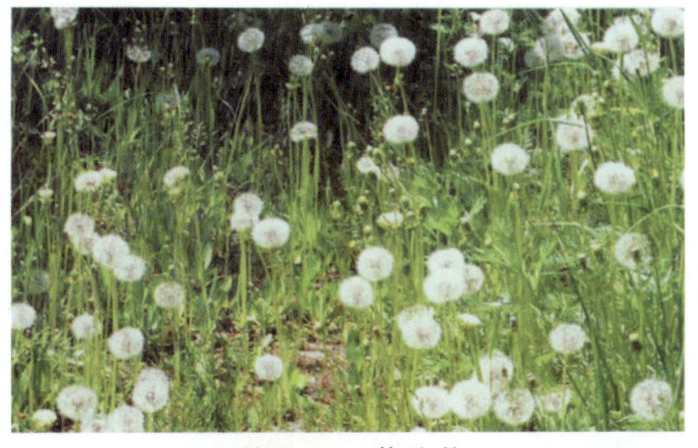
彩图 33　蒲公英

用于国家职业技能鉴定

国家职业资格培训教程

YONGYU GUOJIA ZHIYE JINENG JIANDING

GUOJIA ZHIYE ZIGE PEIXUN JIAOCHENG

芳香保健师

（基础知识）

编审委员会

主　任　刘　康

副主任　张亚男

委　员（按姓氏笔画排序）

马文君　王　安　成为品　乔国华　乔润民

张　伟　张海燕　陈　蕾　蔡宏勐

编审人员

主　编　张海燕

副主编　成为品

编　者　蔡　敏　蔡宏勐　杜　莉　乔国华　祝　刚

马文君　王　瑛　李　娜　王国顺

主　审　王　安

审　稿　张立新　高丽红　李　妍　乔润民

中国劳动社会保障出版社

图书在版编目(CIP)数据

芳香保健师：基础知识/中国就业培训技术指导中心组织编写. —北京：中国劳动社会保障出版社，2009

国家职业资格培训教程

ISBN 978-7-5045-6820-5

Ⅰ. 芳… Ⅱ. 中… Ⅲ. 植物香料-保健-技术培训-教材 Ⅳ. R161

中国版本图书馆 CIP 数据核字(2008)第 042905 号

中国劳动社会保障出版社出版发行

（北京市惠新东街1号　邮政编码：100029）

出版人：张梦欣

*

北京市艺辉印刷有限公司印刷装订　新华书店经销

787毫米×1092毫米　16开本　20.25印张　2彩插页　301千字

2009年7月第1版　2023年1月第8次印刷

定价：38.00元

营销中心电话：400-606-6496

出版社网址：http://www.class.com.cn

前　言

为推动芳香保健师职业培训和职业技能鉴定工作的开展，在芳香保健师从业人员中推行国家职业资格证书制度，中国就业培训技术指导中心在完成《国家职业标准·芳香保健师》（试行）（以下简称《标准》）制定工作的基础上，组织参加《标准》编写和审定的专家及其他有关专家，编写了芳香保健师国家职业资格培训系列教程。

芳香保健师国家职业资格培训系列教程紧贴《标准》要求，内容上体现“以职业活动为导向、以职业能力为核心”的指导思想，突出职业资格培训特色；结构上针对芳香保健师职业活动领域，按照职业功能模块分级别编写。

芳香保健师国家职业资格培训系列教程共包括《芳香保健师（基础知识）》《芳香保健师（初级）》《芳香保健师（中级）》《芳香保健师（高级）》《芳香保健师（技师）》5本。《芳香保健师（基础知识）》内容涵盖《标准》的“基本要求”，是各级别芳香保健师均需掌握的基础知识；其他各级别教程的章对应于《标准》的“职业功能”，节对应于《标准》的“工作内容”，节中阐述的内容对应于《标准》的“能力要求”和“相关知识”。

本书是芳香保健师国家职业资格培训系列教程中的一本，适用于对各级别芳香保健师的职业资格培训，是国家职业技能鉴定推荐辅导用书，也是各级别芳香保健师职业技能鉴定国家题库命题的直接依据。

本书在编写过程中得到北京成人按摩职业技能培训学校、北京天成海技术培训有限公司、北京安杰玛化妆品有限公司、安杰玛生物学科技（上海）有限公司等单位的大力支持与协助，在此一并表示衷心的感谢。

中国就业培训技术指导中心

目 录

CONTENTS 《国家职业资格培训教程》

第1章 职业道德

第1节 职业道德基本知识

学习职业道德，首先要知道什么是“道德”。道德作为一种概念，是人类在长期的社会物质生产和生活实践中逐步形成和发展起来的，是人类在社会生活中为了调整人们之间，以及个人与社会之间的关系，依靠内心信念、社会舆论和传统习惯所维系的行为规范的总和。它以善和恶、荣誉和耻辱、正义和非正义等作为评价标准，并逐步形成一定的习惯和传统，以指导或控制人们的行为。作为芳香保健师，首先应该知道什么是对的、什么是错的。在工作和为客户服务的过程中，要自觉遵守规章制度和行为准则。在社会交往过程中，要遵守道德规范。

一、道德

道德，就是一定社会、一定阶级向人们提出的处理人和人之间、个人和社会、个人与自然之间各种关系的一种特殊的行为规范。

道德是依靠内心信念、社会舆论、传统习惯和各种形式的教育力量，以善和恶、正义与非正义、公正与偏私、诚实与虚伪等为标准去评价人们的各种行为，调整人们之间的、个人与社会的各种关系，指导、控制人们的社会行为。

在我国，三千多年以前商朝的甲骨文中就有了“德”字。在中国古代，“道”原表示道路，后又引申为事物运动变化的规律或人们必须遵循的社会行为的准则、规范。“德”即“得”，是人们对“道”认识的所得。指人们认识“道”、遵循“道”，内得于己，外施于人。外施于人称为“德”。《论语》曰“君子之德风，小人之德草，草上之风必偃”，这里的“德”指人的品质，“以德报德”指人的行为，“为政似德”指道德教育和道德感化。中国最早把“道”与“德”二字作为一个概念连用，开始于春秋战国时期的《管子》《庄子》《荀子》等书中。例如，荀子的《劝学》篇中说：“故学至乎礼而止矣，夫是之谓道德之极。”意思就是说，如果一个人学习了“礼”并在做任何事情的时候都能按“礼”的规定、要求去做，就达到了道德的最高境界。

道德是区分人与动物的一个重要标志。在早期的原始社会，人们过着简单的群居生活，人们为了生存，必须共同打猎、共同抵抗外部落的侵略、共同抵御自然灾害，因此产生了道德的萌芽。以后，随着人类历史的不断发展，先后经过了奴隶社会、封建社会、资本主义社会，从而也就有了奴隶社会的道德、封建社会的道德，以及资本主义社会的道德。由于这些社会的经济关系、阶级利益不同，也就出现了统治阶级的道德和被统治阶级的道德。马克思主义产生以后，到了社会主义社会，社会经济关系和人们之间的利益关系和过去的社会完全不同了，也就产生了与阶级社会性质完全不同的社会主义道德。可见，道德由一定的社会基础决定，并为一定的阶级服务。它是随着社会经济的不断发展变化而发展变化起来的，任何道德都是具有历史性的，永恒不变的、适用于一切时代的道德是没有的。

道德是调节社会关系的重要手段，但道德与法不同，它没有强制性。它是依靠社会舆论、人们的良知和判断善恶的能力来进行调控的。

二、职业道德

职业是指人们由于社会的分工，而从事的具有专门业务和特定职责并以此作为主要生活来源的工作。

职业道德是指，从事一定职业的人在特定的工作和劳动过程中所应遵循的特定的行为规范。它是一般道德和阶级道德在职业生活中的具体体现。它既是本行业对从业人员在职业活动中的行为规范，又是行业对社会所负的道德义务和责任。

职业道德是一般社会道德的特殊形式。它的出现是与社会分工的发展相联系的。恩格斯曾经指出："每一个阶级，甚至每一个行为，都各有各的道德。"原始社会的大分工，是原始职业分工的雏形，包含了职业道德的萌芽。随着奴隶社会职业分工的日益发展，使人们在职业活动中发生了各种各样的联系，为了调整不同职业内部、不同行业之间，以及每个从业人员之间的关系，便产生了职业道德。由于职业活动是人类最基本的实践活动，因而职业道德比婚姻家庭道德、社会公德更能反映一定社会、一定阶级的道德要求和道德面貌。

职业道德作为一种社会意识，是社会的、阶级的道德在职业生活中的具体体现，反映着行为的道德调解的特殊方向，又带有具体职业或行业活动的特点，是一般道德原则和道德规范的重要补充。职业道德是在特定的职业生活中形成的，包含了对整个人类都有利的一些起码的公共生活准则，即社会公德。因此，职业道德对个人的生存和发展有着非常重要的作用，同时，与企业的生死存亡也有着密切的关系。良好的职业道德，不仅有利于调节职工与职工之间、职工与领导之间、职工与企业之间的关系，而且也有利于增强企业的凝聚力、企业的创新与发展、降低成本、提高质量、增加客户的满意度，从而有利于树立良好的企业文化与形象，提高市场竞争力。

芳香保健师的职业道德就是指专业芳香保健师在从事芳香美体保健按摩的工作中所应遵守的、与本职业活动相适应的行为规范，以及所应具备的良好品德。

第 2 节　职 业 守 则

一、遵纪守法，爱岗敬业

1. 遵纪守法

遵纪守法是指每个从事芳香保健职业的人员都要遵守纪律和法律，尤其要遵守职业纪律和与职业活动相关的法律法规。

遵纪守法是对从业人员的基本要求也是从业人员的基本义务和必备

的素质。现代社会是法制社会，社会主义法律是由国家制定或认可的，并以国家强制力保障实施的。每个从业人员都必须遵守法律，一旦超越了法律设定的界限，就会受到强制性的惩罚。现代经济是法制经济，只有符合法律规定的经营活动才会受到法律的保护，以及社会的认同。否则，必然会付出巨大的代价。因此，每个从事芳香保健职业的人员都必须遵纪守法，在法律许可的范围内从事经营、教育等一切活动。

要做到遵纪守法，首先，每个从业人员必须要树立正确的法律观念，认真地学习与自己所从事的行业有关的职业纪律、岗位规范和法律规范。要做到学法、知法、不断地增强法律意识。其次，每个从业人员要根据本行业的职业纪律、岗位规范和法律规范来要求自己，积极主动地去做应该做的事情和可以做的事情，恪守法律规定，严格依法办事。最后，每个从业人员除了要做到知法、守法之外，还要学会用法、护法，用法律的武器来保护自己，维护自己的正当权益不受侵害。

遵纪守法是从业人员进行正常职业活动的必要保证，是社会主义市场经济发展的客观要求，是社会主义职业道德的重要规范。因此，每个从业人员都必须遵纪守法，以保证社会活动的有序进行。

2. 爱岗敬业

爱岗敬业是每个芳香保健从业人员对自己所从事的工作的态度的一种普遍要求。爱岗敬业是最基本的职业道德规范。爱岗就是热爱自己所从事的工作岗位，敬业就是要用尊重、严肃、恭敬的态度对待自己所从事的工作。爱岗敬业总体来说就是热爱、尊重自己所从事的芳香保健工作，并把它当做自己的事业，终生为之奋斗，为之努力，尽职尽责地做好自己的本职工作。

爱岗敬业不仅是中华民族的传统美德而且是现代的企业精神。在中国历史上，第一个提出爱岗敬业的人是孔子。他提出，无论为人还是做事都应该“敬事而信”。而大书法家朱熹也曾说过：“敬业何？不怠慢、不放荡之谓也。”而这种不怠慢、不放荡的职业精神不正是从业人员搞好本职工作的最基本的思想品格吗？到了21世纪的今天，市场竞争日益激烈，企业要想生存发展，必须拥有一支与企业同呼吸共命运、同舟共济的稳定的职工队伍，而只有企业的职工在工作中爱岗敬业，企业才有活力、才具有竞争力、才有不断创新能力、才有成功的可能。其实，爱岗和敬业是相互联系、相互依托的。只有从业人员真正喜欢、热爱自己所从事的工作，并将全部精力投入到本职工作中，才能做好本职工作。

从业人员要想做到爱岗敬业，首先，要树立职业的理想。职业理想是指从业人员对未来工作部门和工作种类的向往和对现行职业发展将达到什么水平和程度的憧憬。职业理想是社会化过程的反映，是个体在环境和教育的影响下身心发展的必然结果。职业理想具有初级、中级、高级三个层次。初级层次职业理想把从事工作当做谋生的手段，来维护自己和家庭的生存。中级层次职业理想希望从事自己喜欢并适合自己能力的工作，并充分发挥自己的能力，不断提升自身的素质。高级层次职业理想把自己的工作同社会的义务和为他人服务联系起来，工作的目的就是为社会作贡献。一般来说，人们的职业理想的层次越高，发挥自己主观能动性的动力就越强，对工作的投入和热爱就越多，工作就越出色，对社会的贡献也就越大。其次，要强化职业责任。从业人员的职业责任越强，对工作的责任心就越强，对工作就越负责任，从而客户的满意度也就越高。最后，要不断提高职业技能。从业人员的职业技能水平，直接关系到工作的质量和效率，以及顾客的满意度和企业的生存，从业人员仅有热情是远远不够的，只有不断地学习、不断地钻研、不断地提高自己的职业技能才能更好地胜任自己的工作，更好地为顾客服务。因此，爱岗敬业是每位芳香保健从业人员必须具备的职业道德、必须遵守的职业守则。

二、团结友善，密切协作

1. 团结友善

团结友善是指每个芳香保健从业人员在工作中，为了实现共同的利益和共同的目标，相互帮助、相互支持、友爱亲善、真诚相待、平等尊重、团结协作，以实现共同发展。历史证明，人类文明的发展，社会的进步，都是集体劳动的结果，需要集体的智慧和集体的力量。而企业的发展，也依赖从业人员之间的同心协力、相互鼓励、相互爱护。因此，团结友善也是社会和企业对每个芳香保健从业人员的基本要求。

团结友善不仅有助于营造企业和谐的人际氛围，而且可以增强企业的凝聚力。如果每个从业人员，都能够调节好职业内部人与人之间、部门与部门之间的关系，相互尊重、相互帮助、相互理解，就能使每一个从业人员心情舒畅，保持良好的精神状态，从而激发其巨大的工作热情和积极性，为实现自己和企业的整体目标而努力工作。反之，如果企业内部员工之间缺乏团结友善的精神，人与人之间不团结、不互助，我行我素，甚至相互拆台，就必然会影响员工的积极性，导致人心涣散，不仅企业会因此而受损，每个从业人员也会受到影响。只有每个从业人员都发扬团结友善的精神，共同奋斗，企业才能具有竞争力，个人也才能有所发展。

从业人员要想做到团结友善，首先从业人员之间要平等尊重。从业人员在职业活动中，要相互信任、平等尊重、以诚相待。不仅上级与下级之间要平等尊重，同事之间也要平等尊重，师徒之间更要平等尊重。在企业中形成一种尊老爱幼、关心同事、平等相待、一视同仁、支持领导的良好风气。其次还要做到顾全大局。每个从业人员在处理个人和企业的利益关系上，要树立全局观念，不计较个人得失，自觉主动地服从集体的需要，这是团结友善道德规范的一项重要的道德要求。

2. 密切协作

密切协作是指每个芳香保健从业人员在工作中，为了协调从业人员之间，包括工作流程之间、工作岗位之间、工作部门之间的关系，完成工作任务，彼此之间相互帮助、相互支持、密切配合、搞好协作。

同一企业的每一位芳香保健从业人员在从事职业活动过程中，虽然有着不同的分工、不同的职责范围，从属于不同的部门，但是每个部门、每个员工都是相互联系的有机整体。因此，密切协作很重要，要是协作得不好，员工之间不配合、损人利己、相互妨碍、各干各的没有共同的目标，力量相互抵消，不仅自己不会有所成就，企业也会因此而受损，进而失去市场竞争力。要想使企业更有效率、更具市场竞争力，就必须协调好员工之间、不同岗位之间、不同部门之间的关系，真正做到相互帮助、主动配合、相互支持、相互协作，为了共同的目标，为了企业的利益而努力。

从业人员要想做到相互配合、密切协作，就必须要处理好两个问题。第一要正确处理好不同角色的关系。企业是不同部门、不同岗位、不同员工相互配合、相互联系的有机整体。从业人员在从事工作过程中，都会存在主要方面和次要方面、主角和配角之分，但是不论其担任哪一个角色，都是非常重要的，都是企业成功不可缺少的成员。每一个从业人员都要正确认识自己在企业中的岗位、作用、职责和工作程序，从而为企业的整体协调打下坚实的基础。第二要正确地看待竞争。市场经济必然存在竞争，也需要竞争。只有不断地竞争才能使企业进步，社会才能发展。但不能因为要竞争就可以做出损人利己、弄虚作假、不讲合作的事情。现代社会的竞争机制是既有合作又有竞争的双赢机制，只有在竞争中共同努力、共同学习、相互促进、共同提高、共享利益，才能促进企业的发展。

三、不断学习，勇于进取

1. 不断学习

不断学习是指每个芳香保健从业人员在从事职业活动中，由于每个从业人员在思想、学识、技艺、能力和工作态度等方面都存在着差异和不足，因此，这就需要每个从业人员要不断地学习先进的专业知识和技术、技能，不断地提高自己的专业素质，从而促使整个行业积极向上，更好地满足顾客的需要。

芳香保健从业人员不仅可以通过阅读各种书籍或到正规学校学习来获得先进的专业知识，也可以从身边的同事、同行、客户、朋友那里学到知识。由于每个从业人员的个人能力、知识水平都是有限的，每个人都有自己的长处和不足。因此，我们要正确看待自己，谦虚谨慎，善于学习别人的长处，吸取别人的先进经验，弥补自己的不足，尽快提高自己的知识、技能和品德。同时，还要把自己好的经验、技术、知识，教给需要它的人。学习，其实是学与习两个字。学了之后要去做，才能称做学习。学一次，做一百次，才能真正掌握。学、做、教是一个完整的过程，只有达到教的程度，才算真正吃透。把自己好的经验、技术、知识，教给别人不仅可以巩固自己的专业知识、提高自己的专业水平，还可以帮助别人提高专业素质，获得别人的尊重。相互的学习和交流有助于加强从业人员之间的团结合作、相互支持、相互促进，从而达到共同提高、共同进步、共同发展的目的。

其实在更多时候，学习是一种态度，只有谦虚的人，懂得从所有的人身上学习和感悟，并且懂得举一反三的人，才能真正地学到东西。学习也是一种给予，只有善于把自己的先进经验、技术技能教给他人，自己才能得到更大的进步和提高。

2. 勇于进取

勇于进取是指每个芳香保健从业人员在从事职业活动中，不怕失败、不怕挫折，不管遇到什么事情，都积极面对、永不放弃、坚持学习、不断提高，为实现自己的目标而不懈努力。

由于现代社会经济日新月异，市场经济不断变化和发展，从而使客户的需求也随着市场经济的变化和发展而不断变化和提高。这就要求每个芳香保健从业人员要不断地学习和进取，不断地提升自身的专业素质，来适应现代社会的发展。

当然每个从业人员在从事工作过程中，都不会是一帆风顺的，总会遇到这样或那样的问题和困难。居里夫人曾经说过："生活对于任何一个男女都非易事，我们必须要有坚韧不拔的精神；无论付出任何代价，都要把这件事情完成。"当事情结束的时候，你要能够问心无愧地说："我已经尽我所能了。"因此，每个芳香保健从业人员必须要有坚定的意志和信心，不怕困难和挫折，为了自己的目标而不懈地进取和努力。

四、钻研技术，改革创新

1. 钻研技术

钻研技术是指每个芳香保健从业人员在从事职业活动中，刻苦钻研技术，勇于探索，敢于实践，不断地提高自己的技术、技能，在芳香保健的领域里，力争做到最好。

作为一名芳香保健从业人员，不仅要热爱自己所从事的行业，还要在实际的工作中努力钻研业务，精通专业技术，争当专业尖子或技术能手。同时，还要不断掌握现代知识，开阔视野，重视知识更新，努力学习新知识、新技术，不当本行业"落伍者"。

作为合格的芳香保健从业人员，对本行业的专业技术、技能和专业知识，要勇于探索和不断钻研，因为，精湛的技术都是来自于认真地钻研和不断地探索，只有在钻研和探索的过程中，智慧的火花和高水平的技术才会出现，在现有的技术、技能中找出需要改进的地方，并运用自己的发现和专业的知识将其提升，自然就会使自己更具市场竞争力，成为本行业的佼佼者。

2. 改革创新

改革创新是指每个芳香保健从业人员在从事职业活动中，运用已知的信息和专业的知识，为了本行业的发展，不断突破常规，发现或产生某种新的、独特的、具有一定社会价值或行业价值的新技术、新事物、新思想的行为。

改革创新不但可以提高产品和服务质量，更好地满足社会需求。而且，可以加速新技术、新产品、新流程的应用，提高效率和竞争力，帮助企业增加盈利。同时，还可使芳香保健事业快速、健康地发展。

作为一名芳香保健从业人员，是否能拓展自己的业务，是否能创造新的业绩，取决于自己改革创新的能力。没有创新的行业，是没有希望的行业。没有创新的企业，是缺乏市场竞争力的企业。改革创新是行业和企业的生存和发展之本。芳香保健的从业者，要做到改革创新，应具有灵活的头脑、解放的思想，要敢于批评、打破旧的传统、旧的习惯、旧的观念、旧的做法，勇于挑战，不断开拓，勇于创新，从而使芳香保健事业不断发展、腾飞。

第 2 章 礼仪常识

第 1 节 礼仪的概念及其作用

一、礼仪的概念、内容与原则

1. 礼仪的概念

礼仪是体现一定社会道德观念和风俗习惯，表达人们礼节动作、容貌举止的行为准则。

从现代含义上看，“礼”是指以一定的社会道德观念和风俗习惯为基础形成的、大家共同遵守的行为准则。而“仪”则是指人们的容貌举止、神态服饰和按照礼节进行的仪式。很明显，礼仪是内容与形式相统一的人际交往规范，也体现出一个社会的文明程度。

2. 礼仪的内容

礼仪的内容主要包括：

(1) 礼貌

礼貌是指人们在接触交往中，相互表示尊重和友好的行为。

(2) 礼节

礼节是指在交际场合迎来送往，相互问候、致意、祝愿、慰问等方面惯用的形式。

(3) 仪表

仪表是指人的外表，包括容貌、姿态、服饰、个人卫生等。

（4）仪式

仪式指在较大的场合举行的、具有专门规定了的程序化行为规范的活动。

3．礼仪的原则

（1）尊重的原则

尊重是礼仪的情感基础。人际交往中必须要尊重对方的人格，才能保持和谐的人际关系。

（2）遵守的原则

礼仪反应了人们的共同利益和要求。社会每个成员都应当自觉遵守和执行。

（3）适度的原则

人际交往中既要彬彬有礼，又不能低三下四；既要热情大方，又不能轻浮谄谀。

（4）自律的原则

树立内心的道德信念和行为修养准则。在没有外界监督的情况下自觉按照礼仪规范去做。

二、礼仪的特点与作用

1．礼仪的特点

（1）共同性

作为公共道德基础内容的礼仪，是在人类公共生活基础上产生和形成的，是一种行为规范，为各种人所共同遵循。

（2）继承发展性

礼仪规范并不是一成不变的，而是随着社会自身的进步不断完善的。由于东西方各国的交往不断扩大，带有历史传统的礼仪又被赋予了新的内容，表现为人与人之间的平等、团结、友爱、尊重的新型关系。

（3）统一性

一个人只重品质淳朴而不重礼节仪表，就会显得缺乏修养。只有将淳朴的品德与礼节仪表统一结合起来，才算是有修养、有道德的人。

（4）差异性

因时间、空间或对象的不同，古代与现代的不同，外国与中国的不同，男女之间的不同等因素，礼仪规范有许多不同之处，体现出各自的特点。

2. 礼仪的作用

（1）礼仪使道德观念和准则变为具体行动

礼仪行为展现了道德观念的思想内涵。在人际交往中，一句热情关心的问候，一个礼貌的动作，都能体现出一个人的品行素质。

（2）礼仪促进人际关系的和谐

人与人之间的关系需要相互尊重，在尊重的基础上建立和发展友谊。因此，通过礼仪表现出对人的敬重，往往能沟通彼此间的情感，而漠视或过于随意，则会伤害对方的自尊，阻碍人际关系的和谐。

（3）礼仪净化着人的心境

礼仪作为社会精神文明的象征，伴随着每个社会成员的生活。在人际交往中，人们能切身感受到被人尊敬的自豪，同时，也促使人们提高自身修养，以同等方式去尊重别人。文明是礼貌的基础，文明程度越高，礼貌越完善；礼貌是文明的表现，礼仪、礼貌越完善，社会的文明程度也就越高。人们都生活在自己创造的安定祥和、清洁卫生、互爱、互谅、互帮的文明文雅环境中，心境就会得到净化，情绪就会愉快。

（4）礼仪也能创造经济效益

在企业文化的建设中，礼仪是一项重要内容。一个注重企业形象的单位，对礼仪是十分重视的，尤其在第三产业，礼仪已成为服务质量的重要标志。就企业来说，礼貌的接待、亲切的语言、甜美的微笑、得体的服装，都是吸引顾客的直接因素。顾客往往凭第一印象进行选择，所以，良好的礼仪也能创造经济效益。

第 2 节　礼仪服务的行为规范

一位专业芳香保健师应该具有良好的礼仪服务行为。专业芳香保健师在人们心目中的形象应该是：具有典雅的风度、高超的技术、丰富的内涵、端庄的举止、文雅的谈吐，在接人待物时，彬彬有礼、落落大方。

一、个人卫生要求

良好的清洁习惯、高标准的个人卫生要求和保健法则，不仅能够增加芳香保健师的自尊心、自信心，也是芳香保健工作的需要。

1. 芳香保健师的良好清洁习惯

（1）随时携带干净的手帕或纸巾、化妆纸。

（2）避免与他人共用毛巾、茶杯、化妆品、梳子、发刷等物品。

2. 芳香保健师的个人卫生要求

（1）头发

头发要保持清洁，经常洗发；发型要适合面型特点；留长发者，工作时要束发。

（2）面部

芳香保健师的面部皮肤状况是最有说服力的广告，应加强日常的面部皮肤护理，工作时要化淡妆，最忌脱妆或化浓妆、艳妆。

（3）口腔

保持口腔清洁，工作前不吃葱、蒜、韭菜等带有刺激性气味的食品，不吸烟、不喝酒，工作中不嚼口香糖。

（4）手

加强手部皮肤护理，保持手部皮肤细嫩；保持手部清洁，工作前后、厕后要洗手；指甲不可留长，甲型不可太尖；选用甲油时宜选无色甲油，忌甲油脱落。

（5）服饰

服饰整洁、舒适、合体、大方；饰物不可珠光宝气，不可戴戒指、手镯等。

（6）鞋袜

鞋袜舒适、合脚，工作时不宜穿高跟鞋；保持鞋袜清洁，无异味。

（7）沐浴

经常沐浴，保持清洁。

（8）香水

使用香水宜清馨、淡雅。

3. 芳香保健师的个人保健

（1）呼吸新鲜空气，保持生活环境及工作场所的通风状况良好。

（2）饮食结构合理。

（3）保持良好的立姿、坐姿及行走姿势。

（4）睡眠充足、劳逸结合、心情放松。

（5）安排足够的户外活动及体育锻炼。

（6）定期做体检。

二、工作岗位中的基本礼貌行为与要求

1. 在工作岗位上不带有任何情绪

每个人在社会生活中都会遇到不愉快的事情。但是，作为一名芳香保健师一旦站到工作岗位上，就要摆脱个人的一切不良情绪影响，要控制情绪，要以极大的工作热情和良好的礼貌服务，面对每一位顾客，这也是一名服务工作者礼貌修养水平的具体体现。无论在何种情况下，芳香保健师都要学会容忍，要理解、谅解顾客，决不能与顾客发生争执、冲突。对待每一位顾客都要像贵宾一样，一视同仁，不能厚此薄彼。态度要诚挚，随时以微笑迎人，不能把生活中的不愉快情绪带到工作中，更不能对顾客发泄。

2. 在每一个工作细节中体现礼貌服务

礼貌服务的基础是：不忽略每一件小事，尊重顾客，照顾顾客，处处为顾客着想。

（1）顾客先行

在企业中芳香保健师与顾客相遇时要礼让，点头行礼致意并主动让路，请顾客先行，不可与顾客抢道并行。

（2）及时服务

芳香保健师应随时观察顾客的反应，以便当其有需求时，提供及时的服务。如在顾客等待、休息时，及时为顾客提供饮品，送上报刊、杂志；在顾客结束芳香服务时，及时引领顾客到整理室，以便其整理衣饰、发型等。

（3）礼貌递物、接物

在向客人递物时，要双手将物品拿在胸前递出，切忌物品的尖端指向对方；当用一只手拿着东西递物时，可直接将物品放在对方手里。接物时，两臂要适当内合，自然将手伸出，五指并拢，两手持物，以示尊重。

3. 工作有条不紊

（1）工作场所必须随时保持整洁，必须在顾客上门之前把一切准备

工作都做好，做到人员到位，器具用品到位，使顾客随时都能得到最好的服务。

（2）芳香保健师在工作中行走，步履要轻、稳，切忌慌慌张张，风风火火。

（3）拿物品时要轻拿轻放，不要毛手毛脚、粗鲁莽撞；用过的东西要随时放回原处，以便下次使用。如果一时找不到要使用的物品，可以轻声询问同事或仔细回忆，不可当着顾客的面乱翻乱找。

（4）取低处的物品或是拾起落在地上的东西时，不要弯上身，翘臀部。要脚稍分开，站在要拿或捡的东西旁边，屈膝蹲下去拿。

三、体态、体姿的要求

姿势是芳香保健师的风度、举止的外在表现形式之一。正确的姿势能够改善仪态，在工作中带给人以优雅的举止和美的形象，并有助于预防疲劳；不合理的姿势，则会使人表现为不雅观、不文明。正确、优美的姿势是可以通过训练形成的。

1. 站姿

（1）日常生活中的站立姿势

站立是一种最基本的姿势。日常生活中，站立时腿及手臂的姿势可以有所变化，但头部及上体要始终保持正确的姿势。正确的站立姿势，是优美典雅的造型，是良好举止的基础。良好的站姿，应该是挺胸、收腹、展肩、脖颈挺直、臀部肌肉上提。站立时要端正，下颌微收，双目平视，嘴微闭，面带微笑，双手自然下垂于身体两侧或在腹前交叉，交叉时，右手放在左手上。女子双腿并拢，大腿部夹紧，双脚呈“V”字形或者“丁”字形站立；男子双脚平行，分开与肩同宽站立。

（2）工作时的站立姿势

芳香保健师需要长时间站立工作，应避免脊柱的长时间弯曲。两脚不要离得太远，尽量以脚掌承受体重，而不要以脚跟承受体重。但如果以两脚并拢的姿势长时间站立，身体不易平衡，也很容易造成疲劳。因此，在工作中只有保持正确的站立姿势，才能获得良好的平衡性、肌肉的适当控制，以及手脚的协调等，从而减少或避免疲劳。

（3）站立时的禁忌

站立时，切忌无精打采、东倒西歪、耸肩勾背，不可歪脖、斜腰、挺腹、屈腿，或者懒洋洋地依靠在墙上或椅子上。谈话时，双手可随谈话内容做些手势，但不宜将手插在裤袋里或交叉在胸前，更不要下意识地做小动作，如玩弄衣带、发辫，咬手指甲等，这样不但显得拘谨，给人以缺乏经验和自信的感觉，而且也有失仪表的端庄。

总之，站立的姿势应该是自然、轻松、优美的，无论变换何种站姿，上身都要保持挺直。芳香保健师与客人相对站立时，距离最好保持在1.2 m左右，这样既亲切又有分寸感。

2. 坐姿

芳香保健师的坐姿应该给人以端庄稳重之感。

（1）正确的坐姿

正确的坐姿是上体保持站立时的姿势，两肩放松，下颌微收，脖颈挺直，背部和大腿成一直角，双膝并拢，两脚前后、左右略分开，或腿向前伸出，两脚上下交叉也可。当女性两腿上下交叠而坐时，悬空的脚尖应向下，双膝尽量靠拢。双手自然放在膝上或椅子扶手上。坐靠背椅时，应坐在椅子的2/3处，脊背轻靠椅背。坐无背凳子时，则坐满凳子，上身挺直。谈话时，可以侧坐，此时上体与腿同时转向一侧。

（2）工作时的坐姿

芳香保健师工作时保持正确的坐姿能避免腰酸背痛，并减少一般性疲劳。其要领是：

1）椅面与膝部基本同高，双脚自然平放于地板上，大腿部与小腿部形成90°的直角，以脚支撑大腿部的重量。

2）坐的时候，下半背部要贴住椅背，替顾客服务时身体上部可稍向前倾；如果坐的是没有椅背的凳子，则应坐满凳子，保持上身挺直的姿势，使身体的重量完全由大腿承受。

（3）落座时的注意事项

1）不要两脚尖朝内，脚跟朝外，内八字形坐法最不雅。

2）当两脚交叠而坐时，悬空的脚尖应朝下，切忌脚尖朝上，并不可上下抖动。

3）与人交谈时，勿用手支撑着下巴。

4）在椅子上前俯后仰，或把腿架在椅子或沙发扶手上、架在茶几上，都是不雅观的。

3. 走姿

（1）正确的走姿

无论是坐姿还是走姿，其基础是站姿，因此要掌握姿势美的要领，首先要练好站立的正确姿势，这样，再练坐姿和走姿就容易多了。行走迈步时，脚尖应朝正前方，收腹挺胸，两臂自然摆动。行走时，可想象走在一条直线上，双脚内侧“踩线”行走。行走时步伐大小适中，节奏快慢适当，步履均匀自然、稳定而有节奏。膝盖和脚腕都要富有弹性，给人一种矫健、轻快、从容不迫的动态美。

1）走路时，身体挺直，保持站立时的姿势，不可左右摇摆、摇头晃肩或歪脖、斜肩。

2）双臂前后自然摆动，幅度不可太大，忌左右摆动，后摆时勿甩手腕。

3）提臀（臀部肌肉紧张），用大腿带小腿迈步，双脚基本在一条直线上。步伐平稳，忌上下颠动、左右摇摆及甩脚，也不要着意扭动臀部。

4）女性穿礼服、裙子或旗袍时，步子要迈得小一些。

（2）芳香保健师工作时的步伐

芳香保健师在工作时，步伐要轻、稳、灵活。

（3）行走时的注意事项

1）保持身体挺直，切忌左右摇摆或前倾后仰。

2）行走时脚步要轻盈，不要太僵硬，脚步声不要太重，不要拖泥带水。

3）切忌行走外八字或内八字。

4）切忌扭动臀部。

5）上下楼梯时，头要正，背要直，胸要微挺，臀部要收，膝要弯曲。

第 3 节　语　　言

通过语言所表达出的悦耳的声音、文雅的言辞、技巧的谈话等，可缩短与顾客之间的距离，会使顾客产生亲切感和信任感。

一、对语言的基本要求

语言是人类表达情感、传达信息的主要途径。作为芳香保健师，语言既是与顾客沟通信息的主要工具，又是提高优质服务水平的重要方式之一。良好的语言训练，也是一个人的修养、素质水平的具体体现。因此，对芳香保健师的语言做如下要求：

1. 礼貌用语规范化

芳香保健师的礼貌用语要规范化，语言要符合礼仪礼貌的原则，称呼要文明，说话不能过于随意或口语化，根据顾客的不同类型选择适合的谈话主题，切忌打听顾客的隐私，或将自身的私事讲给顾客听。

2. 语言表达清晰准确

语言是交流的工具，所表达的意思一定要清楚，切忌含糊不清。无论是问话还是回答，都要求准确清晰。对于没有把握的问题，应当如实向顾客说明，不能模棱两可。

3. 语言内容丰富多彩

芳香保健师面对众多的顾客，应根据不同情况热情接待，不能简单枯燥、千篇一律，如能具备丰富的语言，就能缩短与顾客的距离，增强服务层次，使顾客得到多方面的享受。芳香保健师可从文学作品、电影、戏剧等艺术中汲取语言精华，增加自己的语言魅力。

4. 语言方式生动幽默

在服务过程中，芳香保健师用生动幽默的语言，能产生很大的感染力。同一意思可以用不同方式来表示，切忌生搬硬套、用过多的书面语。语音、语调、语速、语气及表情，都要因消费者、具体事宜、环境等因素灵活运用，从而获得更好的服务效果。

二、语音、语调、语气、语速

在中国的文字、语言中，用不同的语言、从不同的角度，可以表达出同一个事物；同时，相同的文字，采用不同的语音、语调、语气，又可使所表达的含义发生截然不同的变化。作为芳香保健师，应该具有良好的驾驭语言的能力，应当具备言辞丰富文雅、语调亲切、声音悦耳的职业特点，主要应把握以下几点：

1. 语音、语调

文字本身并不能表达友善的感情，因此需要悦耳的声音来配合。说话如果要悦耳、流利，则必须配合适当的语调，因为从语调的表达上可以看出一个人的个性及心理状况。同时，也可从语调中去辨别诸如愤怒、喜悦、爱、嫉妒、友善以及羡慕等情绪。而单调的声音既枯燥，又索然无味。

（1）芳香保健师的语音应该清晰，音量适中。假若别人听不懂或听不清所讲的话，那么再悦耳、再动听的声音也是没有意义的。

（2）芳香保健师的语调应该是柔和、悦耳的。在语调中应表达出亲切、热情、真挚、友善、柔顺以及个性和谅解的思想感情。

当然，芳香保健师的谈话首先应该是言行一致的。

2. 语气、语速

（1）语气柔和

说话的口气变换可以得到不同的反应效果。在接待服务中，以商量式的语气为佳，如将命令式语气“你等一下”、肯定式语气“请您稍等一下”转为征询式语气“请您稍等一下好吗?”顾客的心理反应就不一样。

（2）语速适度

说话的语速过快，会使顾客产生紧张感，甚至使顾客来不及对保健师的语言所表达的含义及时理解、做出反应；语速过慢，会使顾客产生懈怠感，同样会使顾客产生急躁心理。所以，在与顾客交流时，保健师要有效把握说话的语速。

语音适中，则让人感觉入耳舒适；语调的轻柔甜润，会传递出对顾客的友好诚恳；语气柔美，可给出与顾客达成一致的空间；语速适度，能给顾客留有思考的余地，如此等等，都是芳香保健师应当具备的基本功。

三、谈话的主题与原则

1. 正确选择谈话主题

芳香保健师应该尽量去了解顾客的心理，从而选择较佳的谈话主题。这些都需要芳香保健师具有丰富的知识内涵。

2. 谈话原则

为使谈话进行得愉快、气氛和谐，在谈话时，应采取以下基本原则：

（1）主动打开话题。

（2）少说多听、不争论。

（3）始终保持愉快的心情与谈话气氛。

（4）谈话的内容不单调。

（5）不谈自己的私事；宁可谈理想，不要谈论人。

（6）更不要背后论人长短或谈同事较差的手艺；不谈、不问别人的隐私。

（7）不要表现出处处比别人强而威胁到他人。

（8）应用简单、易懂的言辞，不使用粗话。

第4节　服　　饰

一、服饰的作用

莎士比亚说过："一个人即使他默默无语，从他的着装也可以了解到他的过去。"人的仪表，的确表现了他的经历、精神状态和文明程度。从古到今的服装，除具有御寒防暑、遮羞护肤等实用功能以外，还具有一定的修饰性，即审美功能。随着人们审美水平的提高，着装也就成了人的仪表美的一部分。一个人如果只有优美的仪容、健美的形体，而没有合体的色彩搭配协调的服装，就不会有美的形象。

"美是一种创造"，恰到好处的着装选择就能创造出美。仪表之美当然首先是个人所好，但也体现了对他人、对社会的尊重与否。如果某人不修边幅、衣冠不整，那么就会给人一种缺乏教养、不拘小节、不稳重的感觉。相反，某人服饰整洁、美观大方，就会给人一种有教养、注意小节、稳重的感觉。可见，在所有人际交往的场合，着装是当事人考虑的重要因素之一。

服装，大而言之是一种文化，它反映着一个民族的文化素养、精神面貌和物质文明发展的程度。小而言之，服装又是一种"语言"，它能反映出一个人的职业、文化修养、审美意识，也能表现出一个人对自己、对他人以至于对生活的态度。因此，作为芳香保健师，在公共场合和日常交往中更要注重着装。

二、服饰的色彩效应

1. 着装的色彩搭配

为了使着装更加协调，服装的色彩搭配是非常重要的。因此，我们有必要了解一些色彩学方面的知识。

(1) 颜色的象征

大自然是五彩缤纷的，有着各种各样的颜色。

不同的色彩有不同的象征意义，也有不同的礼仪效应。因此，人们在穿着上总是选择那些既适合自己心意又能表达出自己情感色彩的衣着。

红色是血与火的颜色。它象征热烈、激情、炽热、奔放、喜庆、勇敢、忠贞，它使穿者更显朝气与活力。开朗外向的人常常穿红色衣服。在我国，它还是革命与幸福的象征，因此，喜庆环境的布置多以红色为主调。

黄色象征神圣、高贵，是一种适用面很广的服装点缀颜色。

蓝色象征着宁静、智慧与深远，它是大多数成年人喜欢的颜色。

绿色是自然界草木的本色，是生命之色，能给人安详、恬静、和平、温和的感觉，是青春、生命和希望的象征，它能使穿着者更显年轻。

橙色象征光明、温馨、快乐、热情、活泼，有鲜明夺目、光辉、温暖、明快、热烈的感觉。

紫色是高贵、财富、神秘和威严的象征。在古代中国，紫色被定为一品、二品官服的颜色，欧洲用紫色作为牧师服的颜色，显示其高贵和神秘感。

白色是纯洁、高尚、明亮、素雅、真诚、朴素的象征，给人以轻快的感觉。按中国传统，白色为丧服色，而在欧美，白色却是婚礼服的色彩，表示爱情的纯洁和坚贞。

黑色象征严肃、庄重，在西方上层社会的男性穿着中颇受重视；但有时它又是悲哀、邪恶的象征。

灰色是一种成熟的中性色彩，象征浑厚、大方与和谐。

(2) 色彩搭配方法

常言说："没有不美的色彩，只有不美的搭配。"可见色彩搭配的重要。色彩的搭配是很有学问的，并不是任何颜色凑在一起都好看，都美观。服装色彩的搭配包括上身下身的搭配、衬衫外衣的搭配等。色彩搭配得当就会和谐、美观，否则就会给人以不悦之感。

服装色彩搭配方法主要有四种：

1) 同类色相配。指深浅、明暗不同的两种同一类颜色相配。如青配天蓝、墨绿配浅绿、咖啡配米色、深红配浅红等，同类色配合的服装显得柔和文雅。但须注意，同色系中色彩深浅的衔接与过渡，应力求自然、平稳，避免生硬，明度差异不宜太大，以免给人以断裂、失衡的感觉。运用同色搭配，意在以简洁的配色来创造一种和谐的美感。“色彩要少，款式要新”，这是世人公认的服饰艺术高品位的一个标志。

2）近似色相配。指两个比较接近的颜色相配。如红配黄、黄配绿、绿配蓝、白配灰等。运用相近的色彩配色，自由度比较大，难度也较大，但只要匠心独运，就会使我们身上的服饰颜色既丰富多彩，又柔和协调。运用相近的色彩配色，应遵守服饰礼仪的“三色原则”，即是说在正式场合，所使用的服饰配色包括西服套装、衬衫、领带、腰带、鞋袜等在内的一切服饰，都不应超过三种颜色。因为从视觉上讲，服饰的色彩在三种以内较好搭配而且比较协调，否则就会显得杂乱无章。

3）强烈色相配。指两个相隔较远的颜色相配，如红与蓝、黄与蓝、黄与紫、绿与紫、黑与白等都是强烈的对比色。从本质上讲，一对对比色实际上是由两种相互排斥的色彩组成的，但如果运用得当，这两种颜色就可以相映生辉，给人以清新、明快、耳目一新的感觉。如女士，穿上一件黑色的真丝旗袍，再配以洁白的珍珠项链或白色的钻石胸针时，白色首饰就会更加醒目，更加迷人。

4）补色配合。指两个相对颜色的配合，如红与绿、黄与紫、青与橙等，补色相配能形成鲜明的对比，有时会收到较好的效果。

上述四种方法只是服饰色彩搭配的基本方法，在服装选择中可以根据需要和可能，派生出许多其他搭配的方法。但无论采用哪种方法，都应掌握一个基本原则：和谐。和谐就是美。色彩搭配合适，就会产生“统一和谐”的美感。一般来说，色彩中有三种所谓的“安全色”，即黑、白、灰，它们几乎可以与任何颜色搭配，且效果较好。

（3）服装颜色搭配技巧

红色：较适宜搭配的颜色有黑、白、深蓝及橄榄绿等色。其中红白、红黑搭配能较好地衬托出热情、向上的气质。

黄色：黄色与黑色、白色搭配都较好；黄色与紫色搭配对比强烈、鲜明，显得华贵；黄色与粉色搭配也很和谐。

绿色：最适宜搭配的有黑色和白色。与这两种颜色搭配都较协调。

青色：较适宜搭配的颜色有白色、浅咖啡色、粉红色等。

蓝色：适于与白色搭配，这种搭配显得生气勃勃。此外，蓝色与粉红、浅黄、浅咖啡、浅灰色等搭配效果也都比较好。

紫色：紫色与白色、黄色搭配较合适。

此外，白色可以与多种颜色搭配，不同搭配显示不同的格调，其中与土黄色、明灰色搭配效果更佳。白色与任何色搭配效果均好，尤其暖色系与白色搭配，显得活泼大方。灰色与其他颜色搭配，给人以平稳、朴实之感。橄榄色适宜和多种色搭配，尤其与暖色调的组合，看上去活泼俏丽。

根据以上的配色规律，我们可以按自己的肤色、气质、性格、职业的特点来选择自己的服装配色，用最协调的色彩来装扮自己。

2. 服装的色彩感觉

色彩的感觉在一般美感中是最大众化的。着装色彩的得宜及色彩搭配得和谐往往能产生强烈的美感，给人留下深刻的印象。

（1）色彩的视觉效果

色彩从色性上能让人产生冷暖、扩缩、轻重的感觉。如红、黄、橙等颜色能给人以温暖的感觉，故称为暖色。蓝、绿、紫、白等颜色则往往给人降温变冷的感觉，故称为冷色。黑色、灰色则为中性色。于是人们利用这种感觉，喜欢在冬天穿戴暖色调服饰，在夏天穿戴冷色调服饰。

色彩能给人以扩张感或收缩感。暖色、明亮的颜色会造成扩张感。冷色、深暗的色彩会造成收缩感。因此，体型瘦小的人们喜欢穿戴色彩明度较高的浅色服饰以显得丰满；而体形肥胖的人们则乐于选用色彩明度较低的深色服饰以显得苗条。

色彩浓淡给人的感觉不同，明亮的色彩使人产生轻松、轻快感，深暗的色彩则使人产生凝重、沉稳感。因此，年轻人常用上深下浅的服装颜色搭配，给人以活泼、轻松、飘逸的动感；中老年人则多采用上浅下深的服装颜色搭配，给人以稳重、坚实、沉着的静感。

色彩能造成华丽感或质朴感。明亮的色彩给人以华丽感，而深暗的色彩则给人以质朴感。因此，日常的公关交际活动应根据礼仪场合的需要选择不同色彩的服装。

（2）服装色彩与肤色

中国人是黄种人，中国人的审美观点认为健美的肤色应是白里透红、润泽光亮，这种肤色的人对服装的选择面较宽，服装色彩不论明暗、深浅都可以。肤色黑的人要避免穿过于深暗的服装，如果选择色彩鲜艳的服装，从整体感觉上可收到意想不到的效果。肤色发黄的人，应该避免黄色、土黄色、紫色、青黑色等，这些色彩会使肤色看上去更黄。

（3）服装面料的视觉效果

服装面料质地不同、花型不同，会造成大小、形象上的不同感觉。

有些面料会造成增加面积的效果，如粗呢、厚毛料、宽条绒等。这些面料如使用不当，使胖人看上去更胖，增加笨重感。

发亮的料子，比如绸缎和一些化纤面料，会使人看上去丰满。稍硬挺的料子会使瘦人看上去较丰满。

一些较细软的毛料、棉织品及精纺的羊毛衫，一般不会产生放大感和收缩感，适合大部分人的体型。

过于薄、透的面料，对于各种体型的人来说都不合适，不宜用来做服装。

大花型的面料有扩张的效果，它会使瘦人看上去丰满些，丰满的人看上去更丰满。而小花型的面料却能使丰满的人看上去苗条些，苗条的人看上去更苗条。花色面料还可以适当修饰体形有缺陷的部分。如女士腿型不美，可穿花裙，上着素色衣；上身不美则可以穿花衣，下着素色裙。

三、服饰的穿戴礼仪

1. 合理着装

芳香保健师的服装、饰物是否得体，是芳香保健师良好风度的一种展现。正确的着装，协调的服装、饰物配套使装扮、容貌形成一个和谐的整体美，不仅能不断地影响着人们所处环境中的其他人，给大家以舒适的美感，同时也能增强自己的自信心。

着装也是一门艺术，是一种给人以视觉享受的造型艺术。和其他艺术一样，对基本常识的了解和学会如何运用它们，是学习着装艺术的关键。要正确地着装，首先应该确定适合自身的服装款式。合适的款式会使人显得年轻、精神、突出自己的优点而遮掩某些缺陷。同时，还应该根据自己的身材、年龄，来选择衣服的样式。总之，假如一个人的衣着效果是准确的，那么他将从中获得自信，会举止从容，言谈自然、大方。因此，在选择服装时应注意如下几个方面。

（1）注意穿着者的体型特点

在选择服装时，要注意穿着者的体型特点，要依据其特点本着扬长避短的原则设计、选择服装。如身材高、瘦者宜选用细花料或横条文的图案，忌穿竖长条图案与色彩素、深的布料；而身材矮、胖者，可穿深色或直条文的服装，避免穿横条文大花格的布料。

（2）服装与着装者的肤色相协调

选择的服装要与人的肤色相协调。如皮肤白皙者可穿各种颜色的衣服，而皮肤较黑者则应避免穿嫩色服装。

（3）服装与着装者的性格相协调

选择的服装应与着装者的性格相协调。如性格沉静、内向者，宜选穿素净、淡雅的服装；个性外向且好动者，穿色泽鲜艳的服装，更能充分显露出青春气息。

（4）注意利用色彩对人的视觉、心理及其情感的作用

注意使服装整体色泽形成一定的意境和情调，能引起人们的联想和回味，从而加强服装的感染力。如以红色为代表的暖色，能引起人们兴奋、热烈的情绪，被称做“积极的色彩”；反之，以蓝色为代表的冷色，能给人以沉着、平静的感觉，被称做“消极的色彩”。因而适当地调节服装色彩，用以影响人的心理就能发挥服装的又一功能——悦人耳目、舒人心怀。

（5）选择服装时要注意场合

不同场合的合理着装，将对着装者所从事的活动产生极大的影响。如：一位饭店的服务员小姐，在工作时间穿着珠光宝气，就会喧宾夺主；一位教师穿着无袖低领口的服装在讲台上讲课就会有失庄重；一位从事强度体力劳动的小伙子穿着西服套装工作，既不协调，又不方便。而在一些较隆重的正式场合，如宴会、招待会、婚丧等活动中，如果没有穿庄重、整洁的西服套装，或者穿西服未系领带等，都会有失礼貌和风度。

（6）芳香保健师工作时的着装

芳香保健师工作时的着装既要干净、合体、庄重、大方，又要美观，充分显示出芳香保健师特有的、充满青春活力、端庄、热情、亲切的特点，切不可珠光宝气。一般情况下，芳香保健师的工作服，色泽不可过于艳丽，花纹不宜有跳跃感，否则在客人面前晃来晃去，会使客人感到眼花缭乱。

2. 合理佩戴饰物

饰物一般是指能够起到装饰作用的物件。如耳环、项链、戒指、

眼镜、领带等：它们有的是实用性与艺术性相结合，有的纯属装饰品。

每一个人由于所处的社会环境不同，文化素养各异，因此，佩戴饰物的方法、水平以及效果也不一样。

人们生活在社会中，各自所处的生活环境、工作岗位不同，其身份、年龄、外貌、体型、经济状况及活动范围各异，所以对于饰物的选择与佩戴也有所不同，要适应其人，充分发挥自身的长处，掩饰其短处，以达到最佳的审美效果。因此，在考虑饰物的佩戴时，应注意以下几个方面。

（1）佩戴饰物要恰到好处

佩戴饰物的种类和形式多种多样，在繁多的饰物和戴法中，首先要注意恰到好处，切不可画蛇添足。

（2）佩戴饰物要考虑个人因素

饰物的佩戴要注意照顾人体本身的因素，要与人的体型、发型、脸型、肤色及服装协调一致。

（3）佩戴饰物要考虑环境、场合

佩戴饰物，应与其所处的环境、场合相适应，不同的场合对于饰物的质地、款式、形式要求不同，因此应采取不同、合理的佩戴方法。

（4）佩戴饰物要注意季节性

佩戴饰物时要注意季节性。一般情况下，由于季节不同，对于饰物的色彩、形式以及佩戴取舍的要求也不同。

（5）佩戴饰物注意整体的协调搭配

在佩戴饰物时，既要考虑其人、其环境，又要考虑整体的效果，要注意到诸多因素间的关系。协调一致的搭配，恰当的点缀，才能起到所要达到的效果。

（6）对芳香保健师佩戴饰物的要求

芳香保健师在工作时，一般不佩戴饰物。合理的着装与饰物佩戴，不仅给人以美感，使人增强自信心，同时也是一种内在气质的表现。具有较丰富的美学常识和高水平的审美观点，对于一位芳香保健师是十分重要的，而合理的着装和饰物的佩戴是芳香保健师审美水平的具体体现，它不仅能使芳香保健师本身具有高雅的风度、气质，也能为自己的顾客当好参谋，为美容事业的成功奠定基础。

3. 服饰的着装原则

芳香保健师在工作岗位上的着装并非一件小事，它不仅能反映个人形象，还与整个企业的形象联系在一起。人的体态少有十全十美的。一个人的体态与遗传、营养和体育锻炼等诸因素有很大关系。一般人或多或少都有一些无法改变的缺点。但若能在合理着装上下工夫，通过巧妙的装扮使人的外表无懈可击，同样可以形成一个和谐的整体美效果。

在着装时，既要扬长避短，又要体现个人风格。所以，首先要了解自己。即：通过细心的观察，认真地接受自己体态方面的“缺点”，通过选择适合自己的发型、色调、服饰等进行巧妙的装扮，才能变得更美、更具魅力。因此，芳香保健师在工作岗位上的着装应遵循以下原则：

（1）整体性原则

企业应根据自身形象定位设计芳香保健师的工作服装，使其成为企业的标志之一。在设计芳香保健师工作服装时应特别注意遵循整体性原则。

整体性原则是形式美的重要规律之一。一个人穿职业装显不出特点，但一批人都穿同样的职业装，就可以体现整体统一的美感。芳香保健师的工作服饰，要与企业的环境相协调，切忌大红大绿过分渲染，应以淡雅为主色调，体现文静优雅的情调。面料要柔软但不失挺括，剪裁合体，活动起来轻便自如，不可过分宽松，显得邋遢；也不宜过于紧身，束手束脚。款式简洁大方，不宜烦琐。总之，芳香保健师服装的款式、色彩、质地等，都要从和谐统一中显出整体的美感。

（2）个性原则

芳香保健师在与工作有关的社交场合也应注意服饰要符合芳香保健师的职业特点，切忌奇装异服，浓妆艳抹，应体现芳香保健师大方、亲切、自然的风格。可以佩戴精致小巧的首饰，不宜戴款式繁复、过于夸张的首饰。化妆应淡雅清新，发型简洁利落。

芳香保健师的形象应当是仪态端庄、举止大方、谈吐文雅、待人热情有礼、语调亲切、语音适中、化妆浓淡相宜、服饰协调，给人以职业的美感。

第5节　服务礼仪

一、加强礼仪修养与服务礼仪的内容和要求

“规范的服务礼仪，是打开通向成功大门的钥匙，是提高服务质量的基石。”作为一名芳香保健师，要熟知服务礼仪的主要内容，要掌握服务礼仪的具体要求，要严守服务礼仪的行为规范，要使顾客处处感受到礼遇。

1. 加强礼仪修养的意识

加强对礼仪服务意义的认识，增强礼仪服务的意识，是提高礼仪服务水平的基本保证。

（1）在服务中体现出良好的礼仪修养能使顾客体验到美的享受

顾客在消费活动中，总是期望通过各种事物引起美感、美的享受，以达到精神上的审美愉悦。他们不但把产品、服务或环境作为审美客体，而且把芳香保健师本身也作为审美客体进行审视。在为顾客进行服务时，芳香保健师的言行、举止在整个服务过程中都是动态的，服务人员的服务过程也正是顾客的接受过程和审美过程，如果芳香保健师传递给他们的信息是温暖的微笑、优雅的风度、得体的打扮、动听的语言，不仅能使顾客达到“悦耳悦目”的审美效果，而且能唤起顾客心灵深处的情感力量和道德力量，进入“悦志悦神”的审美境界。所以，芳香保健师的礼仪修养可以强化顾客的审美感受，对其整个服务过程是否满意产生重要的影响。

（2）礼仪修养是衡量服务质量的重要标准

服务是一种特殊商品，顾客消费的过程，从某种意义上来看就是购买服务的过程。

服务包括物质性服务和精神性服务两大类。物质性服务包括保质保量的物质产品、科学的服务规格和程序、娴熟的业务知识和服务技能、周到的服务项目等；精神性服务包括服务意识、服务效率、服务态度等。礼仪修养是精神服务的基础和重要标准，礼仪修养的好坏直接影响到服

务质量的优劣。一个缺乏礼仪修养的人，即使有丰富的专业知识和熟练的服务技能，在服务过程中却生硬无礼、粗鲁急躁，这不仅影响他本人在顾客心目中的印象，而且会导致顾客对其个人或企业的投诉。有的顾客还会有受骗的感觉，认为他付了钱却买到劣质的产品。在商品市场，买了劣质的物品还可以退货，但买了劣质的服务是不能退货的，赔礼道歉只能给顾客一些安慰，却难以消除其精神上的感受，所以，良好的礼仪修养不仅可以提高服务水平，同时也是保证服务这种特殊商品质量的重要标准。

(3) 礼仪修养是解决服务纠纷的润滑剂

服务工作接触面广，不同国家、不同民族甚至不同个人的信仰和生活习惯都各不相同，服务工作要使每个顾客都满意确实十分困难，在服务过程中，发生一些纠纷事件也是不可避免的，重要的是如何去对待纠纷、处理纠纷。

纠纷无论是由物质性服务引起的，还是由精神性服务引起的；也不管是保健师的问题，还是消费者本身的问题，处理纠纷的第一条原则就是要有理有节地进行处理。任何与消费者争吵、打斗的言行都是不礼貌的，都是不允许的，因为服务人员的不礼貌言行只会激化矛盾。如果是保健师存在问题，他要向消费者道歉，并尽快认真处理好；如果是消费者的问题，保健师也不要得理不让人，他们应该先耐心听其讲完，然后礼貌地做解释说明工作。有一些消费者，当保健师态度和蔼、耐心地听他讲完抱怨之后，他的情绪会逐渐平静下来，甚至还会发现自己的不对之处，许多情况下已不需再作什么解释了，这类消费者往往只需要找个宣泄对象。在发生矛盾、冲突和处理纠纷时，会加大保健师礼仪服务的难度，而良好的礼貌修养表现确能缓解矛盾，化解冲突；甚至，当接待、服务硬件暂时稍差一些时，良好的礼仪服务会起到一定的弥补作用，而得到顾客的谅解。

2. 礼仪服务的基本内容与要求

良好的礼仪服务，不仅是职业道德规范的基本要求，也是服务礼仪修养的基本精神和原则的很好体现。芳香保健师的礼仪服务行为，在工作中的具体体现与基本要求如下。

(1) 热情友好，顾客至上

“热情友好，顾客至上”是职业道德中最基本的行为规范，是所有企业职工正确对待消费者的行为准则。它要求每个职工在接待过程中，发扬热情好客、礼仪之邦的优良传统，做到微笑服务、文明礼貌、敬语称道，把顾客放在首位，一切为顾客着想，努力满足顾客合理、正当的要求，克服冷淡、粗暴、懒散等违反职业道德及礼仪服务的不良行为。

（2）真诚公道，信誉第一

每个企业和工作人员都要以对国家、对顾客负责的精神，认真维护消费者的利益，做到遵守合同、守信用，不弄虚作假，不欺骗或刁难消费者。芳香保健师在工作中，要坚持质量标准，做到收费公道，服务优质，产品销售货真价实。同时，每个芳香保健师和企业都必须把企业的信誉放在首位。信誉是企业的生命。只有树立了良好的信誉，才会有更多的客源，要注意纠正服务活动中存在的不讲信誉、胡乱收费、劣质服务、变相涨价、克扣顾客等侵犯消费者合法权益的不良行为。

（3）文明礼貌，优质服务

“文明礼貌，优质服务”是要求每个芳香保健师在接待和服务工作中，要做到：举止端庄，说话和气，态度友善，服务周到，满足顾客的合理要求，急顾客所急，想顾客所想，使顾客有宾至如归之感。优质服务，是职业服务的集中表现，也是每一个芳香保健师最重要的道德义务。要坚决克服服务中“冷、硬、顶”，粗心大意，不负责任，办事拖拉，互相推诿等消极现象。

（4）不卑不亢，一视同仁

“不卑不亢”是要求服务人员要做到礼貌友好，谦虚谨慎，尊重顾客，热情接待，尽到自己的职业责任。接待服务中芳香保健师要自尊自爱、端庄稳重、大大方方、堂堂正正，体现出主人翁精神；“一视同仁”是要求服务人员对不同国籍、不同民族、不同肤色的所有消费者，以同样友好的态度相待。一切服务工作中的傲慢自大、盲目崇拜、厚此薄彼、低三下四等不良行为都应予以纠正。

（5）团结协作，顾全大局

“团结协作，顾全大局”是要求每个芳香保健师要努力搞好同事之间，部门之间以及企业、行业之间的团结。要摆正个人、集体、国家三者的关系，努力做到个人利益服从集体利益，眼前利益服从长远利益。应克服本位主义思想，纠正相互指责、扯皮、削价竞争等不良影响，树立全局观点，无论是在与顾客的交往中，还是企业内部员工之间的交往，都要严格遵循礼貌道德行为规范，在企业内部建立起团结、平等、互助的关系；在员工与顾客之间架起友好、信赖、双赢的桥梁。

（6）遵纪守法，廉洁奉公

芳香保健师在职业活动中，能够“敢于坚持原则，同一切不良行为进行斗争”，与“礼仪服务”是不矛盾的。它要求每个芳香保健师在职业活动中廉洁清正、秉公办事，遵守国家的法律法令，认真执行行规，坚决与一切贪污浪费、损坏消费者利益、徇私违法及各种不正当行为作斗争，维护企业的声誉；同时，又要有理、有据、有耐心，要温文尔雅、不温不火，以良好的礼貌修养，沉着应对。这样，芳香保健师在职业活动中，既体现了良好的职业礼貌素养，又坚持了原则，有效地维护了国家和企业的利益。

（7）钻研业务，提高技能

高超的技术水平是优质服务的基础，也是礼貌服务的保障之一。芳香保健师不但要有自觉履行职业责任的愿望，还应拥有丰富的业务知识和高超的职业技能。每个芳香保健师都要把掌握和提高职业技能作为自己义不容辞的道德义务。在为顾客提供良好礼仪服务的同时，能为顾客提供有效、良好的技术服务，才能得到顾客的满意，才能收到良好的优质服务效果。因此，每一位芳香保健师都要对自己高标准、严要求，要干一行、爱一行、专一行，不断提高服务水平。对于那些在工作中不思进取、不求上进和满足于现状的思想都应在职业道德建设中加以克服。

二、良好的人际关系与有效的礼仪服务

1. 人际关系的概念

人际关系是指在一定的社会制度下，在人际活动和人际交往中结成的人与人之间的心理关系。它是在人们的物质交往和精神交往过程中产生和发展的。良好的人际关系不仅能体现自身的素质修养，还有利于社会交往和工作的展开。

2. 芳香保健师的人际关系

芳香保健师的工作，既是高技能性工作，又是服务性工作，良好的人际关系是顺利做好芳香保健工作的保证。在与顾客共同度过的时间里，能与顾客保持良好、融洽的关系与气氛，既可使顾客享受到良好的心理服务，又会使芳香保健师自己保持一种良好、愉悦的心态，其结果是芳

香保健师既得到了顾客的欣赏、认同，又赢得了稳定的客户，同时也使芳香保健师处于一种良好的工作氛围之中。

3. 芳香保健师的人际关系与有效的礼仪服务

良好的人际关系，需要靠良好的职业道德水平和有效的礼仪服务来维系。芳香保健师在工作中，只有严格遵守职业道德规范，在工作的每一个细小环节中，都用礼仪服务的标准严格要求，才能与顾客建立良好的人际关系。

良好的职业道德和有效的礼仪服务，是一个人基本素质与道德水准的综合体现。作为一名芳香保健师，只有不断地加强学习，提高自己的职业道德素质和礼貌修养水平，才能适应工作的需要；只有与顾客建立一种良好的人际关系，才能为自己打开通向成功的大门。

三、影响人际关系的几个因素

1. 自我中心意识强

自我中心意识强是指：只关心自己的利益和兴趣，不顾别人的利益和需要，不关心他人的悲欢情绪。

2. 过分自卑、缺乏自信

自卑也就是缺乏自信，在人际交往中表现为想象成功的体验少，想象失败的体验多，这不利于人际交往。

3. 性格孤僻

孤僻就是不随和、不合群、孤芳自赏、自命清高、傲视一切、不愿与他人为伍。

4. 过虑

过虑即过分焦虑，疑虑重重。如果总是疑虑重重，对他人不信任，不仅不可能发展良好的人际关系，而且会挫伤别人的感情。

5. 喜欢干涉、强迫、嫉妒别人

这会在自己与别人之间划一道鸿沟，阻碍良好人际关系的建立。人际交往的目的是互利互惠、互相接纳。如果没有愉悦之感，交往会自然停止。

四、芳香保健师建立良好人际关系的有效途径

1. 加强良好的自我意识，自觉调整自己的意识和行为，在日

常工作、生活中，有意识地控制自己的动机和情绪，努力克服害羞、孤僻、自卑、焦虑、封闭、嫉妒、干涉癖、强迫癖等心理障碍。

2. 重视人格锻炼，培养应有的人际关系心理品质。良好的人格能改善和增强人际关系，而不良的人格往往会造成人际关系紧张。从心理学和人际关系学的角度分析，建立和谐有效的人际关系，必须具备以下的心理品质。

（1）诚

诚包括诚实、诚心、诚恳。诚实使人有安全感，这是建立人际关系最基本的心理保证；诚心是促进人际交往发展的基本心理动力；诚恳是推动人际交往的催化剂。

（2）信

信包括自信、守信、信任别人。自信的人才能敢于暴露自己的真实思想，才能对生活充满信心；守信不仅能获得别人的信任，也是对别人感情和人格的尊重；信任别人更是尊重他人的表现。

（3）宽容

宽容表现为不去计较细枝末节。唯有对人宽容才能改善人际关系。因为斤斤计较虽然可以得到有形的、可计价的东西，但却容易失掉无形的、无法计价的东西。

（4）节制

节制就是自我约束，即凭借自己的理智或意志去控制自己的情绪。缺乏节制，也是造成人际关系紧张的一个重要原因。

（5）热情

一个热情的人，会因此被赋予一系列积极的品质，如无私、公正、诚实、负责等，这有助于人际关系的改善。

五、芳香保健师建立良好人际关系的方法

1. 善于表达和领会情感

（1）不断锻炼自己听和斟词酌句的能力，使自己的意思表达准确。这不仅要求芳香保健师具备很好的语言表达能力，还要求其掌握顾客非语言信号，如服装、眼神、姿势、手势等的意义。

（2）准确运用自己的非语言信号。如眼神、手势、体态、说话音量、

语调等，这在与顾客交流中是十分重要的。

2. 努力塑造初次的印象

如果芳香保健师能够在短时间内留给顾客一个良好的印象，那么随后的关系就会顺利地发展下去。

(1) 创造友好、和谐的气氛

芳香保健师应做到热情诚恳、随和大方，尽力为顾客创造一种温暖、和谐、愉快的服务气氛和心理环境。

(2) 要迅速找到与顾客共同的话题

顾客来到企业是为了接受美容服务，芳香保健师应当在最初的几分钟内找出顾客感兴趣的话题，最好是与美容有关的，既不能自说自话，也不能完全顺着顾客的意思说，限制了自身优势的发挥。

3. 洞察顾客的内心活动

洞察顾客的内心活动即所谓的察言观色。

(1) 调动所有的感官进行观察

芳香保健师需要具有敏锐的观察力、高度集中的注意力、快捷的反应能力和准确的判断能力。

(2) 善于从多角度进行观察

芳香保健师要善于因人、因时、因地变换方法。

4. 适度的赞扬和批评

(1) 芳香保健师应该培养自己在日常生活和工作中发现别人的优点并加以赞扬的习惯。但要注意赞扬的适度和适量，过度和过量，或者怀有某种不良的动机，会使人感到虚伪。

(2) 芳香保健师要注意批评的方式。批评时千万不能用讽刺挖苦的语气，损伤被批评者的自尊心，要心平气和，批评后讲些鼓励的话语，这样，别人不但不怨恨，还会有感激的心情。

六、宗教常识

为消费者提供优质的芳香保健服务，作为服务的相关知识，芳香保健师应了解世界三大宗教的一些基本常识，从而使芳香保健师在接待不同宗教信仰的顾客时能顺利地为他们服务。

目前，世界上的三大宗教是佛教、基督教和伊斯兰教。

1. 佛教

（1）佛教的创立

佛教是由乔达摩·希达多创立，后其被称为“释迦牟尼”。释迦是族姓，牟尼意为“圣人”，释迦牟尼创建佛教后，招收弟子，建立僧团，规定僧人必须剃发，穿黄色袈裟，托钵化缘等。佛教信仰佛和菩萨。

（2）佛教的经典

佛教的经典是《佛经》，《佛经》分为“经”“律”“论”三大类。“经”即教义，“律”即“戒律”，“论”即教理之解释。我国尚保存有汉、藏两种文字的大经典，是目前世界上保存下来的最完整、最重要的佛教经典之一。

（3）佛教的传播和分布

佛教在东汉初传入我国，当时有三条路线，即北传佛教、南传佛教和藏传佛教。北传佛教，是由印度传入中国大部分地区，由此再传入日本、朝鲜、越南、印度尼西亚、马来西亚、新加坡等国，其教义以大乘佛教为主。南传佛教，是由印度向南传入斯里兰卡再传到缅甸、泰国、老挝、柬埔寨等国，后又传入中国云南省的傣族、布朗族等少数民族地区，其教义以小乘佛教为主。藏传佛教，属于北传佛教的一个分支，是由印度大乘佛教传入中国西藏地区，经与当地“苯教”相结合，形成的一个新的佛教教派——喇嘛教，而后再向北传入青海、蒙古、西伯利亚等地区，向南传入不丹、尼泊尔、锡金和印度北部。

（4）佛教的主要节日

佛教的主要节日是佛诞节，也称“浴佛节”。这是纪念释迦牟尼诞生的节日。世界各地佛诞节的时间有所不同，中国汉族地区和日本以农历四月初八为佛诞节。佛寺届时举行诵经法会，并根据“佛生时龙喷香雨浴佛身”的传说，以各种名贵香料浸水洗佛像，并供养各种花卉。还举行拜祭祖等庆祝活动。佛涅槃日，即释迦牟尼故去的日子，一般在农历二月十五日。佛成道日，即释迦牟尼在菩提树下悟道的日子，一般在农历十二月初八。世界佛陀日，即“维莎迦节”，是东南亚一些佛教国家把佛诞、成道、佛涅槃三个节日合并起来的佛教节日，时间为五月中旬的月圆日。观音纪念日，在中国主要有三个：农历二月二十九为观音诞辰，六月十九为观音渡海，九月十九为观音成道。

2. 基督教

（1）基督教的创立

基督教于公元 1 世纪中叶创立，是以信仰耶稣基督为救世主的宗教。基督教包括天主教、东正教和新教三大教派。

（2）基督教的经典

基督教的主要经典是《圣经》，由新约、旧约、全经组成。

（3）基督教的主要节日

基督教的主要节日有圣诞节、复活节等。圣诞节是纪念耶稣“诞生”的节日。天主教和新教规定每年 12 月 25 日为圣诞节。东正教由于历法不同，其 12 月 25 日相当于公历 1 月 6 日或7 日。复活节是纪念耶稣“复活”的节日，规定为每年春分月圆后第一个星期日。

3. 伊斯兰教

（1）伊斯兰教的创立

公元 7 世纪阿拉伯半岛麦加人穆罕默德创立了伊斯兰教。其基本教义是信仰“安拉”是唯一的主，人的一切是由“安拉”决定的。伊斯兰教徒不仅无条件信仰“安拉”，也要无条件信仰穆罕默德，穆罕默德是“安拉”的使者。

（2）伊斯兰教的经典

伊斯兰教的根本经典是《古兰经》。《古兰经》的内容决定了伊斯兰教的基本教义和作为一个穆斯林的基本宗教职责，它甚至还在生活方面作了一些规定。其内容涉及政治、经济、法律，直至个人生活，不少规定在长时间中已形成了伊斯兰教民族的共同习俗。除《古兰经》外，伊斯兰教还有一本经典叫《圣训》，是对穆罕默德言行记录的总称，是仅次于《古兰经》的权威经典。

（3）伊斯兰教的派别和分布

伊斯兰教主要分“逊尼派”和“什叶派”。伊斯兰教主要分布在亚洲、非洲和东欧，特别是在西亚、北非、南亚和东南亚各地分布最广。近十年来，欧洲和北美洲一带也有传播，世界上信徒达 6.8 亿人。伊斯兰教于唐代开始传入中国。现在我国有穆斯林 1 000 多万人，主要分布在回、维吾尔、哈萨克、乌兹别克、塔吉克、柯尔克兹和撒拉等少数民族中。

（4）伊斯兰教的节日

伊斯兰教的主要节日有：开斋节、古尔邦节和圣纪节。

1）开斋节。每年伊斯兰教历 10 月 1 日为开斋节。根据伊斯兰教规定，在 29 日斋月期满时由阿訇登楼望月，寻看“新月”（月牙）和天象，确定开斋的时辰，见月即行开斋，次日为开斋节。如不见月则继续斋戒一日，开斋节顺延。开斋节是一个盛大、礼仪隆重的节日，要举行一系列的宗教仪式和庆祝活动。这天上午穆斯林教徒要沐浴净身，到清真寺举行聚会，听阿訇讲经布道。会礼后，穆斯林去游祖坟，念经，追悼亡人。中国新疆地区的穆斯林称此节为“肉孜节”。

2）古尔邦节。又称宰牲节，在每年伊斯兰教历 12 月 10 日举行，是各国穆斯林的重要节日。这一天除举行宗教仪式外，还要宰杀牛、羊、骆驼。有些国家和地区的教徒还有庆祝活动。

3）圣纪节。是纪念伊斯兰教创始人穆罕默德诞辰和逝世的节日。伊斯兰教历 3 月 12 日为穆罕默德的诞辰纪念日。此节的主要活动是念经、颂圣、宣讲穆罕默德的事迹等。

七、主要客源国的风俗习惯

芳香保健师除了应该了解世界三大宗教的一些基本常识之外，还应该了解部分客源国国家的风俗习惯和禁忌，从而能够为不同国家的顾客提供更好的服务。

1. 日本

日本人注重礼仪，在举止和语言方面讲究礼貌。日本人在自制、纪律性和办事认真方面表现得较为突出。日本的国花是樱花。多数人信奉本国固有的神道教和国教。

日本人见面一般都互致问候，脱帽鞠躬。初次见面，互相鞠躬，互换名片，一般不握手。如果是老朋友或比较熟悉的人就主动握手或深鞠躬。如需谈话，则到休息室或房间交谈，吸烟先征求主人同意，以示尊重。见面时常说“拜托您了”“请多关照”等话。初次见面若称男子为“先生”时，对方往往露出尴尬的神态，尤其是年轻人，因为在日本“先生”是对教师、医生、年长者、上级或有特殊才能的人的尊称。日本习惯用奇数表示“阳”“吉”，用偶数表示“阴”“凶”，故礼品数最好为 3、5、7 等。礼品颜色也有讲究，吉事礼品应为黄色或红白色。不幸事送礼应为黑、白或灰色等。在一般场合，仅穿背心或赤脚是失礼的。

日本人忌讳绿色，认为绿色是不祥的颜色，还忌讳荷花图案。同日本人合影，不要三人合影，他们认为中间被左右二人夹着，是不幸的预兆，是死亡的预兆，故应回避。在日本发信时，邮票不能倒贴，这样表示绝交。装信也要注意，不要使收信人打开信后，看到自己的名字朝下。日本商人还忌“二月”“八月”，因为这是营业淡季。日本人不喜欢由“4”组成的数字，特别是 14、42、44 等，因为日语中“4”发音近似“死”。日本人也不喜欢数字“9”，因为“9”发音与“苦”音相似。菊花（特别是 16 瓣的菊花）是皇家专用花饰，不能作为礼品送人。

2. 泰国

泰国 90%以上的人信奉佛教，佛教为国教。男子成年必须经过 3 个月至 1 年的僧侣生活。僧人穿黄衣，故泰国有“黄衣国”“千佛之国”“黄袍之国”的美称。

泰国有“大象之都”之称，尤以白象为祥瑞，敬之如神。泰国国花为睡莲。

泰国人民热情友好，总是以微笑迎客，在待人接物中，有许多约定俗成的规矩。朋友相遇，双手合十于胸前，稍稍低头，互致问候“撒瓦迪”（泰语：您好、安好之意）。小辈向长辈合十礼拜，双手要举到前额，长辈也要合十还礼，表示接受对方的礼拜。地位或年事较高者还礼时，手部不必高于胸前。双手举得越高，表示尊敬的程度越深。在泰国寺庙烧香拜佛或参观时，衣冠必须整洁，进入寺庙时要摘帽脱鞋，以表示对神佛的尊重。如有穿背心、短裤或赤脚、露背者进入，都被视为玷污圣堂，亵渎神灵，是严格禁止的。泰国人非常重视头部，认为头颅是智慧所在，是神圣不可侵犯的，如果用手触摸泰国人的头部，则被认为是一种极大的侮辱。长者就座时，晚辈坐在地上，或者蹲跪，以免高于长辈的头部，否则就是对长辈极大的不尊。别人坐着时，也切忌将物品越过头顶。

泰国人忌用左手递送食物，认为左手是不洁的。因此，给别人递东西时都用右手，以表示尊敬。小辈给长辈送东西时用双手，长辈接东西时可用一只手。泰国人不用红笔签名，因为只有在人死后才用红笔将其姓名写在棺木上。脚被认为是低下的，忌用脚把东西踢给别人，如用脚踢门，会受到别人的指责。此外，泰国人就座时忌跷腿。如把鞋底对着他人，被认为是把他人踩在脚下，是一种侮辱性的举止。妇女就座时双腿要并拢，否则被认为没有教养。

3. 印度

印度是一个历史悠久的文明古国，印度国民中 84%信奉印度教，11%信奉伊斯兰教，国花为荷花。对印度妇女不可主动握手。印度教徒最忌在同一食盘取食，素食者很多。印度人用右手拿食物、礼品或敬茶，不用左手，也不用双手。

印度人奉牛为神圣，一般人忌用牛皮鞋或牛皮箱，忌食牛肉。此外，印度人还崇拜蛇，认为杀蛇是触犯神明的行为。信奉伊斯兰教的印度人不吃猪肉，虔诚的教徒不喝酒。印度人吃饭用盘子，用右手抓饭吃。

4. 法国

法国人 90%信奉天主教，少数人信奉基督教和伊斯兰教。

法国人善良、热情，喜欢与人交谈，处事乐观，爱好音乐、舞蹈。法国人的“幸福观”是享受生活，吸引法国人的是物美，而不是价廉。法国人追求生活的乐趣，衣着十分讲究，尤其是妇女，可以说她们是世界上最喜欢打扮的妇女。法国人热爱浪漫和自由。

法国人忌吃无鳞鱼，不吃辣的食品。忌讳菊花、杜鹃花、纸花和黄色花朵，认为黄色的花意味着不忠诚。法国人还忌用黑桃图案及墨绿色，因为墨绿色是纳粹的军服色。此外，他们还讨厌仙鹤图案，在法国人眼里仙鹤是蠢汉和淫妇的代表。与法国人谈话应避免谈政治和钱，更不要涉及对方私事。

5. 美国

美国居民中 30%信奉基督教，21%信奉天主教。美国主要的宗教节日有圣诞节、复活节和感恩节。感恩节是每年 11 月的第四个星期四。

美国人比较热情，喜欢新奇，重实利，动作大方、迅速，喜欢讲话，自由平等的观念较强。同英国人比较，美国人不太拘泥于礼节，见面时常常习惯直呼对方名字。

美国人和欧洲人一样，对“13”这个数字反感，特别是认为“13日”同时又是“星期五”这一天感到不祥。

八、我国各地风俗习惯

1. 少数民族风俗习惯

我国有 56 个民族。在历史的发展和演变中，不同的民族形成了各自独有的生活方式和风俗习惯。芳香保健师在接待和执业中，应掌握、尊重少数民族的风俗习惯。

（1）壮族

壮族人口达 1 000 多万，是我国少数民族中人口最多的民族，主要分布在广西、云南、湖南和广东等地。壮族的生活习惯和饮食习惯与居住地的汉族非常相似。主食喜大米、玉米和糯米，喜食蔬菜，最喜欢酸辣和腥味的食物。

壮族人待客非常热情。有客来访，主人一定要亲自出面，让座、递烟、双手捧茶。不单手递送食物，在客人面前不可大声说话，否则认为是不礼貌的行为。

少数偏僻山区的壮族忌食牛肉。壮族人家如果有孕妇生产，门上要悬挂一顶草帽，暗示外人不得入内。无论家人、客人都不能坐门槛中间。不准扛锄头或戴斗笠走进家中。二月初二祭龙山帝王，不准砍伐山中树木，不准在山中大小便。

（2）回族

回族人口约有 800 万，主要分布在宁夏回族自治区及甘肃省，还有一部分散居在全国各地，素有“大分散、小集中”之说。回族人一般信奉伊斯兰教，许多风俗和生活习惯都与宗教信仰有密切的关系。回族有尊重长者的习俗。对鳏寡孤独、无依无靠的人，亲属和近邻都乐于资助。

在饮食方面，吃牛、羊、鸡肉，也食鱼肉，但不吃猪肉、狗肉、马肉、骡肉和一切凶猛禽兽的肉。所食的肉类在宰杀上也相当讲究。忌食一切动物的血和自死的动物。对蔬菜类没有大的禁忌。喜欢喝茶，茶具很讲究。禁酒，忌讳别人在自己家中吸烟、喝酒。

回族人忌讳说“猪”字，外出须戴帽子，忌露顶，忌出言无礼，以讲究清洁卫生而著名。在餐桌上，不要将信奉伊斯兰教的民族成员与其他民族成员安排在一起。有回族人在座，严禁一切与猪肉有关的食品上桌。

回族主要的民族节日是开斋节。

（3）维吾尔族

维吾尔族主要居住在新疆的和田、喀什、阿克苏和库尔勒 4 个地区，其余都散居在新疆各地，人口 720 多万。

维吾尔族和回族一样，信奉伊斯兰教，因此禁忌很严。维吾尔族非常重视礼貌，与人相见时，喜欢将右手按在胸部中央，身体向前倾 30°左右，或施握手礼，以表示对他人的尊重。在接受别人礼物或给别人敬茶时要用双手，忌用右手，更不能用左手。睡觉禁头东脚西或四肢平伸仰卧。

维吾尔族人有良好的卫生习惯，喜欢屋内整洁，并喜欢用红色进行装饰。饮食习惯上很讲究主食，主食以面食为主。饭前必须洗手，但只限 3 人以下同时洗。不能把手放在水盆里冲洗，要用被维吾尔族称之为“阿布塔巴”的壶冲洗。吃抓饭时，指甲一定要剪干净，不能把抓起来的饭再放回盘里。吃食物时，不能随意拨弄食物，不能随便揭开锅盖等炊具。许多食物均用手抓着食用，没有用筷子的习惯。很少食蔬菜，夏季多食瓜果。维吾尔族人喜欢喝奶茶和红茶。喝的酒大多都是自家酿制的葡萄酒。不养猪，禁食猪肉；禁食自死的牲畜及一切动物的血；忌食狗肉、驴肉、骡肉等。

古尔邦节是维吾尔族的主要节日。

（4）蒙古族

蒙古族主要分布在内蒙古自治区，一部分散居在东北三省及青海、甘肃和新疆部分地区，人口 480 多万。蒙古族信奉藏传佛教，待人热情，不论认识与否，一见面总会热情问候，并把右手放在胸前，微微躬身，以示有礼。请客人来蒙古包，全家老少会随客人坐下，端上各种食品、酒类，任其品尝。敬酒茶时有“浅茶满酒”之俗，有时还唱歌敬酒，若客人开怀畅饮，主人则格外高兴。

蒙古人认为江河、湖泊和雨水是由神灵掌握的，因而禁忌将脏东西抛入河中，夏天不下河洗澡，不在河边洗衣服和洗羊毛等。

（5）藏族

藏族的人口 400 多万，主要分布在西藏自治区，部分分布在青海、甘肃、四川、云南等地区，信奉藏传佛教。

藏族家庭的特点之一就是小家庭居多，一般家庭四五口人。与人交往时，亲切的表示便是点头、吐舌头，或者弯腰行 45°的鞠躬礼并伸出双手，掌心向上。隆重的礼节是“献哈达”。哈达在藏语中为“纱巾”“绸巾”之意，以白色为主，也有浅蓝色和淡黄色，一般长为 1.5～2 m，宽约 20 cm。敬献者双手托起，高举过头，接受者通常也做出与敬献者一样的姿势，并表示谢意。

藏族人大多信奉藏传佛教。教徒们每天早晨起床后及饭前都要念经。有男女分坐的习俗，男坐左，女坐右。由于笃信喇嘛教，忌讳别人用手摸佛像、经书、护身符、转经轮等圣物，忌讳在寺院附近砍伐树木、高声唱歌、钓鱼、捕鱼、打猎杀生。在饮食上忌食鱼、虾、螺、马、驴、狗肉，不吃海味，不吃鸡、鸭、鹅等家禽。

藏族有望果节、雪顿节等传统节日。

（6）彝族

彝族人口有650多万，在西南各省均有分布，以广西和四川的凉山地区较集中。彝族人生活习惯既有与汉族相似的地方，也保留有本民族的特色。

彝族人喜欢称自己为“彝家”，十分好客。若是客人到来，主人必用烟、茶、酒及其他食物招待。彝族人特别喜欢饮酒，有“有酒便是宴”的习俗。酒兴来时，不论男女老幼，认识与否，大家围坐一起，直至酒酣为止。在饮食习惯上，一般以玉米、荞麦、燕麦、土豆为主粮，副食主要是豆类、蔬菜及瓜果，喜欢吃大块肉，喜食酸辣的调味品，多喜欢喝烤茶。

彝族由于所处地域不同，因而宗教信仰也不尽相同。四川凉山地区传统色彩浓厚，而其他地区则同时还信奉佛教、道教，或者信奉以彝族原始宗教掺和道教成分的民间宗教——西波教。为避免鬼神降祸于人，彝族人制定了许多禁忌律条，不得触犯。在日忌上，忌鼠日送灵，牛日忌娶媳，虎日忌立房架；在食忌上，禁食狗肉，忌食猫、猴、熊、马等动物。

彝族的代表性服饰是一种用黑色羊毛织成的、形似围裙的“查尔瓦”（即披毡），晴天可以遮日，雨天可以避水，夜间可兼作被盖，彝族人民视其为生活中的宝贝，终年不离其身。

火把节是彝族人民喜爱的一个传统节日，一般在农历六月二十四日前后举行。

（7）傣族

傣族主要分布在云南的西双版纳，人口约100万，多信奉小乘佛教。

傣族女性在家庭中的地位与男子平等，共同管理家庭事务。儿子结婚要另立门户。父母去世，财产一般由留守老家的幼子或幼女继承。

傣族人较注重卫生，进入傣家的竹楼要脱鞋，不能随便进入竹楼的里屋，不能在竹楼上吹口哨。与傣族人进餐时，不要在别人筷子下夹菜，不能将锅端起来盛饭。吃鸡腿时，要吃一双。傣族人的主食是大米，尤喜糯米，副食中喜欢菜类、豆类和竹笋，肉食喜欢猪肉、牛肉，一般不吃羊肉，口味喜欢酸辣。具有民族特色的菜肴有“烤小金猪”，即把小猪用火烤熟，然后用木瓜水、盐等东西作调料，撕成碎块吃。

泼水节是傣族的新年，是傣族人民一个古老的传统节日，傣语称“尚健”，“尚健”是送旧迎新的日子，一般在傣历的 6 月中旬（即农历清明前后 10 天左右）举行。被人泼水泼得越多，说明受到的祝福越多。

（8）朝鲜族

朝鲜族主要聚居在吉林省，一部分分布在黑龙江、辽宁、内蒙古等地，人口约 190 万。

在饮食习惯上，朝鲜族以大米和小麦为主食，最喜欢的食物有打糕、冷面，喜食牛肉、鸡肉、海鱼，最喜狗肉，讲究三伏天喝狗肉汤，不喜欢羊肉、鸭肉、鹅肉。口味喜酸辣，爱吃大酱，不爱吃带甜味和放花椒的菜。

朝鲜族忌敲门，到朝鲜族人家造访时，应呼叫主人，不得叩门。他们喜欢穿白色服装，男子盛行穿一种叫做“白衣”的衣服，女子穿白色“则羔利”（裙）。

2. 港、澳、台风俗习惯

（1）香港

香港人生活节奏快，业余时间各有安排，互相探访者少，多借电话问候。有需要造访时，多先电话联络。一般社交，多约于酒楼或茶餐厅。但凡婚礼、添丁、祝寿之类喜庆，都要做“人情”（贺礼），收到请帖，谁也不能免。

对于陌生人，男士称“先生”，女士称“小姐”“太太”；中等年纪称“小姐”也无妨。年纪大的市民，称“师奶”“阿姨”。对年轻男女，非正规场合也可称“哥哥”“姐姐”。“阿叔”“阿伯”只适合于年纪小的人对中年以上男人称呼。政府机关工作人员、警察可称“阿 Sir”，女士称“Miss”“Madam”。小商店老板称“老细”“事头”“事头婆”。工人、工匠、服务匠等称“师傅”。男侍应、售货员称“Waiter”，女侍应等仍称“小姐”。香港人对一切服务人员、工作人员乃至陌生人都讲究起码的礼貌。“嗯该”是香港人挂在口边的词。

在内地逢年过节时，互相说句“新年快乐”或“节日快乐”乃人之常情。但在香港，人们习惯讲“恭喜发财”，而不愿说“新年快乐”和“节日快乐”，因为香港人忌讳“快乐”，因其谐音与“快落”相似，过年过节特别忌讳“落”字，尤其是商人和上了年纪的人，更是不愿听到他们“快落”之类的话。另外，在香港还有喜“8”厌“4”的习惯。因香港人大都讲广东话，而广东话中“8”与“发”谐音。人们为了讨吉利，故特别喜欢“8”这个数字。同样，“4”与“死”在广东话中同音，因此人们都避免用“4”字，在其他场合，也尽量少用“4”字，在遇到非说“4”不可时，就用“两双”或“两个二”来代替。

（2）澳门

20世纪以来，澳门逐渐成为世界闻名的财城，有东方的“蒙地卡罗”之称。博彩业在澳门已有140多年历史，1847年已有赌博合法化的法令，1961年起由澳门旅游娱乐有限公司专营，其收入约占全澳门生产总值的3成。

澳门大部分都是华人，由于其离香港很近，所以风俗习惯与香港几乎一模一样。不过，由于澳门还有葡萄牙人定居，因而其习俗方面的内容又保留了一些葡萄牙人的习惯，还受天主教和基督教教义的影响。

澳门宗教信仰历史悠久，并体现了中西文化交融的特色，主要有中国本土的佛教、道教及一些民间宗教，还有从外国传入的天主教、基督新教、伊斯兰教和巴哈伊教等。信奉宗教的居民占澳门总人口的大部分，可谓“满天神佛”。在这个土洋结合的社会中，其中禁忌也与台、港两地有着相似的内容。受西方基督教文化的影响，澳门普遍忌讳“13”和“黑色星期五”。同时中国传统文化的深厚底蕴，在禁忌上也有颇多反映，如视黑白两色为凶色，信风水而忌逆风水行事，行船忌说“翻”“覆”等。另外，澳门在博彩业上体现的禁忌则是禁说“输”及其谐音字。澳门人还将“书店”称“书局”，将“干杯”称“饮胜”，忌“4”等。

（3）台湾

台湾居民的生活习惯、社会风俗与大陆基本相同，一般保持着闽、粤地区的特征。

台湾民间有“送巾离根”的说法。按照民俗，办完丧事，送手巾于吊丧者留念，其含义为让吊丧者与死者断绝往来。因此，平时切勿将手巾赠人。忌以扇子赠人，因有“送扇勿相见”的说法。忌以剪刀赠人，因为“一刀两断”含“永别”之威胁。忌以伞赠人，因“伞”与“散”

同音，“雨”与“给”同音，因此“雨伞”与“给散”谐音。台湾丧家既不蒸甜果，也不包粽子。倘以甜果或粽子送人，即把对方视做丧家，为不祥之兆。吃饭时忌把筷子插在饭碗中央，忌用筷子敲碗。忌拔白发，认为会越拔越多；忌拔脚毛，认为拔了会见到鬼。忌夜晚洗头发，认为洗了会中风等。

港、澳、台从来都是我国的领土，港、澳、台人民从来都是我们的手足同胞，但由于历史的原因，它们较长时间离开了祖国的怀抱，因而习俗都与内地有所不同。芳香保健师对此也应有必要的了解，为他们服务时，除了更加周到热情外，还必须尊重他们的习俗和风尚。

第3章

精油的基础知识

第1节　精油的概念与分类

一、精油的概念

精油是从特定种类植物的单一部位，如花、茎、叶、果、根、种子、树皮或树木，经特殊方法提炼出来带有特殊香味的植物精华，大多数呈液态，是具有挥发性的有机混合物。

精油由250种以上不同的分子结合而成，药性比普通草药高70倍，它以微小滴状存在于植物的细胞间隙，这些分子以完美的比例共同存在着，因此每种精油都有其特殊性。植物精油内含有的成分是维持植物生命的元素，可帮助植物适应周围环境，抵抗疾病和虫害，对植物生命起主导作用，因此有“精油是植物的血液、荷尔蒙，甚至是植物的灵魂”的说法。由于精油是从植物的精质中萃取的，将植物的精华都囊括了，因此精油也被称为“精质油”“香华”等。

由于精油所具有的疗效和迷人的香味，使得精油的使用时间已达数世纪之久。数以百计的挥发性植物精油被运用在各种工业上，如食品业、化妆品业、药业和香水业；而现代芳香疗法所能选择的精油却很少，但使用香味的范围和运用却非常广泛。

二、精油的作用原理与特点

1. 精油的作用原理

精油由一些极为细小的分子组成，挥发性高，易溶于酒精、乳化剂、脂肪等物质。这使得它极易渗透于皮肤，从而迅速渗透到毛细血管，并通过循环系统输送到体内各器官，使有效成分被细胞吸收。而精油剩余的成分不会残留在体内，它会通过尿液、汗液、呼吸等途径排出体外。

2. 精油的特点

（1）高挥发性

精油具有挥发性。根据植物采摘部位的不同，分为高、中、低三级挥发度。通常情况下，萃取自果实和叶子的单方精油一般为高挥发度；萃取自花的单方精油一般为中挥发度；萃取自根和木的精油一般为低挥发度。挥发度越高对人体产生作用相对越快。

（2）高渗透性

精油的分子量极小，因此具有极强的渗透力，极易被皮肤吸收。据研究者发现，精油 4 s 可以渗透进表皮，5 min 可以进入真皮，10 min 进入皮下组织，15 min 进入到血液循环系统及淋巴循环系统，20 min～12 h排出体外。欧洲的生物学家研究发现，精油被吸入和吸收的能力是一般保健品的 70 倍。

（3）抗菌性

所有的精油都具有杀死细菌、抑制菌群生长、抗虫害的功效。有些精油只能杀死一两种微生物，但有些精油的杀菌效力比化学杀菌剂要强，如佛手柑、尤加利、杜松、茶树等。

（4）防腐性

所有的精油都是天然的防腐剂。

（5）无副作用

精油分子非常小，使用后 12 h 之内会经由泌尿、排泄、呼吸系统和毛孔排出体外，在体内不滞留，只要使用方法及用量正确不会有任何副作用。

三、精油的分类

1. 按成分划分

植物精油按成分划分有单方精油和复方精油两类。

（1）单方精油

单方精油是由单纯的一种植物萃取而成的精油，无任何混合物。单方精油通常以所萃取的植物名称命名，如薰衣草精油，就是薰衣草单方精油。

（2）复方精油

复方精油由两种以上的植物精油混合而成。精油与精油之间是相互协调的，有些还彼此有相辅相成、增强疗效的作用。复方精油通常以其疗效命名，如循环促进复方精油、抗压舒缓复方精油等。

2. 按功能划分

精油按功能划分有舒缓类精油与振奋类精油两大类。

（1）舒缓类精油

舒缓类精油包括薰衣草、天竺葵、玫瑰等。

（2）振奋类精油

振奋类精油包括柠檬、葡萄柚等。

3. 按气味划分

精油按气味划分，可分为柑橘类、花香类、草本类、樟脑类、木香类、辛香类、树脂类和土香类。

（1）柑橘类

柑橘类精油包括佛手柑、葡萄柚、柠檬、香橙、莱姆、橘子等。

（2）花香类

花香类精油包括天竺葵、玫瑰、薰衣草、依兰、橙花、茉莉等。

（3）草本类

草本类精油包括尤加利、迷迭香、鼠尾草、马郁兰、欧薄荷等。

（4）樟脑类

樟脑类精油包括尤加利、迷迭香、欧薄荷、茶树、白千层等。

（5）木香类

木香类精油包括檀香、杜松、雪松、丝柏等。

（6）辛香类

辛香类精油包括黑胡椒、肉豆蔻、姜、胡荽等。

（7）树脂类

树脂类精油包括乳香、没药、白松香等。

（8）土香类

土香类精油包括岩兰草、广藿香等。

第 2 节　精油在芳香保健中的功效

一、芳香疗法与芳香保健

芳香疗法由法国化学家盖特佛塞于 1937 年首次提出，他在工作时被烫伤，因使用薰衣草精油而治愈，于是在他的论著中首次出现了芳香疗法的现代名称“aromatherapy”，“aroma”——芳香，香味，“therapy”——对疾病的医疗。芳香疗法这个名词一经提出，就得到欧洲医学界的广泛倡导。20 世纪 80 年代，芳香疗法盛行于欧、美、澳大利亚等国家和地区，经过香料化学家、调香师、心理学家不断研究和实践已趋于成熟，并得到社会的广泛认同。值得一提的是，芳香疗法传入中国就与中国芳香药草学相结合，形成了具有中国特色的芳香保健方法。中国自古以来就有“香药同源”的说法，芳香疗法与中医的传统养生保健方法一脉相传，二者相互补充，相互为用，激发与扶持人体的自身免疫能力，固本扶原，调理脏腑功能，达到消除疾病、恢复人体的整体平衡的作用。如今，芳香疗法与芳香保健已经成为健康祛病、调理生活情趣、美容养颜的有效方法，芳香疗法也成为时尚的生活方式。

1. 芳香疗法的定义

“芳香疗法”是利用从芳香植物中萃取的精油，通过按摩、沐浴、浸泡、吸入、涂敷、熏蒸等多种方式，促使人体神经系统受到良性激发，诱导人体身心朝着健康方向发展，调节新陈代谢、增强免疫能力、促进细胞再生、加快体内毒素排除、消炎杀菌，以达到保健、祛病及保养皮肤等功能的健康疗法。

2. 芳香保健的定义

“芳香保健”是利用芳香植物精油调理身体，缓解和改善亚健康状态，使人身体、精神及心灵达到平衡的状态，同时运用精油的特性，实现美容、保健、养生的目的。

二、精油的主要功效

植物精油对人体产生的功效主要体现在以下三方面。

1. 调节人体生理机能

（1）调节呼吸系统的功能

对呼吸系统，芳香精油主要具有抗菌、抗痉挛及祛痰的功效。可治疗流行性感冒所引发的各种症状，如流鼻涕、咳嗽、咽喉痛等，由佛手柑、茶树、尤加利、肉桂等植物萃取的精油，对各类型呼吸道疾病都有疗效。芳香精油具有刺激呼吸系统、增加呼吸深度的作用。

（2）调节消化系统的功能

芳香精油具有调节唾液及消化液的分泌、舒缓平滑肌、刺激肠道蠕动的功效。当肠胃痉挛不适或胆汁分泌不足时，使用精油，并配合舒缓的按摩，可起到镇定和缓和痉挛的作用。

（3）调节循环系统的功能

1）促进血液循环的功效。血液循环的功效是供给组织细胞及细胞间隙的养分与氧气，排除废物、毒素及废气；人体内血液循环不良，会造成细胞养分、氧气的供应不足及废物的囤积，进而加速细胞的老化，使皮肤晦暗。在进行按摩时使用精油，会有助于血液和器官细胞间的养分与气体交换。精油能促进血液循环，排除人体内废物，以促进各组织器官的活动。

2）促进淋巴循环的功效。淋巴系统是人体的免疫系统，能产生抗体及抗原。芳香精油可以有效地提升人体的防御机制，作用在受伤、化脓的皮肤上，可加速伤口的愈合。芳香精油还可改善淋巴循环，促进体内的毒素排泄，消除因毒素所引起的青春痘、皮肤湿疹等问题。

（4）调节肌肉组织的功能

长时间的紧张与压力会对人体的肌肉组织产生负面影响，而这些负面影响会导致肌肉僵化、沉重、疲乏、疼痛等症状。按摩时使用芳香精油，可促进肌肉纤维的张力与弹性，放松肌肉组织。

（5）调节内分泌腺及外分泌腺的功能

人体的腺体可分为内分泌腺和外分泌腺两种：内分泌腺包括卵巢、甲状腺、肾上腺等，分泌出来的物质称为“激素”；外分泌腺包括皮脂腺、汗腺等，分泌出来的物质称为分泌物或排泄物。人体内分泌失调，除了会影响人体各器官的机能外，皮肤上还会长出黑斑、粉刺、青春痘、痤疮等。而外分泌腺分泌不足，则会使皮肤干燥、失去弹性等；分泌过量又会使肌肤出油，长出粉刺及痤疮等。

经常使用精油并配合施行人工按摩，能维持、促进并调整内、外分泌腺的正常功能。

2. 对心理、情绪方面产生影响

神经系统的主要作用是调节人体生命功能和传递各种感官信息，因此，当人体的神经系统出现紊乱时，会引起情绪、思想及人体各项功能的紊乱。

植物精油所散发的自然的芳香经由嗅觉神经进入脑部后，可刺激大脑前叶分泌出内啡汰及脑啡汰两种荷尔蒙，使精神呈现最舒适的状态。

3. 改善、调节各种皮肤问题

皮肤通过皮脂腺和汗腺的分泌，使大量的废物通过皮肤排出体外。但是，当皮脂腺和汗腺阻塞或分泌紊乱时，皮肤就会出现粉刺、痤疮、过敏等症状。精油会刺激并调节皮肤的真皮及皮下组织，使局部温度升高并促进废物的排出。同时，精油还能够滋养皮肤，去除老化角质，刺激皮肤的新陈代谢，维持皮肤的年轻活力及光彩，使肤色健康靓丽。

第 3 节　常用精油的相关植物学知识

一、光合作用

大自然中的植物，主要靠光合作用存在于天地之间。光合作用是绿色植物所特有的生命现象，它是地球上最大规模的把太阳光能转化为生物化学能的过程。复杂的光合作用让植物体内产生了一连串的生化反应，这些生化反应除了向植物供养外，也使植物产生许多抵御外敌的药用化合物——精油，以抗病毒、驱虫、防腐。

1. 光合作用的概念与作用

(1) 光合作用的概念

光合作用是指绿色植物吸收太阳光，用太阳光能作为动力，把二氧化碳和水等无机物合成有机物并释放出氧气的过程。

(2) 光合作用的作用

光合作用对整个生物界产生巨大作用，是地球上规模最大的将无机物合成有机物和释放氧气的过程，也是规模最大的把太阳能转变为可储存的化学能的过程。

1）把无机物转变成有机物。绿色植物在光合作用过程中，利用太阳光能，将水分子作为还原剂还原来自大气中的二氧化碳，并形成有机物质——碳水化合物（如糖和淀粉等），同时水分子被氧化而释放出氧气。也就是说，整个光合作用过程实际上是一种氧化还原反应，即二氧化碳被还原，而水被氧化。光合作用每年约合成 5×10^{11} t有机物，可直接或间接作为人类或动物界的食物，据估计地球上的绿色（自养）植物一年中通过光合作用约同化 2×10^{11} t碳素，其中40%是由浮游植物同化的，余下的60%是由陆生植物同化的。

光合作用的直接产物包括淀粉、蔗糖、葡萄糖、果糖、氨基酸、蛋白质、脂肪酸和有机酸。不同植物的光合作用的直接产物的种类和数量是有差别的。大多数高等植物的光合产物是淀粉，例如棉花、烟草、大豆等。而洋葱、大蒜等植物的光合产物是葡萄糖和果糖，不形成淀粉。小麦、蚕豆等光合产物主要是蔗糖。植物的生育期和环境条件也影响光合产物的形成。一般成龄叶片主要形成碳水化合物，幼龄叶片除形成碳水化合物之外，还形成较多的蛋白质。强光和高浓度二氧化碳有利于蔗糖和淀粉的形成，而弱光则有利于谷氨酸、天冬氨酸和蛋白质的形成。而某些高等植物的花、叶、果、根、茎均具有独特的植物芳香，其表面接受太阳的能量，经光合作用，把太阳的能量转化成糖和淀粉等碳水化合物并分泌出精油。

2）将光能转化成化学能。绿色植物在同化二氧化碳的过程中，把太阳光能转变为化学能，蓄积在形成的有机化合物中，以能量的形式储存在植物体中。人类所利用的能源，如煤炭、天然气、木材等都是现在或过去的植物通过光合作用形成的。

3）维持大气中氧气和二氧化碳的相对平衡。在地球上，由于生物呼吸和燃烧，每年约消耗 3.15×10^{11} t的氧气，以这样的速度计算，大气层中所含的氧气将在3 000年左右耗尽。然而，绿色植物在吸收二氧化碳的同时每年也释放出 5.35×10^{11} t的氧气，所以大气中氧气含量仍然维持在21%。

2. 光合色素

光合色素即叶绿体色素，主要有三类：叶绿素、类胡萝卜素和藻胆素。高等植物叶绿体中含有前两类，藻胆素仅存在于藻类中。

光合色素具有收集、吸收并传递光能的作用。

(1) 叶绿素

高等植物叶绿素主要有叶绿素 a 和叶绿素 b 两种。它们不溶于水，而溶于有机溶剂，如乙醇、丙酮、乙醚、氯仿等。通常用 80%的丙酮：乙醇：水（4.5：4.5：1）的混合液来提取叶绿素。在颜色上，叶绿素 a 呈蓝绿色，而叶绿素 b 呈黄绿色。

(2) 类胡萝卜素

叶绿体中的类胡萝卜素含有两种色素，即胡萝卜素和叶黄素，前者呈橙黄色，后者呈黄色。叶子中常见的是β-胡萝卜素，它在动物体内水解后即转变为维生素 A。

一般情况下，叶片中叶绿素与类胡萝卜素的比值约为 3：1，所以正常的叶子呈现绿色。秋天，叶片中的叶绿素较易降解，数量减少，而类胡萝卜素比较稳定，所以叶片呈现黄色。

(3) 藻胆素

藻胆素是藻类主要的光合色素，仅存在于红藻和蓝藻中，常与蛋白质结合为藻胆蛋白。

3. 影响光合作用的因素

植物的光合作用经常受到外界环境条件和内部因素的影响而发生变化。

光合作用主要受光照、二氧化碳、温度、水分和矿质元素的影响。光是光合作用的能量来源，是形成叶绿体和叶绿素的必要条件。光合作用的反应速度会受到温度影响，因此温度也是影响光合作用的重要因素。水是光合作用的原料之一，没有水光合作用无法进行。但由于用于光合作用的水只占蒸腾失水的 1%，因此，缺水影响光合作用主要是间接原因。土壤水分过多时，通气状况不良，根系活力下降，会间接影响光合作用。矿质营养直接或间接影响光合作用。外界的光强、温度、水分、二氧化碳浓度等每天都在不断变化，光合作用也呈现明显的日变化。光强相同的情况下，一般下午的光合作用低于上午，这是由于经上午光合作用后，叶片中的光合产物有所积累，发生反馈抑制的缘故。

在自然界中，植物的种类繁多，就高等植物（包括苔藓植物、蕨类植物、裸子植物和被子植物）而言，我国就有 3 万余种，全世界多达 25

万种以上，而且绿色植物在数量上占有绝对优势。这显然与它们具有光合作用能力密切相关。因为光合作用所利用的能量，实际上是取之不尽用之不竭的太阳光能，而所利用的原材料则是广泛分布于地球表面的水和大气层的二氧化碳。由于光合作用所需的能量和原料容易获得，这便决定了绿色植物分布广泛，繁衍迅速，数量巨大。

二、常见的芳香植物家族分类

1. 芳香植物的定义与成分

芳香植物，是指除了鲜艳的花朵和绿色的植株外，还能散发各种不同的芳香气味的植物。这类植物不但能美化、绿化环境，还能清新空气，给人以舒适的享受。芳香植物属于兼有药用植物和香料植物共有属性的植物类群。

在近代的科学研究中发现，芳香植物除了含有多种药用成分和香气成分外，还含有抗氧化物质、抗菌物质等，有些芳香植物释放出来的气味能杀灭细菌、病毒，驱逐蚊、蝇等毒虫。芳香植物在医疗保健方面有着广泛应用的历史。早在 1 000 多年前，《神农本草经》及其他医学专著中对这类植物就有“闻香治病”“芳香除秽辟疫”的记载。

（1）芳香成分

芳香成分是芳香植物最主要的特点，如：芳樟醇、桉叶醇、柠檬醛、丁子香酚等都属于芳香成分。每种精油内不止存在一种芳香成分，这些不同分子的组合，就形成了各种精油独特的气味和疗效。

（2）药用成分

药用成分包括挥发性的精油成分和不挥发性的生物碱、单宁、类黄酮等成分。这些成分往往具有某些特殊的药用功效，芳香疗法就是利用这些药用成分治疗各种疾病的。

（3）营养成分

芳香植物含有大量的营养元素和一些微量元素及维生素，可以用来作为蔬菜，由于它还有香味功能，因此可加工成各种食品或作调味料。

（4）色素成分

芳香植物含有丰富的天然色素，可做天然染料，尤其适合用于食品着色。这些天然色素提高了这类植物的观赏价值，所以还可作为观赏园艺植物来利用。

除了以上 4 种成分外，大部分芳香植物还含有抗氧化物质和抗菌成分。正是由于芳香植物拥有了这些成分，所以除了可以将其作为香料植物使用外，它还可以成为药草、食品以及观赏植物，甚至可以作为天然防腐抗菌剂、抗氧化剂应用在食品和药品中。所以，人们对芳香植物的利用范围将越来越广泛，随着人们对芳香植物认识的不断加深，这一集观赏、药用、食用价值于一身的特殊类群，将在人们的生活中起着越来越重要的作用。

2. 芳香植物的分类

据不完全统计，世界上共有 3 000 多种芳香植物，被有效开发利用的有 400 多种，分属唇形科、菊科、伞形花科、十字花科、姜科、豆科、鸢尾科和蔷薇科等。这些品种的原产地主要是以地中海沿岸为中心的欧洲各国，在中亚、中国、印度、南美等地区也多有分布。目前，我国已发现有开发利用价值的芳香植物种类 400 多种，其中已批量应用的 100 多种。

（1）唇形科

唇形科芳香植物多数都是草本植物，广泛分布在世界各地，但以地中海周围地区至中亚一带种类最多。

唇形科芳香植物的形态特征十分明显：茎四棱、叶对生、唇形花冠、二强雄蕊（4 枚雄蕊，2 长 2 短）、果实为 4 个坚果，因此很容易识别。

这种植物有一个重要特征，即植物体常含少量挥发油，具有芳香气味，因此是植物界中赫赫有名的芳香植物世家，药用植物、香料植物、观赏植物众多。著名的唇形科香科植物有薰衣草、迷迭香、留兰香、丁香罗勒、香紫苏、广藿香、薄荷、藿香、益母草、夏枯草、泽兰等。

（2）菊科

菊科芳香植物种类众多，分布广泛，除南极外，全球分布。

菊科芳香植物的形态特征是有一致的小花结构。小花呈管状，辐射对称，多数小花密集排列，外覆以总苞片而形成一致的头状花序。

菊科芳香植物的一个重要特征是菊糖完全代替了淀粉作为多聚糖储存。菊科所含有的倍半萜内酯类具有强心、抗癌、驱虫、镇痛等作用。菊科有大量的药用、观赏和经济植物。著名的菊科芳香植物有佩兰、艾纳香、火绒草、野菊、菊花、白术、苍术、牛蒡、雪莲花、红花、向日葵、蒲公英、金盏花等。

（3）伞形花科

伞形花科芳香植物广泛分布在北温带至热带和亚热带高山地区。

伞形科芳香植物的主要化学成分有香豆素类、精油和精油生源相关的非挥发性成分、聚乙炔类、黄酮类、苯丙烷类及苯乙烯类、酚及酚类、三萜皂苷、生物碱类等化合物。这些成分具有多种生理活性，可以用于治疗某些疾病，其中部分已取得初步疗效和成果。伞形科芳香植物有大量的药用、食用和经济植物。著名的伞形科芳香植物有当归、川芎、独活、柴胡、北沙参、明党参、羌活、芹菜、芫荽、胡萝卜、欧芹、茴香、莳萝等，还有一些属于有毒植物，如毒参、毒芹等。

（4）十字花科

十字花科芳香植物为一年、二年或多年生草本植物，很少呈亚灌木状。广泛分布于全球，主要分布在北温带，地中海区域较多。

十字花科芳香植物的形态特征是有十字形的花冠、四强雄蕊和角果。

十字花科芳香植物多含芥子苷、脂肪酸（油酸、亚油酸、亚麻酸等）、生物碱、酚性物质、黄酮醇、芸香苷、肌醇、强心苷、香苷、苦味质、靛红等成分，其中不少成分具有生理活性，在民间也广为应用，具有强心、利尿、消炎、祛痰等功效。著名的十字花科芳香植物有紫罗兰、独行菜、菘蓝、桂竹香、糖芥、萝卜、油菜等。

（5）姜科

姜科芳香植物为多年生草本植物，通常有芳香。分布于热带、亚热带地区，以亚热带地区的种类最为繁多，常生于林下阴湿处。

姜科芳香植物多含有烯萜类、倍半烯萜类、黄酮类以及甾体皂苷元等类化合物，具有芳香健胃、祛风活络的功效。姜科植物有大量的药用、香料及观赏植物。著名的姜科芳香植物有春砂仁、草果、白豆蔻、姜、姜黄、莪术、郁金、姜花、海南三七、象牙参、闭鞘姜等。

（6）豆科

豆科芳香植物有草本植物，也有木本植物。分布广泛，在全球各种气候带、各种地形和各种土壤中都有豆科植物生长。豆科是一直沿用的科名，它的拉丁名有“荚”的意思。

多数豆科芳香植物的叶都是复叶，豆科植物的主要特征是：蝶形花冠、二体雄蕊、荚果。

豆科植物的种子蛋白含量高，营养丰富。豆科芳香植物有丰富的经济作物、药用植物及饲用植物资源。著名的豆科芳香植物有甘草、大豆、葛根、黄芪、苦参等。

(7) 鸢尾科

鸢尾科芳香植物为多年生或一年生草本植物。分布于全世界的热带、亚热带及温带地区，分布中心在非洲南部及美洲热带地区。该科植物以花大、鲜艳及花型奇异而著称。鸢尾之名来源于希腊，意思就是彩虹，它表明天上彩虹的颜色尽可在该属的花朵颜色中看到。人们在古代就已熟悉鸢尾了，古埃及的金字塔群中就有鸢尾形象的记录，其历史可追溯到公元前 1 500 年。

鸢尾科芳香植物的主要特征是：叶常基生为二列，叶鞘基部套摺呈扁平状；花两性，花被片 6，2 轮排列，雄蕊 3 枚，子房下位，蝎尾状聚伞花序顶生。

鸢尾科芳香植物的根茎具有消积、通便、散淤的功能。著名的鸢尾科芳香植物有蒴果、鸢尾、野鸢尾、马蔺、剑兰、番红花。

(8) 蔷薇科

蔷薇科芳香植物绝大多数为木本，少数为草本。广泛分布于北半球温带到亚热带，南半球为数很少。

蔷薇科芳香植物的主要特征是：常有刺及明显的皮孔，花萼 5 裂或 5 枚，花瓣通常是 5 枚；花萼和花瓣通常着生在杯状或其他形状花托的边沿。雄蕊多枚，雌蕊 1 枚或多枚，雄蕊通常着生在杯状或其他形状花托的边沿。

蔷薇科芳香植物有丰富的药用、食用植物。著名的芳香植物有玫瑰、龙牙草、杏仁、香水月季、野蔷薇、木瓜等。

3. 常见栽培芳香植物的主流品种

(1) 迷迭香系列

欧洲人将其视为避邪之物，其香味浓郁，能散发出具有药品般呛人的香味，对神经系统、消化道及呼吸道等有一定疗效。

(2) 百里香系列

在古代，人们利用其卓越的杀菌能力来保存肉类，在史书中也有用于增进食欲、促进消化及强化免疫力等的记载，还可将其用于制作精油及美容用品。

(3) 薰衣草系列

这是一类对日常生活帮助极大的药草，以日本北海道为主要栽培中心。薰衣草花、叶都可用于制茶、入浴芳香剂、香水、干燥花、化妆品及香皂等产品，也可作调味剂，还可提炼成精油。

（4）鼠尾草系列

这是所有药草中应用价值较高的一种，它的药效几乎遍及全身。不论是新鲜的还是干燥的，其药效都不会改变，可促进人体消化及解除疲劳等。

（5）薄荷系列

该系列具有薄荷脑清香怡人的香味，有多种功效。在药用、制茶、化妆品及食用领域有着广泛的应用。

在我国众多的芳香植物中，樟油、樟脑、八角茴香占世界总产量的80％，而肉桂、薄荷、茉莉为我国的特产。目前，我国从植物中提取的精油可达200多种，如八角油、丁香油、桂皮油、月桂油、香草油、柠檬油等。

第4节　精油萃取的常用部位与基本方法

一、精油萃取的常用部位

精油可以从植物的不同部位提取而得，例如根、茎、叶、花瓣、种子及果实等，而每一种油的功能各不相同，植物提取物的好坏与植物的质量有直接的关联。

1. 果实

果实是植物的下一代，可提升人体各器官的积极潜能，使各系统运作及配合正常。如杜松、芫荽。

作用：收敛毛孔，滋养，淡斑，净肤，振奋精神，提神，集中精力，调节皮脂分泌。

适应证：适用于中干性、混合性、斑点皮肤，及毛孔粗大者。

2. 树叶

植物进行光合作用，相当于人的呼吸系统，可治疗呼吸系统疾病。

作用：补充氧气，消炎，解毒，促进伤口愈合、再生。如尤加利。

适应证：适用于油性、暗疮皮肤，及脚气、感冒、发烧、妇科疾病、毛孔阻塞患者。

3. 花朵

花朵相当于植物的生殖器官，司植物的繁衍。如玫瑰、依兰、薰衣草。

作用：补水，抗敏，红润肌肤，催情。

适应证：适用于干燥、缺水、敏感、苍白、色斑、混合性、油性皮肤，及性功能减退、阳痿等患者。

4. 树脂

树脂相当于人体的皮脂，对皮肤具防皱、消毒、除臭等功效。如乳香、没药。

作用：滋养皮肤深层，延缓衰老。

适应证：适用于去除妊娠纹和抗皮肤衰老。

5. 干茎部

干茎相当于人的身体和肢体，起支撑作用，能助消除疲劳，强化身体机能。如檀香、花梨木。

作用：抗衰老，抗皱，补充营养，收紧皮肤，治疗哮喘。

适应证：适用于成熟、衰老、松弛的皮肤。

6. 种子

种子是植物生命孕育的开始，能延缓老化，滋补细胞，令人在心理上有踏实感。如豆蔻。

作用：滋润皮肤，补充营养。

适应证：适用于干燥、缺水、衰老的皮肤，一般用于做按摩底油。

7. 根部

根部相当于人的大脑，影响人的神经系统，平衡情绪，使内心安宁。如欧白、芷、姜。

作用：镇静安神，舒缓压力。

适应证：适用于治疗失眠。

二、精油的萃取方法

从古至今，精油的提炼是一门高级的专门艺术，制造精油的方法可以总结为以下几种：

1. 蒸馏法

数千年来，人们主要利用蒸馏方式萃取精油，90%以上的精油用此法提炼。

蒸馏法又分为蒸汽蒸馏和真空蒸馏等不同方法，用不同方法制造出来的精油其风格各有不同。利用水蒸气将精油溶出的方法，有直接与间接两种。直接蒸汽蒸馏法是最常见的精油提炼方法。即将植物的不同部位放入容器中，在容器下面由蒸汽输入口输入蒸汽，蒸汽与萃取植物直接接触将植物的分子携带往上蒸发，经由冷凝管道进入冷却箱循环直至蒸汽消失，生成混合了的油和水的方法。通常油会浮在水的上面，因为水重于油，这时候可以轻易地将油和水分开（见图 3—1）。

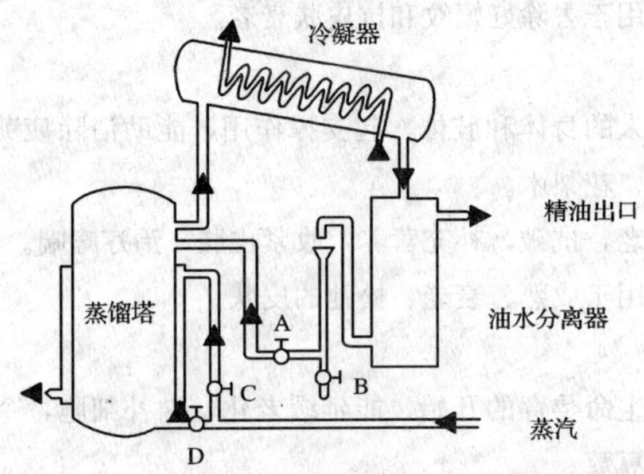

图 3—1　蒸汽蒸馏法

真空蒸馏法是萃取植物与水一起加热至沸腾的方法。

另外，有的精油提炼后需要再精炼更纯者，或者色泽变黑者，则可再用真空蒸馏法来精炼，蒸汽仅作为加热用，并不与精油接触。

2. 挤压法

这种方法也被称为冷冻压缩法，常用于萃取柑橘类如橙、橘、柠檬等果皮的精油。即果皮用压挤或磨碎的方式处理完毕，再用海绵收集破损细胞流出的精油，然后反复压榨、收集的方法。过去是用手挤，耗费人工，成本昂贵，现在则是用机器操作。

3. 溶剂萃取法

此种方法最常用于提炼树脂、树胶以及花瓣类的精油。该法是利用溶剂将精油溶解出来后，再将溶剂分离，即可取得纯精油制品的方法。此方法又可分为两种：一般溶剂萃取法和树脂萃取法。一般溶剂萃取法如图 3—2 所示。

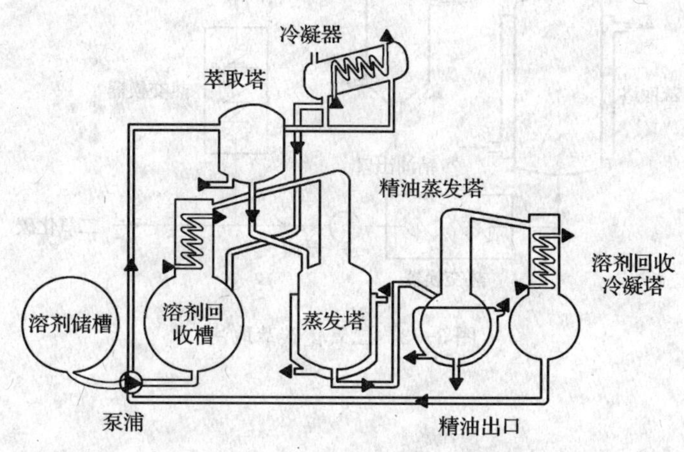

图 3—2　一般溶剂萃取法

4. 脂吸法

此法是利用脂肪可以吸收精油的物理性质萃取精油的方法。即将玻璃镶在特制的木框上，再把玻璃上涂上一层脂肪，然后放上花瓣，根据花的种类决定放置的时间（例如茉莉需放置 24 h，晚香玉需放置72 h），花瓣所含的精油就会被脂肪吸附，把木框翻转，花瓣就自动掉下来，再将另一层新鲜花瓣铺在脂肪上，如此重复几次，脂肪吸饱了精油后再将精油从脂肪中分离出来的方法。此方法由于所花费的人力及时间太多，所以也是最昂贵的萃取方法。

5. 浸泡法

此法是将油或水加热至 90℃，再将花瓣用水洗净，丢入油或水的溶液中，完全浸入，停留 2～3 d后，花瓣变黄后捞出再重复相同做法，直到香气已达到要求，再由此水或油中分离出精油的方法。

6. 二氧化碳萃取法

这是最先进的精油萃取方式，是近几年才研发出来的，所萃取的精油也非常昂贵。其原理是利用二氧化碳气体具有不自燃、不助燃、无毒性等多项优点，通过二氧化碳在低温高压的状态下，可分离物质的特性来萃取精油。它的好处是：萃取的过程是在极低温下进行，所萃取的精油几乎毫无瑕疵且油本身也不含任何残余物。对加热敏感的精油必须采用此法，如图 3—3 所示。

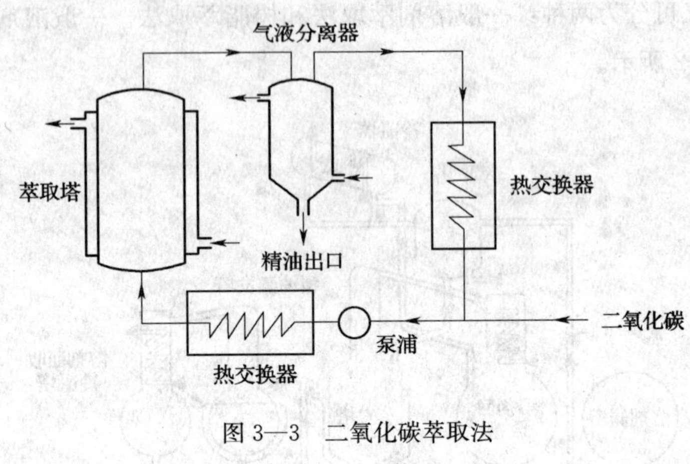

图 3—3　二氧化碳萃取法

第 5 节　常用精油的吸收与应用途径

一、精油的吸收途径

精油进入人体发挥疗效的路径有两条：一是嗅吸法，二是经由皮肤吸收。

1. 嗅吸法

(1) 原理

嗅吸精油能在短短的几分钟之内让精油分子进入体内作用于脑部，是吸收精油最快的方法。

当我们嗅吸精油时，精油的芳香分子会通过遍布于鼻翼两侧的嗅觉神经纤维，传递到大脑的嗅觉区，最后到达边缘系统。边缘系统是负责储存记忆和情绪的地方。当精油分子中的物质到达边缘系统之后，会发出信号，开启储存在边缘系统里积极正面的情绪记忆，并促发神经系统中化学物质的释出，进而产生镇定、松弛、刺激或振奋的效果。

嗅吸精油不仅能达到改善心理和情绪的效果，对于生理功能，也能通过对内分泌腺体和免疫系统的调节达到理疗的目的。如嗅吸精油对于改善疼痛、头晕、恶心、鼻塞等生理症状有极好的效果。

(2) 影响嗅吸的因素

1) 性别。女性的嗅觉敏感度比男性低，尤其生理期时嗅觉的敏感度明显降低，排卵期及妊娠期间敏感度则会升高。

2) 年龄。气味的辨认及敏感度会随着年龄的增长而降低。

3) 时间。若长时间接触同一种气味（一般来说，嗅觉会在 20 min 之后出现疲乏的现象），随着时间的推延，嗅觉敏感度会降低，因此，进行芳香疗法的时间最好控制在 1～2 h。

4) 注意力。嗅觉会受情绪和注意力的影响，注意力越集中，敏感度越高。

5) 气温。气温升高时，嗅觉的敏感度会增强。

6) 健康。呼吸系统疾病会直接影响嗅觉。

2. 皮肤吸收

(1) 原理

皮肤是一个半渗透膜，能允许一定的细小分子进入或排出体外。由于精油的分子十分细小，因此，也能通过毛孔吸收而进入体内。

精油接触到皮肤表面时，首先通过毛孔的吸收到达表皮的微血管，接着再被深入送进皮肤组织内到达身体的血液循环、淋巴循环，最后运送到目标器官。这个过程大约只需要 20 min 的时间。

精油一旦到达目标器官，会停留在器官里工作 6～8 h，器官利用完毕后，再通过排汗液、尿液以及粪便的方式排出体外。

(2) 影响皮肤吸收的因素

1) 皮肤性质。干性皮肤的吸收能力比油性皮肤强。

2) 健康状况。健康皮肤的吸收速度比问题皮肤（如痤疮、皮肤炎、湿疹）快。

3) 抽烟。抽烟会影响精油的吸收。烟抽得越多，对精油的吸收就越慢。

4) 排汗。精油的吸收靠的是毛孔的作用，毛孔排汗量太大，会阻碍精油进入皮肤的速度。

5) 体温。精油具有高度的挥发性，体温过高（例如，刚蒸完桑拿或洗完蒸汽浴），会促使精油的挥发速度加快，无法全部被皮肤吸收。

二、精油的应用途径

根据精油是通过嗅觉和皮肤两个途径吸收的原理，精油的应用途径也是从这两个方面划分的。

1. 熏香

熏香主要是运用嗅觉吸收精油的原理。是将精油的香气从熏香器具扩散出去，通过鼻子将芳香分子吸嗅进入体内，进而达到应有的作用。熏香能让室内充满芳香分子，除了作用到人体，也能清新空气，还可以营造气氛。

2. 按摩

按摩主要是运用皮肤吸收精油的原理。是芳香疗法中十分重要的手段之一。由于按摩本身就具有调理身体的功效，再加上精油的作用，可以使效果更佳。精油按摩包括整体按摩、局部按摩、美容按摩及反射区按摩等。

3. 泡浴

泡浴是运用嗅觉和皮肤两种途径吸收精油的原理。水疗包括全身泡浴和局部泡浴两种方式。在泡浴时，精油通过皮肤吸收，借着热水使血液循环加快，也能帮助精油在体内循环。另外，在泡浴时精油也会通过呼吸道吸收。

4. 涂敷

涂敷属于借助皮肤吸收精油的方法，包括涂抹和敷压两种方式。

涂抹法既可以使用单方精油也可使用复方精油。通常情况下，遇到紧急情况时使用单方精油直接涂抹在需要之处。

敷压法包括冷敷法和热敷法。冷敷法适用于急性发炎红肿部位，热敷法常用于慢性劳损虚弱部位。

第4章

常用用品用具

第1节　常用用品分类与使用方法

一、护肤品的分类方法

护肤品是指保护、营养皮肤所用的各种用品，在保养皮肤中起着重要的作用，也越来越被人们所重视。护肤的方式方法多种多样。按生产工艺和其外部形态，护肤品可分成洁肤类、护肤类、治疗类。

二、各类护肤品概述

1. 洁肤类

洁肤类护肤品的特点是具有溶解污垢的作用，清洁皮肤性能强，用后应立即从皮肤上清除干净。清洁效果与水的应用也有直接关系，水温、水量对使用效果都有影响。

(1) 香皂

香皂的作用：香皂具有较强的去污力和一定的杀菌作用，泡沫丰富，适用于去除水溶性污垢较多的皮肤。

香皂的使用方法：使用香皂前要先将皮肤用温水浸湿，把香皂沾水搓在手上揉出泡沫再涂于皮肤，这样可防止皂屑钻进叠状的角质细胞层里。丰富的泡沫在皮肤上揉透后，用温水将其冲洗干净。

香皂的主要成分：硬脂酸、羊毛脂、脂肪酸皂、氢氧化钾、丙二醇等。

（2）清洁霜

清洁霜的作用：清洁霜中的油分可溶解脂溶性污垢，对于油性及化妆皮肤的清洁有独特的功效。

清洁霜的使用方法：将清洁霜均匀地涂敷于皮肤上，当清洁霜与化妆品滞留物及皮肤上的污垢完全溶解时，用纸巾擦拭后用温水冲洗。

清洁霜的主要成分：乳化剂、高碳醇合成脂、蜂蜡、羊毛脂、香精、去离子水等。

（3）洗面奶（又称清洁乳液）

洗面奶的作用：洗面奶是一种不含碱性的液体软皂。洗面奶主要是利用表面活性剂清洁皮肤，对皮肤无刺激，并可在皮肤上留下一层滋润的膜，使皮肤细腻光滑。

洗面奶的使用方法：首先要根据皮肤性质选择洗面奶，油性皮肤选择收敛性的，干性皮肤选择滋润营养性的，暗疮皮肤则选用有杀菌、消炎及收敛性的洗面奶。

洗面奶的主要成分：表面活性剂、羊毛脂、蜂蜡、硼砂、硅酮油、营养添加剂等。

（4）卸妆油

卸妆油的作用：卸妆油是油彩妆及浓妆的第一道清洁剂，其清洁机理主要是油溶性，对于油彩妆的清洁效果比清洁霜更为显著，但对皮肤的刺激也强。

卸妆油的使用方法：把卸妆油涂于皮肤上，溶解皮肤上的油彩后用纸巾或棉片擦拭，再用洗面奶清洁。

卸妆油的主要成分：矿物油、蜂蜡。

（5）磨砂膏

磨砂膏的作用：磨砂膏呈均匀颗粒状膏霜，在皮肤上摩擦后可使老化的鳞状角质剥起，除去死皮细胞，使皮肤保持柔软细腻。

磨砂膏的使用方法：要先用蒸汽蒸面，使表皮软化，再根据年龄大小和皮肤性质选择粗砂或细砂。

磨砂膏的主要成分：白油、蜂蜡、羊毛脂、弹性颗粒等。

（6）去死皮膏（液）

去死皮膏（液）的作用：对皮肤的角化细胞有剥蚀作用，去死皮膏

（液）敷于皮肤后，其中的酸性物质使角化细胞溶解，当搓掉或除去这些膏液时，可以把被溶解的角化细胞一起带下来，起到净化皮肤的作用。

去死皮膏的使用方法：将皮肤清洁后涂匀去死皮膏，像涂面膜一样，空出眼部皮肤，然后搓脱。

去死皮液的使用方法：皮肤清洁后，将去死皮液浸透棉片，敷在皮肤上，露出眼睛、鼻孔和嘴唇，然后洗去。

去死皮膏（液）的主要成分：酸性海藻胶及润滑油脂和胶合剂等。

2．护肤类

护肤类化妆品的特点是保护皮肤，使皮肤减少或免受自然界的刺激，防止化学物质、金属离子等对皮肤的侵蚀，防止皮肤水分过多地丢失，促进血液循环，增强新陈代谢。

（1）按摩膏

按摩膏的作用：在按摩过程中起润滑作用。

按摩膏的使用方法：按摩膏含有丰富的油分，用于按摩之中，用后要将皮肤清洗干净，保证皮肤的呼吸功能。

按摩膏的主要成分：羊毛油、白油、蜂蜡、乳化剂、卵磷脂、羊毛醇、抗氧剂和去离子水等。

（2）按摩乳

按摩乳与按摩膏的作用相同，其使用方法也相同，但按摩乳含水分较多，适用于油性皮肤和缺水皮肤，按摩乳按摩后容易清洗，皮肤感觉清爽。

按摩乳的主要成分：羊毛油、白油、蜂蜡、乳化剂、卵磷脂、羊毛醇、抗氧剂和去离子水等。

（3）润肤霜

润肤霜的作用：润肤霜可保持皮肤水分平衡和皮肤的柔软细腻，润肤霜的 pH 值在 4～6.5 之间，与皮肤表面 pH 值很接近，使皮肤得到保护。

润肤霜的使用方法：涂抹润肤霜时可轻轻地按摩，加强润肤霜与皮肤的亲和性。

润肤霜的主要成分：白油、橄榄油、卵磷脂、润肤剂、保湿剂、柔软剂和去离子水等。

（4）雪花膏

雪花膏的作用：雪花膏含水量大，质地洁白松软，用后皮肤柔软白皙。

雪花膏的使用方法：由于雪花膏内含有使皮肤显白的成分，用时一定要涂抹均匀，雪花膏含水分多，油脂含量相对较少，适于油性皮肤和不同底色化妆的皮肤。

雪花膏的主要成分：硬脂酸、碱水、多元醇等。

（5）营养蜜（乳、液）

营养蜜的作用：蜜类化妆品中水分含量多，油脂含量较少，涂敷皮肤后感觉清爽。

营养蜜的使用方法：营养蜜的油脂含量少，相对保湿性差，适于分泌旺盛的油性皮肤。并且可以作为外出旅行的无水清洁用品，既可拭出污垢，又给皮肤补充了水分和少量的油脂。

营养蜜的主要成分：白油、甜杏仁油、动物脂、羊毛醇、抗氧剂和去离子水等。

（6）防晒膏（油、水）

防晒膏（油、水）的作用：可以防止日光中部分紫外线对皮肤的伤害，主要是对这部分紫外线有吸收和散射的功能。

防晒膏（油）的使用方法：将防晒膏直接涂敷于皮肤上，量要足，在皮肤上形成薄膜，在日光强的情况下 2～3 h 涂抹一次。

防晒水的使用方法：一般防晒水用气压式喷瓶盛放，喷洒时用棉片盖住眼部，然后用手拍匀，在日光强的情况下每 2 h 喷洒一次。

防晒膏的主要成分：氧化锌、二氧化钛、凡士林、硬脂酸锌、高岭土、芝麻油、羊毛脂、液体石蜡、橄榄油等。

（7）化妆水

收敛性化妆水的作用：收缩毛孔，减少皮脂，使皮肤细腻，用于毛孔大、出油多的皮肤。

收敛性化妆水的主要成分：氯化铝、氯化羟铝、尿囊素、对酚磺酸锌、明矾、去离子水等，为碱性化妆水。

营养性化妆水的作用：补充皮肤水分和营养，具有较强的保湿功能，使皮肤滋润舒展，适用于干性和衰老性皮肤。

营养性化妆水的主要成分：尿囊素、甘油、乙醇、珍珠水解液、氧化锌等。

化妆水的使用方法：皮肤清洁后擦拭或弹拍于皮肤上。

（8）防裂膏

防裂膏的作用：防裂膏有软化角质和保持角质层水分的作用，可以促进上皮细胞增生，使表皮创口加速愈合。

防裂膏的使用方法：将皮肤清洁干净后，以按摩的方式将其均匀涂敷并使其渗透。

防裂膏的主要成分：尿囊素、甘油、乙醇、二异丙醇胺、丙烯酸聚合物等。

（9）精油

精油包括按摩用精油和喷雾用精油，单方、复方均可。

精油的作用：精油具有极强的渗透力，能够迅速进入人体皮肤，进而进入血液循环，达到一定疗效。精油可激发机体本身的治愈力，具有镇静神经、安抚情绪、加强淋巴系统及内分泌代谢功能的作用。

精油的使用方法：将皮肤清洁干净后，将精油以按摩的方式均匀涂抹在皮肤上。

精油的主要成分：以特定种类植物的根、茎、叶、花、果实经过物理处理（压榨、蒸馏或萃取）而得到的带有香味、具挥发性的油溶性液体。

（10）基础油

大部分的精油都因为浓度过高、性能过强，而不适合直接应用在皮肤上，因此，需要以基础油（或称媒介油）来加以稀释。芳香疗法专用的基础油是以冷压萃取的 100％纯植物油。该植物油保存了植物本身的维生素与脂肪酸，主要功能是将 100％纯精油稀释，调配精油时使用，使精油经由皮肤进入血液、淋巴循环及身体组织器官中。

3. 治疗类

治疗类化妆品的特点是针对性强，通过化妆品的配合使用与身体内部调理，使问题皮肤患处得到改善和治疗。

（1）祛斑霜

祛斑霜的作用：抑制黑色素的形成，改善皮肤色斑状态，使颜色变浅，面积变小。

祛斑霜的使用方法：每天早晚清洁皮肤后以按摩的方式涂敷于色斑部位，使其充分渗透。祛斑霜的主要成分：维生素 C、当归、芦荟、白芍、枸杞等。

（2）粉刺霜（露、液）

粉刺霜（露、液）的作用：可使角化细胞凝聚作用降低，黑头松动，具有杀菌消炎，使皮肤恢复健康的作用。

粉刺霜（露、液）的使用方法：皮肤清洁后涂用，如用粉刺霜每隔4 h重新擦拭再涂抹，因为膏霜易使灰尘和细菌黏附。

粉刺霜（露、液）的主要成分：甘草酸二钾、胶体状硫黄、卤化烃、乙醇。

（3）抑汗霜（粉、液）

抑汗霜（粉、液）的作用：抑汗化妆品的主要作用是收敛性强，它可使皮肤表面的蛋白质凝结，阻止汗液的排泄，抑制减少汗液分泌量。

抑汗霜（粉、液）的使用方法：在清洁干净的多汗皮肤部位涂抹，间隔4 h清洁再重新涂用。

抑汗霜（粉、液）的主要成分：碱式氯化物、硫化铝、十六醇、硫酸钠、丙二醇、钛白粉、香精等。

（4）除臭霜（粉、液）

除臭霜（粉、液）的作用：具有杀菌和抑制细菌繁殖的作用。

除臭霜（粉、液）的使用方法：主要用于腋窝，每间隔1～2 h清洁后，重新涂抹。

除臭霜（粉、液）的主要成分：滑石粉、软质碳酸钙、硼酸苯甲烷、鲸蜡醇、氧化锌、香精等。

第2节　常用用具分类与使用方法

一、美容护肤常用的用具分类与使用方法

进行美容护理时必须有一套专用的护肤用具。芳香保健师必须熟练掌握各种护理用具的用法。下面简单介绍几种常用的美容护理用具的分类。

1. 毛巾

毛巾应保持清洁、柔软、干燥，颜色应以淡色为宜，如白色。毛巾有多种用处，如包裹顾客的头部，覆盖顾客的前胸，美体减肥包裹顾客

身体等。

2. 洗脸盆

洗脸盆主要用于盛温水，用来清洗皮肤。

3. 倒膜碗（大碗）

倒膜碗用于调拌倒膜、软膜等

4. 小碗

将洗面奶、按摩膏或其他护肤品盛于小碗中备用，也可用于调配精油。

5. 小碟

小碟用于盛放护肤品或精华素。

6. 小茶勺

调配精油面膜时可使用小茶勺。

7. 面膜刷

在皮肤上刷抹面膜等护肤品可用面膜刷。

8. 洗面海绵

洗面海绵用于擦去面部上的洗面奶、按摩膏、面膜等护肤品，清洁皮肤。

9. 棉片

棉片用于擦抹、敷盖五官或蘸取液态护肤品并轻拍皮肤以滋润、调节皮肤，面部卸妆和消毒美容工具时也可使用棉片。

10. 棉棒

棉棒用于卸妆或其他护理中擦抹皮肤。消毒美容工具时也可使用。

11. 纸巾

纸巾用来吸取皮肤上的剩余水或敷面遮挡护肤品及在冷式喷雾时遮盖面部等。

二、芳香护理常用的用具及使用方法

1. 量杯

量杯在调配精油时使用。

2. 喷雾器

可选用喷雾器，也可选用喷雾瓶。

3. 毛巾

做芳香护理时，可用毛巾包头。

4. 熏香灯

调节美容室内的空气可使用熏香灯。

（1）燃烧式熏香灯

燃烧式熏香灯利用蜡烛隔水加热，来让精油分子经过受热后，借由空气传播从而被人体吸入（见图 4—1）。

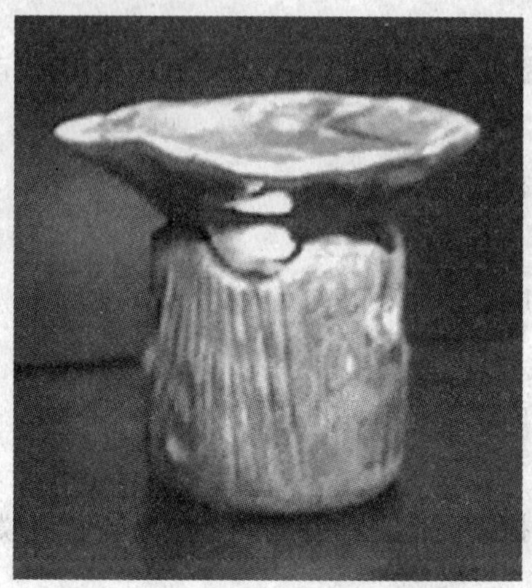

图 4—1 燃烧式熏香灯

（2）插电式熏香灯

插电式熏香灯利用灯泡隔水加热，来让精油香气被人体吸入（见图 4—2）。

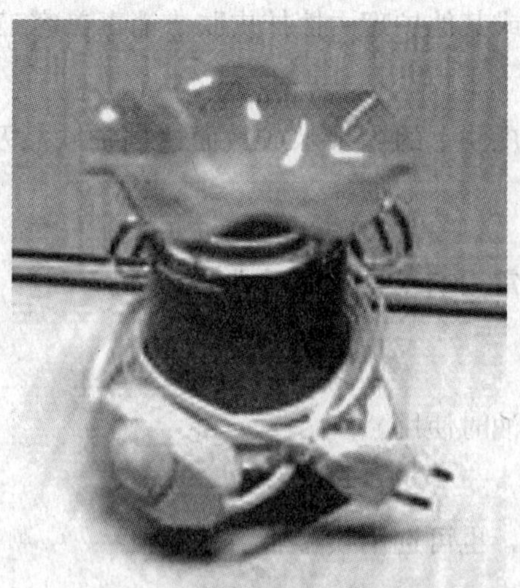

图 4—2 插电式熏香灯

（3）简洁式插电熏香灯

其原理和插电式熏香灯一样，由于其体积小，可用做壁灯、小夜灯（见图 4—3）。

（4）负离子振荡器

负离子振荡器使用简便，将精油滴入振荡器中，将插头插好，打开电源即可。该负离子振荡器用轻微震荡的方式，将精油分子直接振荡成小分子，在空气中扩散。

（5）扩香石

使用时只要将精油滴在扩香石上，不需加水，插上电即可使用，且有恒温设计（见图 4—4）。

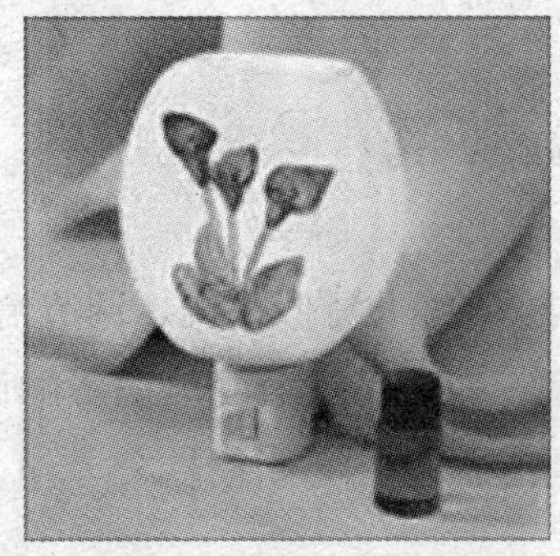

图 4—3　简洁式插电熏香灯

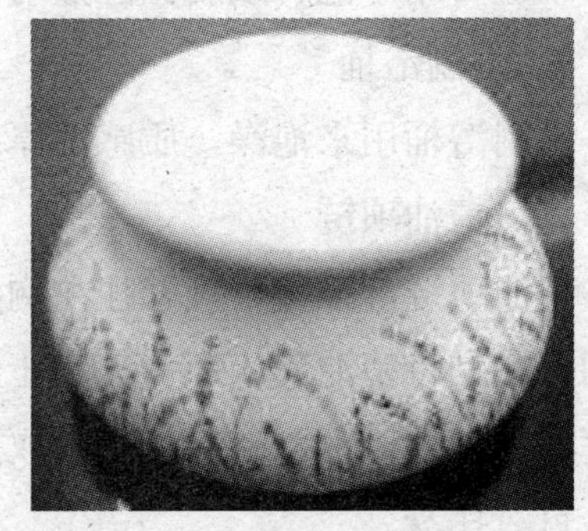

图 4—4　扩香石

（6）熏香炉

熏香炉利用烛心的火焰来加热添加了精油的水，随着水分蒸发让香气扩散。使用时须注意安全，不要让水干烧（见图 4—5）。

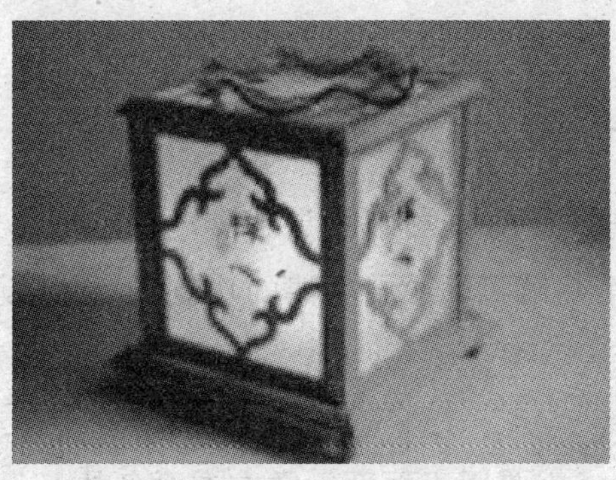

图 4—5　熏香炉

5. 精油瓶

精油瓶一般为蓝色或褐色的玻璃瓶，用来存放精油，使其免受紫外线的照射。

6. 精油保存盒

精油保存盒一般为木制，具有遮光作用，携带方便，并可确保精油的品质。

7. 酒精（75%）

芳香保健师可用酒精（75%）消毒双手及用品、用具，也可在调配精油时，用来除去油脂。

8. 木盆

木盆可用于泡脚或用做湿敷时的盛水容器。

9. 木制浴桶

木制浴桶用来泡澡，质感温厚，保温效果好。

10. 精油项链

精油项链可推荐给顾客挂在胸前吸闻，以净化呼吸系统，调节情绪。使用方式是将精油滴入瓶中，盖上软木塞，瓶中精油会受体温影响而逐渐挥发。另外，也可随时从瓶中取用少量精油，在局部涂抹。

11. 托盘

托盘可用于放置物品。

12. 小镊子

取物品时可使用小镊子。

13. 按摩木梳

按摩木梳为按摩阶段的辅助用品，可用于梳理头发及头皮，减轻压力。

三、刮痧美容器具

刮痧美容的刮具目前较常用的是不导电、不传热的水牛角刮痧板（具有凉血化淤、清热解毒、散结生津的功效）。刮痧板一般有如下几种形状：

1. 鱼形刮板

外形酷似金鱼，主要用于面部，常左右手各执一只配合使用。鱼嘴部和尾部专门用于点穴，鱼身和背、腹部多用于经络的刮拭和摩、抚

（见图 4—6）。

2. 梳形刮板

外形一端似梳，另一端似菱角。主要用于毛发美容。梳的一端用于头部毛孔的疏通，同时刺激发根毛囊，以减少脱发，激发新生，并使白发变黑。一般先沿着任、督二脉梳理 30 次，再梳理两侧膀胱经各 30～50 次，菱形的一端用于打通任脉和督脉，并可刮拭头部穴位与身体各局部（见图 4—7）。

图 4—6　鱼形刮板

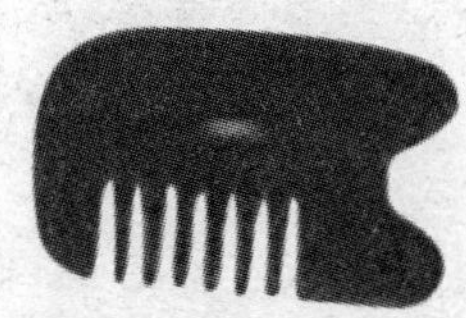

图 4—7　梳形刮板

3. 三角形刮板

此种刮板外形呈三角形，底线端边如波纹状，斜边稍带弧度，顶角稍圆。专用于肢体刮拭。底边波纹状恰好可让指、趾关节通过，斜边刚好能刮拭手掌及掌背，顶角用以点按四肢穴位。斜边的另一特点是符合颈部的弧形（见图 4—8）。

4. 长方形刮板

此种刮板较宽大、厚重，四面光滑，横刮竖刮均方便。应用范围广，可用于全身肌肉厚实部位，疏通经络效果较佳（见图 4—9）。

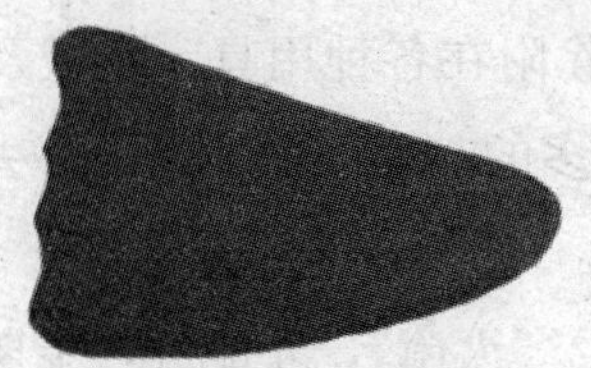

图 4—8　三角形刮板

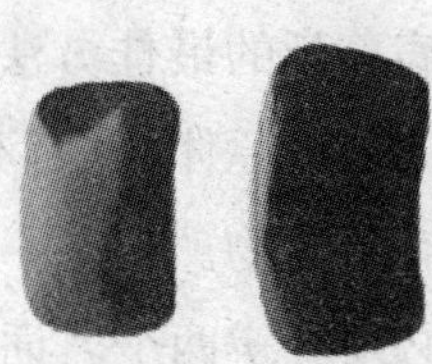

图 4—9　长方形刮板

第5章

卫生消毒常识

第1节 卫生消毒的基本知识

一、消毒的基本常识

1. 消毒的目的

为了消灭在美容器具、毛巾及工作场所上的病原体，必须进行消毒，以期切断病原体传染的途径。

并非所有的微生物均会使人体产生疾病，有些微生物对身体健康并不产生影响，有些反而有益于人体健康，如酵母菌。所以用最少的钱，达到防止疾病蔓延的最佳方法，便是消除附在各种用具、器械及营业环境中的致病菌（病原体），而不必耗费更多的时间、金钱和设备去消灭附在其上的所有微生物。

因此，必须分辨两个名词“消毒”及“灭菌”，才能进一步期望消毒可能带给我们的卫生保障。

（1）消毒

消毒指杀灭致病微生物（病原体）的繁殖型和活动型，但不一定能消灭能抗拒恶劣环境的芽孢型。

（2）灭菌

灭菌指消灭所有的微生物（无论是繁殖型的还是芽孢型的）。

2. 消毒的方法

依消毒原理的不同，将消毒的方法分为两大类——物理消毒法和化学消毒法。通过物理或化学的方法可使病原体的组成成分发生变化，致其菌体本身或机能受损，以致不能成长，甚至死亡。如加热会使病原体体内蛋白质凝固变性，并溶解细胞膜内的脂质，而破坏其新陈代谢，最后导致病原体死亡；又如病原体经由超声波的作用，导致其蛋白质变质，影响其生长。

（1）物理消毒法

物理消毒法是指运用物理学的原理，如光、热、辐射线、超声波等方式，达到消灭病原体的目的。以下列举三种常用的物理消毒法：

1）煮沸消毒法。将使用过的毛巾、布巾、围巾等棉制品先清洗干净，再放入沸腾的开水中（水温 100℃以上）煮 10 min 以上，即可达到杀灭致病菌的目的。这是一种最简易的消毒方法。

煮沸消毒法是运用水中加热的原理将病原体杀死，这是因为热能会使病原体的蛋白质凝固，并改变蛋白质的特性，且溶解细胞内的脂质，致病原体的新陈代谢受到破坏。

因为煮沸消毒法是运用煮沸的热水达到杀菌目的，故不能受热水浸泡的物品，如塑料、橡胶制品，化学纤维布料等，并不适合用此法消毒。

①运用煮沸消毒法应注意的要点

a. 消毒前清洁处理。欲消毒的用具、器材，必须清洗干净，才能进行煮沸消毒。

b. 器械分解。有关节连接的器材，如剪刀等，应将其分别拆卸、打开，成为一个个零件，再予消毒，才能达到理想效果。

c. 完全浸泡。所有物品必须完全浸泡在液面下，使热度均匀分布在物品每一部位。水量务必一次加足，不可在消毒过程中再添加冷水，以免水温骤降，影响消毒效果。

②适用于煮沸消毒法的美容器材

a. 麻等天然纤维制品。如毛巾、浴巾、布巾、围巾、工作服、抹布、床单、被巾、枕套。

b. 金属制品。如剪刀、金属夹子。

c. 玻璃制品。如玻璃杯。

d. 陶瓷制品。如瓷杯、瓷碗。

其实上述后三种器材，在沸腾的水中易造成碰撞损坏，故煮沸消毒法对这三类器材并不是很理想的消毒方法。

③物品消毒后的存放

消毒后的器械等可以用夹子夹出，置于烘碗机内烘干。衣物类，先用脱水机脱水，再用烘干机烘干。经消毒的器具，应存放在干净的储物柜内，避免再次污染，取用时，手及夹子应保持干净，以免污染已消毒好的器具。

2）蒸汽消毒法。蒸汽消毒法是高热的水分子均匀进入消毒的器材内，使附着在器材上的病原体受湿、受热，而致其蛋白质凝固、变性，甚至改变病原体的新陈代谢，阻断其正常生长而达到消毒目的的方法。

蒸汽消毒法只适用于毛巾消毒。白色棉制毛巾还可用漂白水消毒，白色以外的颜色遇漂白水会退色，故其他颜色的毛巾只适用煮沸消毒法及蒸汽消毒法。

将使用过的毛巾，用清洁剂洗涤干净，并将该毛巾置于干净的工作台上，把毛巾折叠呈“弓”字形，直立分层放置于蒸汽消毒柜内，以100℃的流动蒸汽消毒 20 min 以上。为使蒸汽流通顺畅，毛巾不可放太多，以避免降低消毒效果。

3）紫外线消毒法。因美容业所使用的灭菌灯管含有紫外线，所以可用其作为消毒美容器具，如消毒经过清洁处理的刀类、平板器具类、金属美容器材等。各类器具应平放于紫外线消毒柜内，各个器材不可重叠放置，且剪刀等均应打开，以便使紫外线能充分照到各器材的表面。

紫外线消毒的原理即是紫外线所释出的高能量的光线，使病原体内的 DNA 发生变化，丧失繁殖能力，以致病原体不能分裂、生长。

紫外线属于非游离辐射线的一种，其在电磁波谱中介于可见光与 X 射线之间的区域，其波长为 200～400 nm，在此范围内，波长越短，其杀菌能力越强。

日光之所以具有杀菌力，就是因为其中含有波长在 300～400 nm 之间的紫外线。

理论上，紫外线的波长、强度及照射时间均合适时，任何病原体均会死亡，但它的穿透力极低，且易被尘埃颗粒吸收。大部分有机物质和塑料制品均能引发分子间的聚合作用，使得紫外线的杀菌力降低。故紫外线消毒法常被局限于外形构造简单的金属类制品的消毒。

因紫外线穿透力极低，所以欲消毒的器具均须事先清洗干净，不可存有任何油污，且器械须尽量分解成最小的单位，使器械的每一部分均能不受任何阻挡，完全接受到紫外线的照射。

4）烘干消毒法。烘干消毒法主要采用远红外线高温型消毒柜消毒。远红外线高温型消毒柜主要是根据物理原理，利用远红外线发热，在密闭的柜内产生 120℃的高温进行杀菌消毒。这种消毒方式具有速度快、穿透力强的特点，在美容院中主要用于耐高温的金属、陶瓷等材质用品的消毒。

（2）化学消毒法

化学消毒法是使用化学制剂来杀灭微生物（主要是病原微生物）或抑制微生物发育繁殖的方法。化学制剂主要包括消毒剂和杀菌剂。

1）消毒剂

消毒剂是用于消毒的化学制剂。对消毒剂的要求是能杀灭繁殖体微生物，而不要求其能杀灭芽胞，例如新洁尔灭、洗必泰等。能杀灭芽孢的化学制剂是更好的消毒剂。

2）杀菌剂

杀菌剂是指能杀灭一切微生物（包括细菌繁殖体、芽孢、真菌、病毒等）的药物。医学上常用的杀菌剂有乙醇、过氧乙酸等。所有杀菌剂均为优良的消毒剂。对皮肤进行切刺等操作的器械和切刺区的皮肤处理，应选用杀菌剂。

3）美容院常用化学消毒剂、杀菌剂

美容院一般应选择使用方便、刺激较小、气味较淡的消毒剂或杀菌剂，常用的有：

①新洁尔灭。质量分数 0.1%，用于挑棒、调勺等美容工具、用品的消毒。

②消毒灵。质量分数 0.05%～0.1%，用于金属器械、棉织品、塑料、橡胶类物品，如海绵块、暗疮针等的消毒。

③酒精。质量分数 70%～75%，可用于暗疮针、棉片、钳子、美容仪器与皮肤接触部位及芳香保健师双手的消毒杀菌。酒精浓度并非越高越好，浓度过高会使菌体胞膜蛋白很快凝固，阻碍酒精向胞内渗透而影响效果。

④碘伏。质量分数 0.5‰～1%，用于皮肤的消毒杀菌，具有杀菌力较强、毒性低、对皮肤黏膜无刺激的优点。

⑤清洁剂。如质量分数为 10%～20%的漂白粉，可用于清洁地板、洗脸盆、马桶等。

⑥过氧乙酸溶液（特殊情况下使用）。质量分数 0.2‰～0.5%，可用于塑料、玻璃材质的美容器具、家具的消毒。过氧乙酸是一种广谱、高效的消毒杀菌剂，但如果质量分数超过 20%，则是一种非常危险的化学品。同时，过氧乙酸稳定性差，易分解，并有刺激性与腐蚀性，不适用于金属仪器的消毒。

4）化学消毒剂稀释方法

对化学消毒剂进行稀释前，应首先依据以下两个公式计算出稀释所需蒸馏水的体积。

$$A \times B \div C = D$$

$$A - D = E$$

式中 A——稀释后的液体体积，m^3；

B——使用消毒剂的质量浓度，kg/m^3；

C——原液的质量浓度，kg/m^3；

D——原液的体积，m^3；

E——所需蒸馏水的体积，m^3。

5）运用化学消毒剂对器具进行消毒的步骤

①先将需消毒的物品清洗干净。

②选择正确的消毒杀菌剂，注意打开瓶盖后，瓶盖口应朝上。

③选用合适的量筒量取。切记，倒消毒剂时眼睛应平视，标签需朝上。建议最好把量筒放置在桌上，调配者弯腰平视。

④每种消毒剂取完后应立即加盖，多余的消毒剂不可倒回瓶中，应用吸管吸出并妥善处置。

⑤根据所计算的溶液体积，将原液及蒸馏水倒入烧杯中。

⑥用玻璃棒搅拌均匀后，即可倒入浸泡消毒所需的溶液中。

⑦达到消毒时间后，将器具用清水冲洗干净，再沥干或烘干，最后置于干净的橱柜中（使用酒精消毒可不必用清水冲洗）。

二、毛巾、床单类的消毒

1. 紫外线（紫外线消毒柜）消毒

先将毛巾、床单类清洗干净，折成“弓”字形直立放入或平展后放入消毒柜，根据使用说明操作。消毒后用夹子取出，不可以用手直接触摸，晾干或烘干后，放置于干净橱柜内。

2. 煮沸法消毒

将毛巾、床单类清洗干净，完全浸泡在水中，水量一次加足，水温在100℃以上，消毒时间20 min以上。消毒后用夹子取出，不可以用手直接触摸，晾干或烘干后，放置于干净橱柜内。

3. 蒸汽法（蒸汽消毒柜）消毒

将毛巾、床单类清洗干净，折成“弓”字形直立放入或平展后放入消毒柜，毛巾之间切勿互相拥挤，根据使用说明进行操作。消毒后用夹子取出，不可以用手直接触摸，晾干或烘干后，放置于干净橱柜内。

4. 消毒灵消毒

将毛巾、床单类清洗干净，完全浸泡在水中，消毒灵的质量分数为0.05%～0.1%，浸泡15～30 min。消毒后，用水清洗，晾干或烘干后，放置于干净的橱柜内。

三、芳香护理用品、用具的消毒

芳香护理用品、用具可采用化学消毒法进行消毒，如金属类用质量分数为70%～75%的酒精擦拭数次。塑胶、玻璃或陶瓷（专业洗脸盆、专业倒膜碗、精油调配杯、调试碗、粉刺针、量杯）等其他用具完全浸泡在质量分数为70%～75%的酒精里，浸泡10 min以上进行消毒。热石按摩后，因石头接触不同的人体与按摩油，因此要注意卫生问题。石头卫生消毒有下列几种方式：

1. 高温蒸煮法

将石头清洗干净，置于蒸汽箱中，温度调整到高于80℃以上，蒸10 min即可。或置于沸水锅中加盖后，加热10 min。取出石头后用清水洗涤，沥干后置于干燥清洁的收容盒或置物柜中备用。

2. 紫外线照射法

将石头清洗干净，置于紫外线消毒柜中，控制UV剂量高于85 μW以上，照射20 min即可。要注意的是，必须将石头反转背面再照射一次，每次照射，石头不能重叠放，以免遮蔽紫外线。石头取出后，可直接置于干燥清洁的收容盒或置物柜中备用。

3. 化学消毒法

先将石头清洗干净，再用6%煤油酚肥皂液浸泡10 min以上（其他方式包括用70%～75%酒精仔细擦洗石头数次；或用0.2‰氯液替代6%煤油酚肥皂液；也可使用0.5%阳性肥皂替代6%煤油酚肥皂液等）。石头取出后用清水冲洗彻底，沥干后置于干燥清洁的收容盒或置物柜中备用。

第2节　芳香保健师的个人卫生要求

卫生制度是美容院卫生管理的组成部分，建立健全卫生制度是十分重要的。美容院是一个社会性公共场所，卫生管理的好与环，直接关系到广大消费者的切身利益，关系到美容院的服务质量和社会信誉，关系到社会主义精神文明建设。芳香保健师必须抱着对消费者高度负责的态度，把美容院各项卫生管理工作搞上去。认真贯彻执行《公共场所卫生管理条例》的有关规定，使卫生工作经常化、制度化、规范化，不断提高美容院的卫生管理水平。

一、芳香保健师的个人卫生要求

芳香保健师给顾客的第一印象十分重要，不仅能增加芳香保健师的自尊、自信，其仪表也是对顾客持久性的广告。对于芳香保健师来说，良好的个人卫生习惯是做好工作的基本保证。

1. 面部

芳香保健师的面部皮肤要洁净、润泽，肤色要健康。工作时妆面要清淡、自然，切忌浓妆艳抹，平时要加强面部皮肤护理。

2. 头发

头发要保持清洁，要经常洗发、护发，头发不要黏腻、带有头皮屑。发型要适合脸型、美观，长发者工作时要束发。

3. 口腔

注意口腔卫生，保持口腔清洁，切忌出现口腔异味。工作中不要把呼出的口气喷在顾客脸上，不要嚼口香糖。

4. 双手

加强手部皮肤护理，保持皮肤细嫩，手部要清洁；指甲不可留得又长又尖，不涂浓艳色的指甲油；工作前要用酒精消毒，操作时不能戴戒指。

5. 服饰

服饰要整洁，合体大方；不佩戴手链、手镯、戒指等饰物；切忌穿奇装异服。

6. 鞋袜

鞋袜要清洁舒适，切忌穿高跟鞋。

7. 沐浴

每天坚持沐浴，保持身体清洁。

8. 香水

每天适宜用一点淡淡的清新香水。

二、芳香保健师操作时的卫生要求

1. 毛巾的使用

一条毛巾只能提供给一位顾客使用，干净的毛巾必须存放于干净、密封的柜子里或用消过毒的塑料袋包装，有条件的美容院最好给顾客使用一次性床单、毛巾及浴衣。取放毛巾时不得触及其他毛巾。拧干毛巾时不得将水溅出水盆外，使用过程中应随时保持清洁。

2. 手部清洁及消毒

(1) 洗手

1) 打开水龙头，先将双手淋湿，然后关上水龙头。

2) 双手涂抹肥皂或洗手液，若选用肥皂，涂抹肥皂后需将肥皂用水冲洗干净后才可放回原位。

3) 两手手指、手心互相摩擦，双手轮流从指尖、手指、指缝、手背至手腕上部 15 cm 处搓揉。

4) 双手互扣呈拉手状。

5) 搓手背、手指。

6) 打开水龙头，冲洗双手的手掌及手背，双手互扣呈拉手状，冲洗双手指甲缝。

7) 冲洗水龙头。

8）冲洗双手，并关紧水龙头。

9）用干净的纸巾或毛巾将手部擦干，也可用烘手机烘干手部。

（2）消毒

手部消毒的目的：避免细菌感染及病毒的传播。

最适宜的手部消毒液：70％～75％酒精及0.2‰过氧乙酸溶液。

手部消毒操作步骤：

1）用洗干净的手将酒精瓶盖打开，瓶盖口应朝上放，用镊子夹出棉球。

2）用大镊子夹取数颗已浸泡的酒精棉球放在另一掌心内及手指等处。

3）将镊子放回原处，并将酒精瓶盖盖好。

4）用已取得的酒精棉球轮流擦拭双手的掌心、手背、手指及指缝等处。

5）将用过的酒精棉球丢弃至垃圾桶内。

6）用干净的纸巾将手部多余的酒精擦干，也可让其自行挥发至干。

芳香保健师工作时应该避免触摸自己的脸部及头发，如果必须这样做，应该在再次接触顾客或使用美容工具之前将手消毒一次。

3．面盆的使用

盛水至面盆2/5处，轻拿轻放，不得发出响声或将水溅在周围的地面及用品上。面盆应一客一用，用后及时清洁归回原位。

4．美容用品的取放

（1）乳液、面霜必须保存在干净、密封的容器内。

（2）敷用化妆水时可使用消毒棉或化妆棉，取用后要立即盖好瓶盖。

（3）容器中的东西必须用消过毒的压舌板或挑棒取出，手指不可触及容器及瓶盖内。

（4）酒精棉、棉片及暗疮针，应用镊子夹取，不可触及容器周围。

（5）取出的用品若没有用完，绝对不得再放回瓶中。

（6）消毒棉片、纱布、棉签使用后应立即丢入带盖的清洁桶或清洁袋内，不可重复使用。

第 3 节　芳香操作室内外环境的卫生要求

一、室外环境卫生要求

1. 门前地面要干净、清洁，花卉摆放整齐。

2. 灯箱、招牌要洁净明亮。

3. 遵守城管部门的规定，搞好门前三包卫生，不堆放杂物和垃圾。

二、室内环境卫生要求

1. 美容室独立设置，不与美发室混为一室。

2. 美容院的光线、温度、通风、卫生状况都要符合公共场所卫生管理条例的要求。室内高度应保持在 2.4 m 以上，室内应备有空调机、换气扇或抽风机等换气设备。室温应在 (22±5)℃，湿度约在 55%～65%，采光良好，设明暗两组灯光。

3. 美容床间距要适宜，过于拥挤会影响空气质量，每张美容床占用面积应不小于 2.5 m^2。

4. 保持橱窗、玻璃、窗帘、墙壁、地板、地毯的清洁，地板上的脏物应随时清理，室内决不可以有老鼠、跳蚤、虱子、苍蝇等。

5. 美容院不可用来煮饭、住宿、就餐，应设专门的美容师休息室。室内严禁吸烟，如有需要应设置专门的吸烟区或吸烟室。

6. 洗手间必须保持卫生，提供冷热水、肥皂、纸巾及卫生纸，同时应设置加盖的垃圾桶。

第4节 仪器、设备、用具卫生要求与消毒要求

一、仪器、设备卫生要求

美容仪器、设备应定期彻底清洁、擦拭。每次使用仪器前后要对仪器与皮肤接触的部分进行消毒，如超声波美容仪的声头、电脑皮肤检测仪器的探头等。

二、用具卫生要求

1. 无菌物品与污染或未经消毒杀菌的物品一同取送时，应严加分离。公用无菌镊钳，无论取出还是送还，都不能接触未经消毒杀菌处理的物品。

2. 持镊钳时，手不能下垂，肘关节曲度不能大于45°。

3. 工作完成后，服务人员应洗手、清除污染物、清洗器械并擦干备用、将物品归位，最后，服务人员应清洁室内、喷洒消毒剂。

4. 定期检查卫生设施，如发现问题应及时处理。

三、用具的消毒要求

1. 消毒杀菌剂可能含有有害物质，必须妥善保管。化学药剂必须封好，储藏于阴凉、干燥、避光、安全的地方，贴上标签，不要和其他瓶子混放。

2. 配制消毒药剂时，应准确计算浓度，稀释化学药剂时应避免溢出，详细阅读说明书并按照要求使用。

3. 盛放消毒液的器皿应选用陶瓷、玻璃或不锈钢等耐高温、耐腐蚀的带盖容器，防止消毒液被污染。

4. 消毒液应及时更换，已失效的消毒液不仅不能消毒，反而会引起污染。

5. 消毒用品应设专人负责保管。

第6章

现代医学的基础知识

第1节　人体解剖的基本知识

人体解剖学是一门研究正常人体形态和构造的科学，隶属于生物科学的形态学范畴。不论在医学领域还是在芳香保健领域，它都是一门重要的基础课程，其任务是揭示人体各系统器官的形态和结构特征，各器官、结构间的毗邻和连属，为进一步学习后续课程奠定基础。

一、解剖学姿势和常用的方位术语

为了描述人体结构的形态、位置及其相互关系，特规定了解剖学姿势和常用的方位术语。

1. 解剖学姿势

身体直立，两眼向前平视，上肢下垂于躯干两侧，手掌向前，下肢并拢，足尖向前，这个国际统一的标准姿势叫做解剖学姿势。在描述任何体位和器官的位置时，均以此标准姿势为准。

2. 常用的方位术语

为了准确表达人体各部位以及各器官的相互位置关系，规定了下列方位术语。

(1) 上和下

靠近头顶的为上；靠近足底的为下。

（2）前和后

靠近腹侧的为前；靠近背侧的为后。

（3）内侧和外侧

靠近身体正中线的称为内侧；远离身体正中线的称为外侧。前臂的内侧称为尺侧；前臂的外侧称为桡侧。小腿的内侧称为胫侧；小腿的外侧称为腓侧。

（4）内和外

内和外用于表示空腔器官的相互位置关系，接近腔内或距离较近的为内，反之为外。

（5）近侧和远侧

以躯干为参考体，四肢靠近躯干的一端为近侧端，四肢远离躯干的一端为远侧端。

（6）浅和深

靠近体表的为浅，远离体表的为深。

3. 轴和面

（1）轴

根据标准解剖学姿势，人体有三种互相垂直的轴。

矢状轴：呈前后方向，与人体的长轴和冠状轴都互相垂直的水平线。

冠状（额状）轴：呈左右方向，与人体的长轴和矢状轴都互相垂直的水平线。

垂直轴：呈上下方向，与水平线垂直的线。

（2）面

按照轴线，人体有三个互相垂直的基本切面（见图 6—1）。

矢状面：矢状面是沿前后方向将人体分为左右两部分的切面。通过正中线的矢状面，叫做正中矢状面。

冠状面（额状面）：冠状面是沿左右方向将人体分为前后两部分的切面。与矢状面和水平面相互垂直。

水平面（横切面）：水平面是沿水平方向将人体分为上下两部分的切面，与矢状面和冠状面相互垂直。

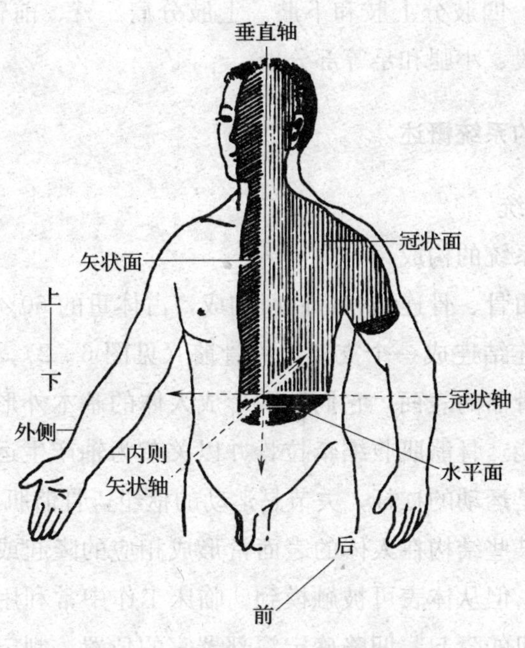

图 6—1 人的三个基本切面

二、人体结构概况

构成人体基本的结构和功能的单位是细胞，细胞与细胞之间存在着细胞间质。细胞间质是由细胞产生的不具有细胞形态和结构的物质，它包括纤维、基质和流体物质（组织液、淋巴液、血浆等），对细胞起着支持、保护、联结和营养作用，参与构成细胞生存的微环境。众多形态相似功能相近的细胞由细胞间质组合成的细胞群体叫做组织。人体共有四种基本组织，即上皮组织、结缔组织、肌肉组织和神经组织。以一种组织为主体，几种组织有机地结合在一起，便形成具有一定形态、结构和功能特点的器官。一系列执行某种同一功能的器官有机地联系在一起，便形成具有特定功能的系统。人体的系统有运动系统、消化系统、呼吸系统、泌尿系统、生殖系统、循环系统、内分泌系统、神经系统和感觉器。其中消化、呼吸、泌尿和生殖四系统的大部分器官都位于体腔内，并都借一定的管道与体外相通，故又称为内脏。人体的器官、系统虽都各有自己的特定功能，但它们在神经体液的调节下，互相联系，密切配合，共同构成一个有机的整体。

根据人体的外形，人体可分为头、颈、躯干和四肢等部分。头的前部称为面，颈的后部称为项。躯干可分为胸、腹、盆、背等部分。背的下部又称为腰。四肢分上肢和下肢。上肢分肩、臂、前臂和手等部分；下肢又分臀、股、小腿和足等部分。

三、人体的系统概述

1. 运动系统

(1) 运动系统的构成

运动系统由骨、骨连结和骨骼肌构成，占体重的60%。全身的骨和部分软骨借骨连结连成一个支架，称骨骼（见图6—2）。骨骼肌（见图6—3）附着于骨骼的表面，它们共同形成人体的基本外形，起支持、保护和运动的功能。骨骼肌收缩牵拉骨并以关节为轴产生运动，所以，在运动过程中骨是运动的杠杆，关节是运动的枢纽，骨骼肌是运动的动力。

骨或肌的某些结构在人体的表面常形成相应的隆起或凹陷，也有些结构位置较深，但从体表可被触摸到。临床工作中常利用这些体表可见或触到的骨或肌的隆起、凹陷确定深部器官的位置，判定血管、神经的走向，以及穿刺和X射线投照定位的依据。因此，对这些骨性或肌性标志，在学习时应结合活体，认真进行观察和触摸。

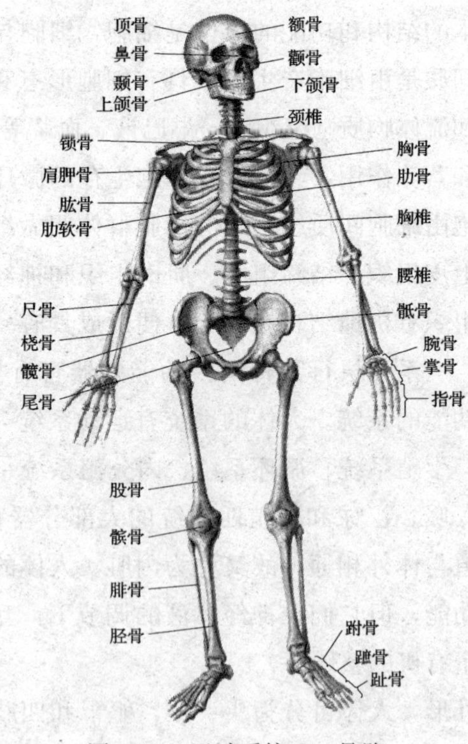

图6—2 运动系统——骨骼

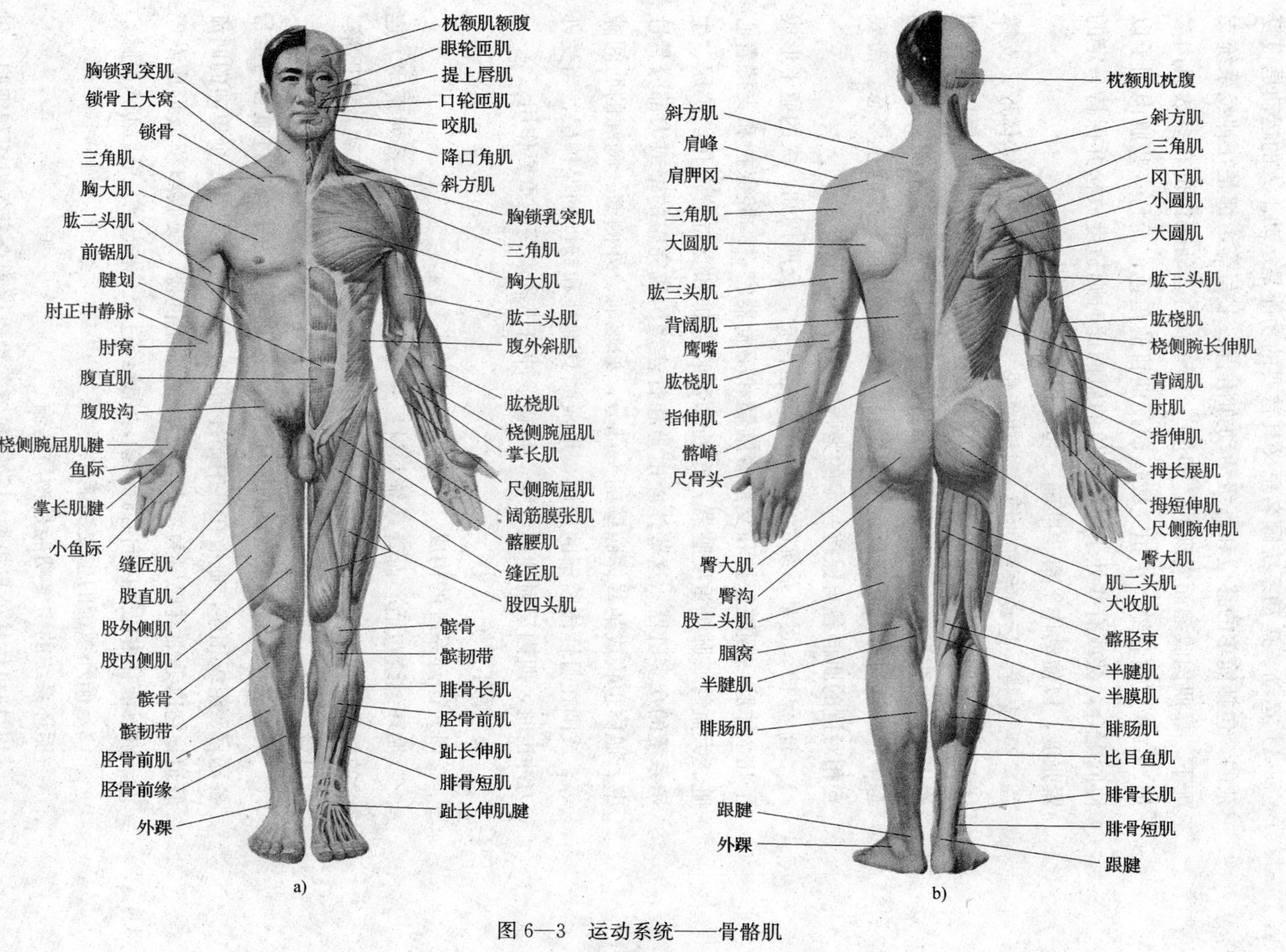

图 6—3　运动系统——骨骼肌
a)正面　b)背面

（2）运动系统的主要功能

1）运动。运动系统顾名思义其首要的功能是运动。人的运动是很复杂的，包括简单的移位和高级活动如语言、书写等，都是在神经系统支配下，靠肌肉收缩而实现的。即使一个简单的运动往往也有多数肌肉参加，一些肌肉收缩，承担完成运动预期目的角色，而另一些肌肉则予以协同配合，甚或有些处于对抗地位的肌肉此时则适度放松并保持一定的紧张度，以使动作平滑、准确，起着相辅相成的作用。

2）支持。运动系统的第二个功能是支持，包括构成人体体形、支撑体重和内部器官以及维持体姿。人体姿势的维持除了骨和骨连接的支架作用外，主要靠肌肉的紧张度来维持。骨骼肌经常处于不随意的紧张状态中，即通过神经系统反射性地维持一定的紧张度，在静止姿态，需要互相对抗的肌群各自保持一定的紧张度取得动态平衡。

3）保护。运动系统的第三个功能是保护，众所周知，人的躯干形成了几个体腔，颅腔保护和支持着脑髓和感觉器官；胸腔保护和支持着心脏、大血管、肺等重要脏器；腹腔和盆腔保护和支持着消化、泌尿、生殖系统的众多脏器。这些体腔由骨和骨连接构成完整的壁或大部分骨性壁；肌肉也构成某些体腔壁的一部分，如腹前、外侧壁、胸廓的肋间隙等，或围在骨性体腔壁的周围，形成颇具弹性和韧度的保护层，当受外力冲击时，肌肉反射性地收缩，起着缓冲打击和震荡的重要作用。

2. 循环系统

（1）循环系统的构成

循环系统包括心血管系统和淋巴系统两部分，均由一系列密闭、连续的管道构成。心血管系统内流动着血液；淋巴系统内流动着淋巴液，淋巴最后也流入血液内（见图 6—4）。

心血管系统是一个完整的循环管道，它以心脏为中心通过血管与全身各器官、组织相连，血液在其中循环流动；淋巴系统则是一个单向的回流管道，它以毛细淋巴管盲端起源于组织细胞间隙，吸收组织液形成淋巴液，淋巴液在淋巴管内向心脏流动，沿途经过若干淋巴结，最后汇入静脉。

（2）循环系统的主要功能

循环系统的主要功能是物质运输。

1）把机体从外界摄取的氧气和营养物质送到全身各组织和细胞，供给组织和细胞进行新陈代谢，同时把全身各组织、细胞的代谢产物，如

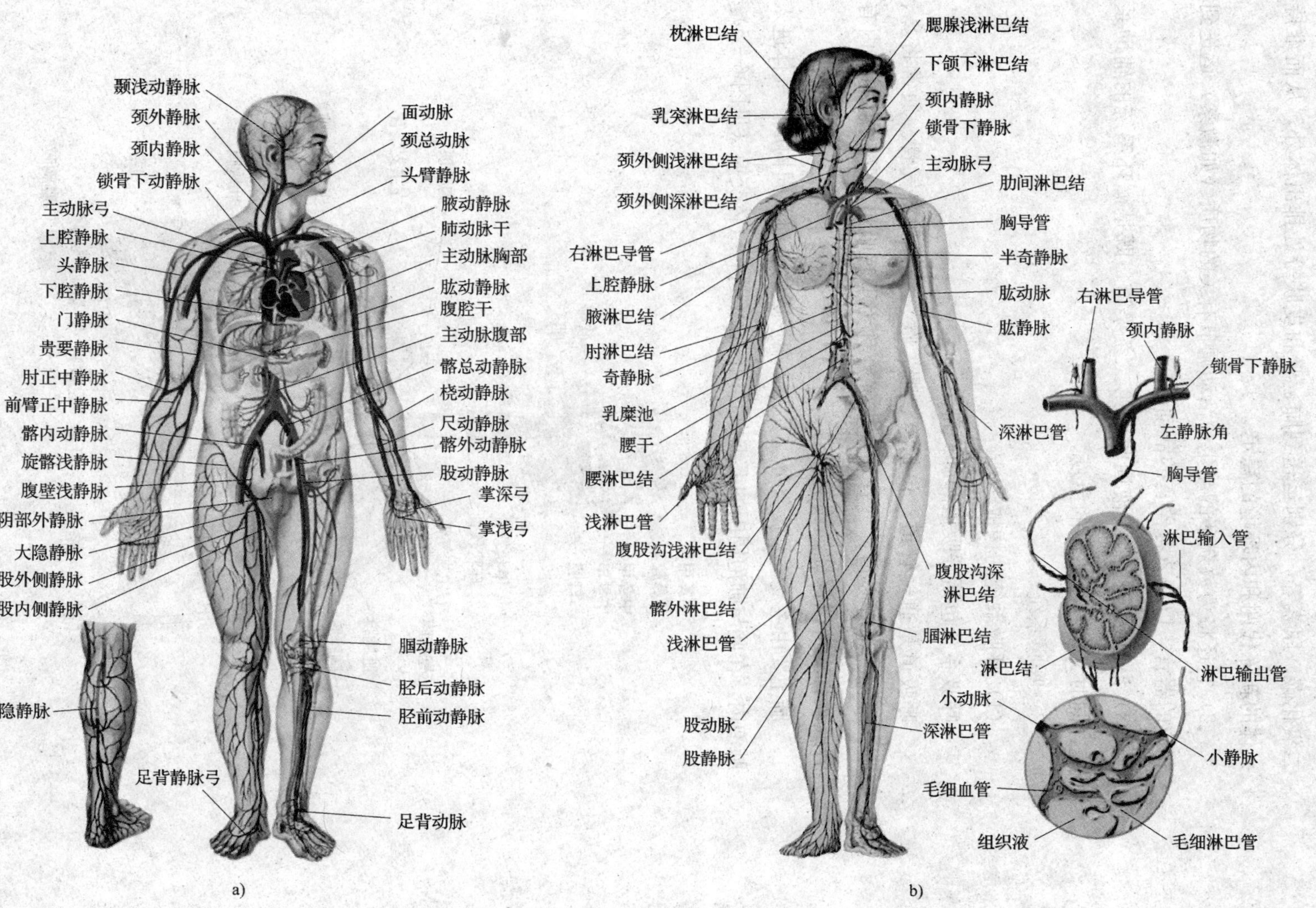

图 6—4　循环系统
a)血管分布　b)淋巴分布

二氧化碳、尿素等，分别运送到肺、肾和皮肤等处排出体外，从而维持人体的新陈代谢和内环境的稳定。

2）它还将为数众多的与生命活动调节有关的物质（如激素）运送到相应的器官，以调节各器官的活动。

3）淋巴系统是组织液回收的第二条渠道，既是循环系统的辅助系统，同时又参与了机体的免疫。

3. 呼吸系统

（1）呼吸系统的构成

呼吸系统包括呼吸道和肺两部分。

呼吸道是通气管道，包括鼻、咽、喉、气管和支气管。通常将鼻、咽、喉称为上呼吸道；气管和主支气管称为下呼吸道。呼吸道的壁内有骨或软骨支持以保证气流的畅通。

肺主要由主支气管反复分支及其末端形成的肺泡共同构成。气体进入肺泡内，在此与肺泡周围的毛细血管内的血液进行气体交换（见图 6—5）。

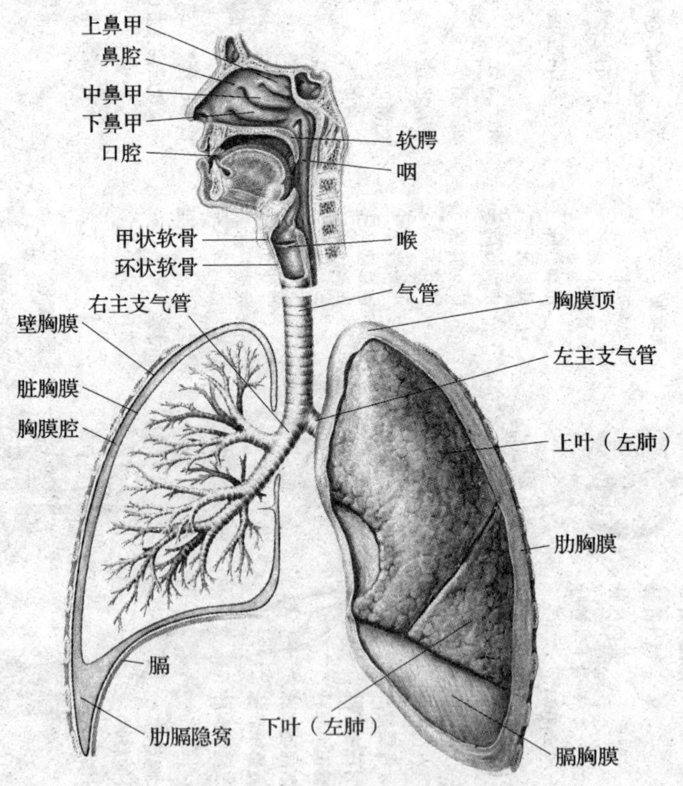

图 6—5 呼吸系统

（2）呼吸系统的主要功能

呼吸系统的主要功能是执行人体与外界的气体交换，即不断地吸入外界的新鲜空气，呼出体内的二氧化碳，从而使人体的新陈代谢得以顺利进行。

4. 消化系统

（1）消化系统的构成

消化系统由消化管和消化腺两部分组成。

消化管是一条自口腔延至肛门的很长的肌性管道，包括口腔、咽、食管、胃、小肠（十二指肠、空肠、回肠）和大肠（盲肠、结肠、直肠）等。

消化腺有小消化腺和大消化腺两种。小消化腺散布于消化管各部的管壁内，大消化腺有三对唾液腺（腮腺、下颌下腺、舌下腺）、肝和胰，它们均借导管，将分泌物排入消化管内（见图 6—6）。

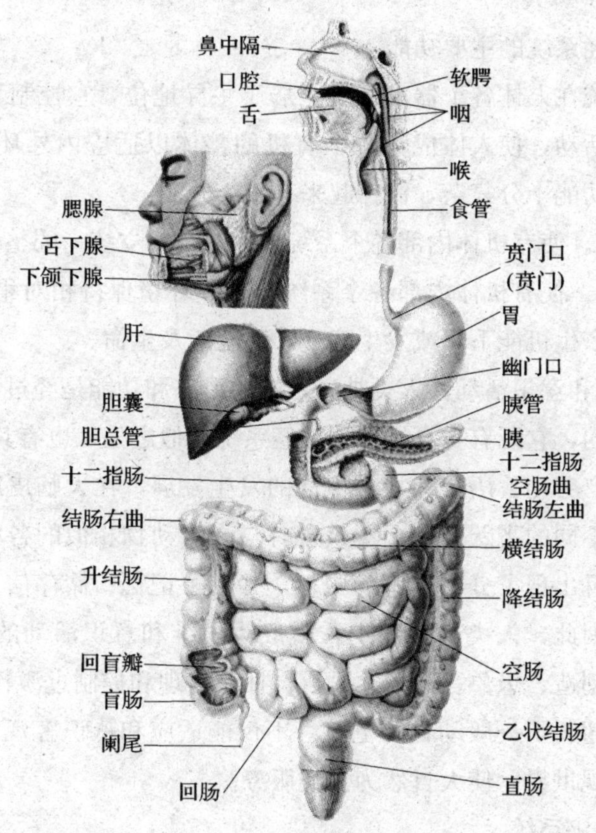

图 6—6　消化系统

（2）消化系统的主要功能

消化系统的主要功能是摄取食物，食物在消化管内进行消化，吸收其中的营养物质，并将剩余的残渣排出体外，保证人体新陈代谢正常进行。

5. 神经系统

（1）神经系统的构成

神经系统的结构是一个不可分割的整体，分为中枢部和周围部。中枢部又称中枢神经，包括位于颅腔中的脑和位于椎管内的脊髓。周围部又称周围神经系统，包括脑神经和脊神经，分别与脑和脊髓相连。脑神经和脊神经有的分布于体表和运动系统，称躯体神经；有的则分布于内脏、心血管、平滑肌和腺体，称内脏神经。躯体神经和内脏神经都含有感觉纤维和运动纤维，因此周围神经系统又可分为躯体感觉神经、躯体运动神经、内脏感觉神经和内脏运动神经。其中，内脏运动神经又称为自主神经或植物神经。内脏运动神经按功能又可分为交感神经和副交感神经（见图 6—7）。

（2）神经系统的主要功能

神经系统在人体各个器官系统中居于主导地位，它控制和协调各个器官系统的活动，使人体成为一个有机的整体以适应内外环境的变化。神经系统的功能十分复杂，概括起来有三个方面：

1）协调。使有机体内部各个系统成为一个对立统一的整体。

2）适应。使有机体内部各个系统与外界环境保持相对平衡。否则，有机体就会产生机能下降或发生病变，甚至危及生命。

3）思维和意识活动。人类神经系统的形态和功能是经过长期的进化过程而获得的，它既有与脊椎动物神经系统相似之处，也有其独特之处。人类由于生产劳动、语言和社会生活的发生发展，在大脑皮质中发生了与动物完全不同的飞跃变化，不仅含有与高等动物相似的各种感觉和运动中枢，而且出现了分析语言的中枢，并有了记忆、储存信息、储藏经验的能力。因此，人类的大脑皮质就成为思维和意识活动的物质基础。人类大脑有创造、想象、计算、语言、抽象哲理和控制过激行为的智能。人类就远远超脱了一般动物的范畴，不仅能适应和认识客观世界，而且能够主宰客观世界，使大自然为人类服务。

6. 内分泌系统

内分泌系统与神经系统在功能上紧密联系，相互配合，共同调节机

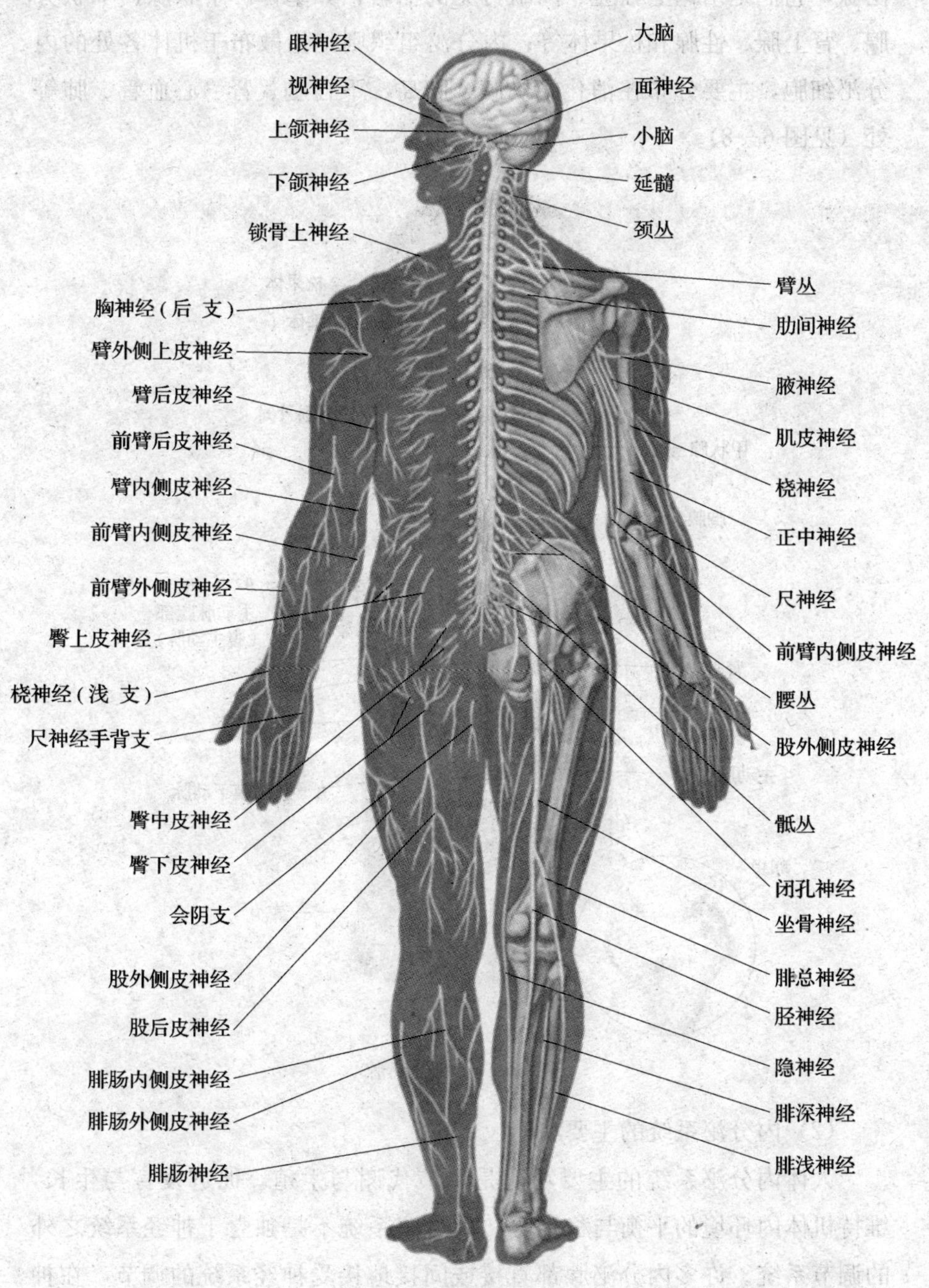

图 6—7 神经系统

体各种功能活动，维持内环境相对稳定。

（1）内分泌系统的构成

内分泌系统包括内分泌器官和内分泌组织。内分泌器官即内分泌腺，它们是结构上独立、肉眼可见的器官，如垂体、甲状腺、甲状旁腺、肾上腺、性腺和松果体等；内分泌组织则是指散布于机体各处的内分泌细胞，主要分布在消化管黏膜、胰岛、下丘脑、肾、心血管、肺等处（见图 6—8）。

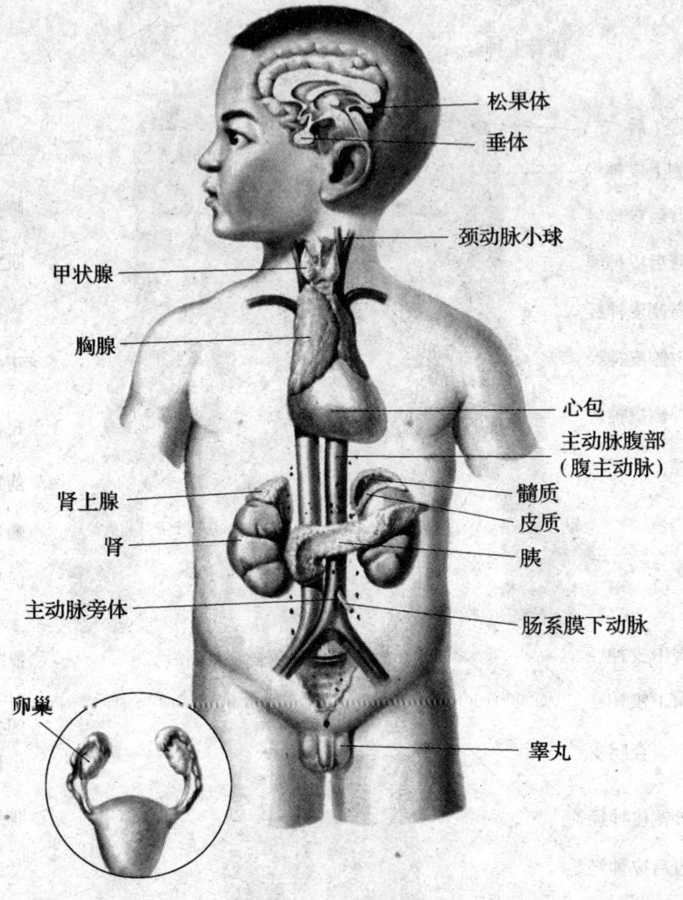

图 6—8　内分泌腺

（2）内分泌系统的主要功能

人体内分泌系统的主要功能是调节代谢与生殖，促进发育与生长，维持机体内环境的平衡与稳定等。内分泌系统不是独立于神经系统之外的调节系统。许多内分泌腺都直接或间接地接受神经系统的调节，在神经系统的主导下起调节作用。

7. 泌尿系统

（1）泌尿系统的构成

泌尿系统由肾、输尿管、膀胱及尿道组成，统称为泌尿器。肾为生成尿液的器官；输尿管为输送尿液入膀胱的管道；膀胱为暂时储存尿液的器官；尿道是尿液排出体外的管道。

（2）泌尿系统的主要功能

泌尿系统的主要功能是以尿的形式排泄人体新陈代谢过程中所产生的废物（如尿素、尿酸等）和多余的水分，以维持生活环境的相对稳定，保证新陈代谢的正常进行。

8. 生殖系统

生殖是人类繁殖后代、延续种系的重要生命活动。

（1）生殖系统的构成

生殖系统包括男性生殖系统和女性生殖系统。男、女生殖系统各器官虽有较大差异，但是按器官的所在部位，都可分为内生殖器和外生殖器（见图6—9）。

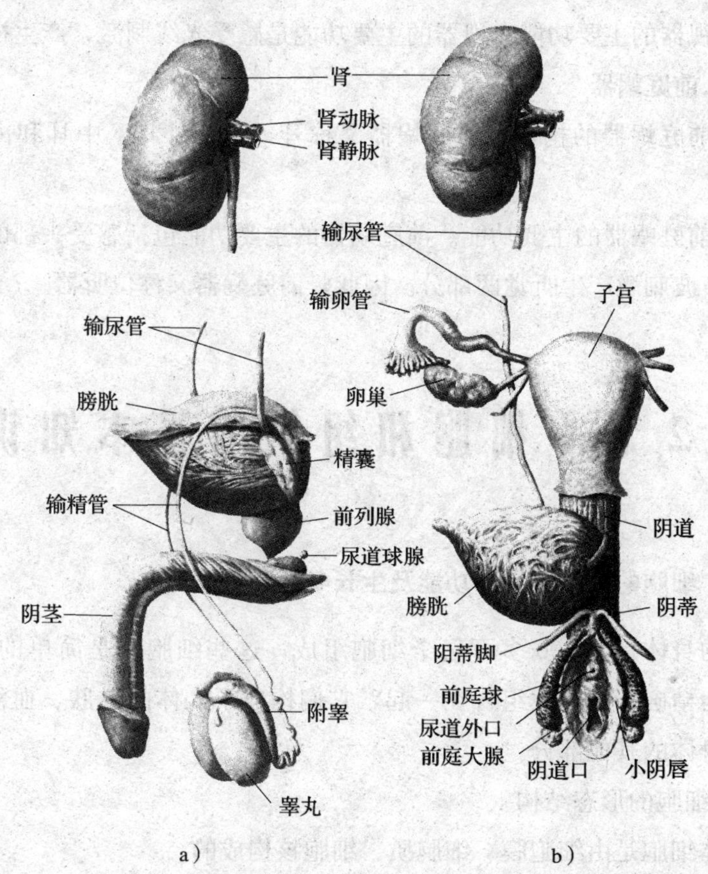

图6—9　生殖系统

a）男性　b）女性

1）男性生殖系统的构成。男性的内生殖器由生殖腺（睾丸）、输精管道（附睾、输精管、射精管和尿道）和附属腺（精囊腺、前列腺、尿道球腺）组成；外生殖器包括阴囊和阴茎。

2）女性生殖系统的构成。女性的内生殖器由生殖腺（卵巢）、输卵管道（输卵管、子宫、阴道）和附属腺（前庭大腺）组成。外生殖器即女阴。

（2）生殖系统的主要功能

生殖系统的主要功能是产生生殖细胞，分泌性激素，繁殖新个体。

9. 感觉器官

感觉器官是机体的感受装置，是由感受器及其附属器构成。

（1）视器

1）视器的构成。视器由眼球及附属装置构成。

2）视器的主要功能。视器的主要功能是感受光线刺激，产生视觉。

（2）前庭蜗器

1）前庭蜗器的构成。前庭蜗器又称耳，包括外耳、中耳和内耳三部分。

2）前庭蜗器的主要功能。前庭蜗器的主要功能包括感受头部的位置和感受声波刺激产生听觉两部分。因此，前庭蜗器又称位听器。

第 2 节　细胞和组织的基本知识

一、细胞的形态结构、功能及生长条件和分类

人的身体是由 100 多万亿个细胞组成，这些细胞不是简单的堆积，而是极为精确、协调地组合在一起，它们构成了人体的皮肤、血液、肌肉以及身体的其他部分。

1. 细胞的形态结构

人体细胞是由细胞膜、细胞质、细胞核构成的。

（1）细胞膜

细胞膜是包裹在细胞表面的半透明膜。细胞膜保持了细胞的完整性，

具有选择性的渗透作用，控制着离子和分子的进出。营养物质可以通过细胞膜进入细胞内，供细胞进行生命活动的需要；细胞内的废物也可以通过细胞膜排出。细胞膜具有一定的自我修补能力，当细胞膜轻度破损时，其自身可以很快修复；若严重破损，则会导致细胞的死亡。

（2）细胞质

细胞质又称细胞浆，是位于细胞膜与细胞核之间的物质，含有细胞成长、繁殖以及自我修复所需的营养，是细胞新陈代谢及物质合成的重要场所。细胞质由基质、细胞器（线粒体、高尔基体、中心体）和包含物组成。

1）基质。基质是一种无定形结构的胶状物质，细胞器和包含物均悬浮于基质之中。

2）细胞器。细胞器位于细胞质内，具有一定的形态结构，对细胞的生长机能起重要作用。

①线粒体。一般情况下，线粒体均匀地分布在细胞质内，其形态常呈杆状、线状和颗粒状等。细胞生命活动所需能量，约有 90%来自线粒体，线粒体是细胞内氧化和供能中心，因此，又称为细胞的“动力站”。

②高尔基体。高尔基体是由内脂类和蛋白质构成的，常呈小泡或网状，故又称内网器。其形态、大小、数量常随内外环境的变化而改变。高尔基体的功能主要是与分泌有关。

③中心体。中心体是位于细胞核附近的小圆形实体，由两部分组成：中央有 1～2 个染色较深的小体，称为中心粒；包围中心粒浓缩的原生质叫中心球。中心体与细胞的分裂繁殖有关。

3）包含物。在细胞质中，除细胞器外，还有其他一些有形物质：卵黄颗粒、脂肪滴、糖元、液泡、色素颗粒等。它们属于细胞代谢过程中的产物，有的是营养物质，其存在随生理功能的改变而改变。

（3）细胞核

细胞核是细胞中心部分的浓密物质。它决定了细胞的性质，并与细胞的繁殖有关。细胞核包括：核膜、核仁、染色质和核质。

1）核膜。核膜是包在细胞核外的半透明膜，它保持了细胞核的完整性，有选择渗透作用。

2）核仁。核仁是一团致密区，它与蛋白质的合成有关。

3）染色质。染色质是核内嗜碱性的小颗粒，与遗传有关。当细胞进行有丝分裂时，染色质由分散而聚集形成染色体。

4）核质。构成核的原生质称为核质，为核内无色透明的胶体物质。

2. 细胞的功能

（1）细胞的繁殖

细胞通过有丝分裂的方式进行繁殖。细胞通过分裂，使原来的细胞经过一系列复杂的变化，分裂成两个新细胞。通过细胞的不断繁殖，人体因而得以生长、发育和修复创伤。

（2）细胞的新陈代谢

细胞通过新陈代谢维持生命活动，并不断自我更新。

1）合成代谢。细胞不断从周围环境中摄取营养物质、水、氧气等，将其分解成能供自身需要的简单物质，进行自我建造，完成成长、繁殖和自身修复，这个过程称为合成代谢。

2）分解代谢。细胞将自身物质进行分解，释放能量，来满足人体各种活动的需要，同时代谢产生的废物将被排除，这个过程称为分解代谢。

3. 细胞的生长条件

因为细胞需要不断摄取营养，进行旺盛的代谢，才能使自身体积增大、数量增多。因此，细胞生长需要一定条件。

细胞生长的基本条件是：适宜的温度、摄入充足的营养物质、氧气和水等；同时，细胞须排出代谢产生的废物和二氧化碳等。

如果上述条件不能满足，细胞生长会受影响，甚至受到破坏。所以注意合理营养进食，多饮水，配合皮肤按摩及营养的局部补充，为细胞提供生长所需要的条件，会有益于身体和皮肤的健康。

4. 细胞的分类

人体形形色色的细胞可以分为四大类：上皮细胞、结缔组织细胞、肌肉细胞和神经细胞。细胞与细胞之间的物质，称为细胞间质。

细胞是人体生命活动的基本结构单位，人体的每一部分都是由细胞构成的。芳香保健按摩，使肌肤的细胞充满活力，是促进细胞新陈代谢的有效方法之一，可以达到美颜健身的目的。

二、人体的组织

1. 组织、器官和系统

人体的组织是由众多细胞和细胞间质所构成。人体的四类细胞和它们的细胞间质构成了人体的四类基本组织：上皮组织、结缔组织、肌肉组织和神经组织。人体的各个器官都是由这四种基本组织的不同组合而构成的。这些组织的不同配合，构成了人体具有特殊形状和作用的器官。而人体的不同器官又构成了人体的各个系统。因此说，组织是人体器官和人体系统的基本成分。

2. 人体的四类组织

（1）上皮组织

上皮组织是由许多密集的上皮细胞和少量的细胞间质连接而成的。

1）上皮组织的结构特点

①细胞形态较为规则，结合十分紧密，排列密集，细胞间质少。

②细胞的形状多种多样，有扁平的、柱状的、立方的等。有的只有一层的细胞，叫单层上皮；有的有几层细胞，叫复层上皮。

③上皮组织细胞主要覆盖在身体的表面或衬在空腔器官的管、腔、囊的内表面。位于身体不同器官的上皮组织，结构不同，功能也不同。分别具有吸收功能，保护功能，分泌、排泄功能和感觉功能。

2）分泌腺

①腺上皮与腺。有些上皮组织具有分泌特殊物质的机能，叫做腺上皮。腺上皮所构成的器官叫做腺。

②分泌、分泌物与排泄物。分泌就是细胞把细胞质中的一部分物质排出来，但是，也有的腺体是将细胞整个都排出来的。例如，皮脂腺向皮肤表面分泌油脂时，就是将整个细胞都排出来。细胞通过分泌作用排出来的物质，有的是有用的，如消化液、胆汁、皮脂、激素等，习惯上称它们为分泌物。有的分泌物是没有用的，如汗液和尿液中的一些物质，是人体不需要的废物，故称为排泄物。

③外分泌腺与内分泌腺。腺体可以分为外分泌腺与内分泌腺。当腺体有排出管道时，叫外分泌腺。如皮脂腺、汗腺、唾液腺等，都有排出管道，叫外分泌腺。当腺体没有排出管道时，叫内分泌腺。如甲状腺、肾上腺、性腺等都没有排出管道，叫做内分泌腺。内分泌腺的分泌物称为激素，分泌后由腺体直接进入到血液循环中，输送到全身，对其他器官的活动产生影响。

（2）结缔组织

人体的器官内部和器官之间都有结缔组织，具有如下特点：

1）结缔组织在人体分布最广，种类很多，主要包括致密结缔组织、脂肪组织、软骨、血液和淋巴等。

2）结缔组织的细胞分布得很松，细胞间质较多，其中还含有纤维。

3）结缔组织分别具有保护、防卫、联结、支持、营养和修复等功能。

（3）肌肉组织

肌肉组织主要是由肌肉细胞和少量结缔组织组成。

1）肌肉组织的特点

①肌肉组织细而长，呈纤维状，所以又叫肌纤维。

②肌肉组织具有收缩功能。肌肉在收缩时，肌纤维变短。

2）随意肌与不随意肌。根据各肌肉运动的不同特点，可将肌肉分为两类：随意肌和不随意肌。

①随意肌。随意肌受肢体神经支配、受意志控制，具有收缩迅速、猛烈有力，但不能持久，容易疲劳的特点。

②不随意肌。不随意肌受内脏神经支配，不受人的意志控制，具有持久而有规律收缩和舒张、不疲劳的特点。

3）骨骼肌、心肌和平滑肌。根据人体肌肉组织的分布、状态不同，又将人体组织分为三种：骨骼肌、心肌和平滑肌。

①骨骼肌。骨骼肌附着在骨骼、舌．喉．咽、食道上段、肛门周围等处，可受人的意识支配而运动，因此，是一种随意肌。又因为它的细胞质中有明暗相间的横纹，所以又叫横纹肌。骨骼肌具有收缩快而有力的特点。

②平滑肌。平滑肌分布在血管、胃肠、膀胱、子宫、支气管等的管壁上，是不随意肌，没有横纹，具有收缩缓慢而持久的特点。

③心肌。心肌就是构成心脏的肌肉，也是不随意肌，但有横纹。心肌细胞是长柱形的，彼此连接成网，使心脏有效地收缩，维持全身的血液循环。

（4）神经组织

神经组织由神经细胞（又叫神经元）和神经胶质细胞所组成。

神经细胞是神经组织的主要成分，具有接受刺激和传导兴奋（神经冲动）等功能；神经胶质细胞是支持和营养神经细胞的。

1）神经系统与神经元。神经元是神经系统结构和功能的基本单位，由胞体和突起两部分组成。

2）神经胞体与突起及其功用。胞体形态多样，有圆形、锥体形、菱形、星形等。神经元的突起分为树突和轴突两种。树突较短，像树枝一样分支，它的功能是将冲动传向细胞体；轴突较长，它的末端又叫神经末梢。一个神经元可有很多条树突，但只有一条轴突。轴突的功能是将冲动由胞体向外传出。有的神经元的轴突可长达 1 m 以上，例如，脊髓前角的运动细胞的胞体，它的轴突末端可直达脚趾末端，管理脚趾的运动。

第 3 节　皮肤的生理知识

一、人体皮肤美的意义及基本特征

1. 人体皮肤美的意义

（1）人的皮肤是人体健康的“窗口”，人的皮肤美，标志着人体的健康状况良好。

（2）人的皮肤美，使人容颜靓丽，精神焕发。

（3）人的皮肤美，使人在工作、生活、学习等各项活动中增强自信心。

（4）人的皮肤美，是人们生存环境美的重要组成部分。

2. 人体皮肤美的基本特征

（1）不干也不油，无斑、无疱块、无疤痕等。

（2）具有良好的光泽、弹性，血液循环状态良好。

（3）毛孔细腻、畅通，呼吸状态良好。

（4）对外界刺激不十分敏感，并具有一定的抵御能力。

（5）吸收功能与状态良好。

（6）分泌状态良好，排泄管腺畅通。

（7）具有良好的新陈代谢功能。

（8）具有良好的 pH 值平衡能力。

二、皮肤的基本结构

皮肤（见图 6—10）位于人体的表面，是人体和外界环境直接接触的

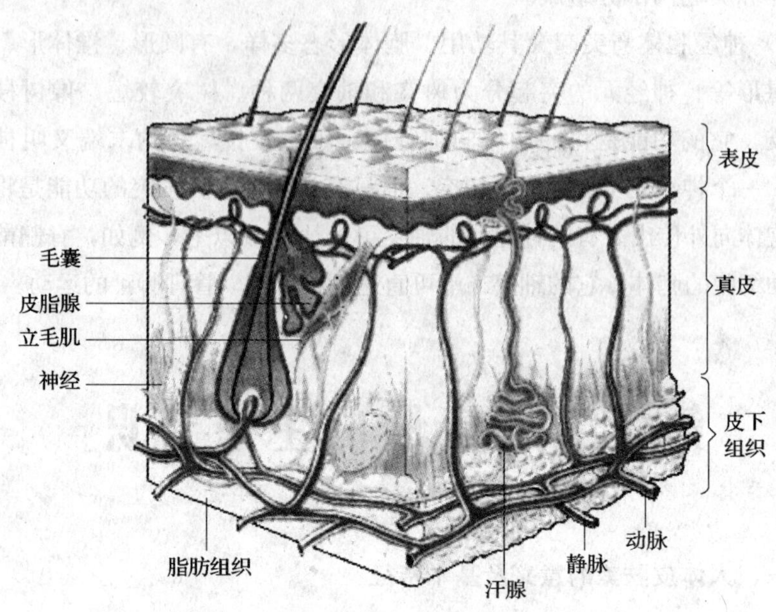

图 6—10 皮肤结构图

部分，是人体面积最大的器官。成年人的全身皮肤面积为1.5～2.0 m²；其重量约占人体重量的 15%。皮肤表面柔软光滑，但用放大镜观察，可以看到其表面是由许许多多隆起的皮丘和凹陷的皮沟组成的。还有许多凹下去的小孔，即汗孔，及长毛的开口即毛囊口，毛囊口内长有毫毛。

皮肤的结构极其复杂，含有大量的细胞，错综复杂的血管、神经网，以及毛发、皮脂腺、汗腺、指（趾）甲等附属器，有人做了有关的数字统计，可以帮助我们了解皮肤构造的复杂程度。

每平方英寸（6.451 6 cm²）皮肤含有：65 根毛发、95～100 条皮脂腺、650 条汗腺、9 500 000 个细胞、17 m 的血管、70 m 的神经、19 500 个位于神经纤维末梢的知觉细胞、78 个热知觉器官、13 个冷知觉器官、1 300 条痛觉神经末梢和 160～165 个压力感觉器官。

皮肤的厚度为 0.5～4 mm，其中以眼睑上的皮肤为最薄，以手掌、脚掌的皮肤为最厚。由于皮肤分布的部位不同，不但有薄有厚，而且有软有硬，颜色有深有浅。因性别的不同，女性和男性的皮肤细腻、柔嫩程度也不一样。另外，皮肤的状况还与年龄、种族、地区、季节、职业、患某种疾病等都有关。皮肤由外向内可分三层：表皮、真皮、皮下组织。表皮内没有血管，划伤表皮后不会出血。表皮内含有丰富的神经末梢，它可以帮助我们感知外界的事物。

真皮和皮下组织内含有丰富的血管、神经和淋巴管。表皮与真皮之间以波浪结构联结。表皮深入真皮中的部分称表皮突，真皮深入表皮中的部分称真皮乳头。

此外，皮肤中还含有一些附属器，如：毛发、指（趾）甲等。

1. 表皮

表皮是最外层皮肤，覆盖全身，有保护作用，平均厚度为 0.07～2 mm。表皮内无血管，但有许多细小的神经末梢，用以感知外界刺激，产生触觉、痛觉、压力觉、温觉、冷觉等感受。表皮由外向内可分为五层：角质层、透明层、颗粒层、棘层、基底层。表皮的各层实际是由处于角化过程中不同阶段的细胞形成的。基底层的基底细胞是表皮细胞的生化之源，它不断产生新细胞，并不断向皮肤表层推移，变成各层细胞，最后变成死细胞，以皮屑的方式脱落。从一个基底细胞产生，到最后变成皮屑脱落大约需要 28 天。

（1）角质层

角质层是表皮的最外层，也就是表皮细胞的表面，由 4～8 层扁平无核的角化死细胞构成。细胞排列紧密，对人体起保护作用。皮肤表面的角化细胞到一定时间会自行脱落，同时会有新形成的角化细胞来补充。经常受摩擦部位皮肤的角质层比较厚，如手掌、足底等处。眼睑部的角质层最薄，皮肤比较娇嫩。

角质层的薄厚对人的肤色和皮肤的吸收能力有一定影响。角质层过厚，会使皮肤看上去发黄，而且缺乏光泽。皮肤有一定的吸收能力，角质层越厚，皮肤吸收能力越差。在做皮肤护理时，利用磨砂、去死皮等手段，将过厚的角质细胞去除，能使皮肤细嫩而富有光泽，同时也提高皮肤对营养物质的吸收能力，达到理想的护肤效果。但是，眼睑部角质层很薄，不能做人工脱屑，以免损伤皮肤，按摩时力量也要轻，避免拉松皮肤。

（2）透明层

透明层位于角质层下，只有手掌、足底等部位皮肤的透明层下才有此层。透明层由 2～3 层扁平无核的透明死细胞构成，成无色透明状，光线可以透过。此层可防止体内、体外的水、电解质通过，起到保护作用。

（3）颗粒层

颗粒层位于透明层之下，由 2～4 层菱形细胞构成。这些细胞几乎接近死亡，正要蜕变成角化细胞。细胞内含有细小颗粒状物，由反射光线作用，可以减少紫外线射入体内。

（4）棘层

棘层位于颗粒层下，由 4～8 层带棘的多角形细胞构成，是表皮中最厚的一层，细胞之间的棘突相连，细胞间隙中有组织液，为细胞提供营养。棘层中有许多感觉神经末梢，可以感知外界各种刺激。

（5）基底层

基底层位于棘层之下，是表皮的最下层，与真皮波浪式相接，由基底细胞和黑色素细胞构成。

1）基底细胞呈圆柱状，单层排列，它直接从真皮乳头层毛细血管吸收营养，具有分裂繁殖能力，是表皮各层细胞的生化之源。当皮肤受外伤时，如果基底细胞未遭破坏，经一段时间，皮肤可以完全恢复正常，而且不会留疤痕。

2）黑色素细胞呈树枝状，稀疏散布在基底细胞之间，有分泌黑色素的功能。黑色素细胞能够吸收阳光中的紫外线，阻止其射入体内伤害深层组织。外界紫外线越强，黑色素细胞分泌的黑色素颗粒越多。人的肤色的深浅是由皮肤中含黑色素颗粒的多少决定的。冬季日光较弱，皮肤中黑色素颗粒较少，皮肤比较白；夏季日光暴晒后，皮肤中含的黑色素颗粒较多，肤色会变深。

2. 真皮

真皮位于表皮之下，与表皮成波浪状牢固相连，其厚度约为表皮的 10 倍，由大量纤维结缔组织、细胞和基质构成，并含有丰富的血管、淋巴管、神经、腺体、立毛肌等。

真皮中的纤维结缔组织有 3 种：胶原纤维、弹力纤维、网状纤维。它们使皮肤具有良好的柔韧性和弹性。其中胶原纤维具有一定的伸缩性，起抗牵拉作用，弹力纤维有较好的弹性，可使牵拉后的胶原纤维恢复原状。如果真皮中上述 3 种纤维减少，皮肤的弹性、韧性下降，就容易产生皱纹。

基质是黏的胶状物，填充在纤维组织和细胞之间。它的主要成分是黏多糖，还有一些蛋白质、盐分和大量水分。真皮层含水量占全部皮肤组织的 60%，若低于 60%时，皮肤会呈现干燥、起皱纹等缺水状态。

真皮中的细胞主要为产生各种纤维组织和基质的成纤维细胞、组织细胞。

真皮可分上下两层：上层为乳头层，下层为网状层。乳头层位于真皮浅层，主要由胶原纤维构成，纤维束细小，排列方向不定，内含丰富的毛细血管网和感觉神经末梢。网状层位于真皮深层，主要由胶原纤维和弹力纤维构成，纤维束粗大，排列方向与皮肤表面平行，交织成网状。此层含有丰富的血管、淋巴管、神经、肌肉、皮脂腺、汗腺、毛囊等。

当皮肤划伤深达真皮时，会造成血管、淋巴管、神经等腺体及纤维组织的破损，会产生疼痛感觉，皮肤会出血。创伤修复过程中纤维组织大量增生，伤愈后会留疤痕。

3. 皮下组织

皮下组织位于皮肤的最深层，其厚度约为真皮层的 5 倍。主要由大量的脂肪细胞和疏松的结缔组织构成，含有丰富的血管、淋巴管、神经、汗腺和深部毛囊等。

皮下脂肪有保温防寒、缓冲外力、保护皮肤等作用，脂肪细胞被分解后还可以释放能量，供人体活动需要。皮下脂肪的厚薄还对人的体形有很大的影响。如脂肪堆积过厚，会使人看上去臃肿，皮下脂肪过少会使人显得瘦弱，缺乏线条美。我们平时可以通过适当的体育锻炼，调节皮下脂肪的厚薄，保持健美的体形。

4. 皮肤附属器

皮肤附属器有汗腺、皮脂腺、毛发、指（趾）甲。

（1）汗腺

汗腺根据分泌物的不同，可分为小汗腺和大汗腺两种。

1）小汗腺。分布情况：除唇红及指甲等处，小汗腺广泛分布于全身，尤其以手掌、脚底、前额、腋下等处最多。

结构：小汗腺由腺体和导管两部分组成。腺体位于真皮的网状层和皮下组织内，导管起自腺体，向上直接开口于皮肤表面，形成汗孔。

功能：小汗腺可以分泌汗液，其主要成分是水、无机盐和少量尿酸、尿素等代谢废物。具有润泽皮肤、调节体温、排泄废物等作用。

2）大汗腺。分布情况：大汗腺分布在腋窝、乳晕、肛门及外阴、外耳道等处。

结构：与小汗腺相同，导管开口于毛囊。

功能：大汗腺在青春期时开始发育，分泌物为浓稠的乳状液体，含有蛋白质、糖类和脂肪。

(2) 皮脂腺

分布情况：除手脚掌外，皮脂腺遍布全身，以头面部最多，其次为前胸和背部。

结构：皮脂腺由腺体和导管两部分组成。腺体位于真皮浅层，为梨形小叶，导管开口于毛囊。

功能：皮脂腺可分泌皮脂，经导管进入毛囊，再经毛孔排到皮肤表面。皮脂为油状半流态混合物，含有多种脂类。主要成分为甘油三脂、脂肪酸、磷脂、脂化胆固醇等。皮脂与皮肤表面的汗液混合，形成乳化皮脂膜，可以滋润皮肤、毛发，防治皮肤水分蒸发。皮脂呈弱酸性，有一定的抑菌、杀菌作用。

皮脂腺的分泌功能受雄性激素和肾上腺皮质激素的调节，青春期分泌旺盛。皮脂分泌量过多，使皮肤成油性状态，即油性皮肤。若毛孔堵塞，皮脂积在毛囊内，不能顺利排除，会形成粉刺、痤疮等皮肤问题。若皮脂分泌量少，不足以滋养皮肤，皮肤会呈现干性状态，也就是干性皮肤。

(3) 毛发

毛发露在皮肤表面的部分称毛干，皮内部分称毛根。毛根末端膨大部分称毛球。毛球下端呈凹陷状，真皮组织深入其中，构成毛乳头。毛乳头内含丰富的血管、神经末梢，为毛发生长提供营养。毛球下层与毛乳头相接处为毛基质，是毛发生长区，含有黑色素细胞，分泌黑色素颗粒，并输送到毛发细胞中，使毛发呈现较深的颜色。黑色素颗粒少则毛发呈灰色，无黑色素颗粒毛发呈白色。毛发中含铁量多时呈红色或褐色。包围在毛根的上皮组织称毛囊，由纤维结缔组织和毛囊上皮细胞构成。

(4) 指（趾）甲

指（趾）甲覆盖在指（趾）末端，为半透明状的角质板。由甲板和甲根两部分构成。甲板是暴露在皮肤外的部分，其下为甲床，内含丰富的血管、神经。甲根为隐藏在皮内的部分，其下部分为甲母质，是甲的生长区。甲母质有很强的分裂能力，可产生新细胞，形成甲板。如甲母质遭到破坏，指（趾）甲就不能生长。如甲根部皮肤发炎或起皮疹，指

（趾）甲会因营养不良而变薄、变脆或凹凸不平，影响手部（脚部）整体美。

三、人体皮肤的基本功能和类型

1. 皮肤的功能

（1）皮肤的保护功能

皮肤位于人体的最外层，对外界的机械性刺激、物理性刺激、化学性刺激和微生物性刺激有一定防御能力。

1）防御机械性刺激

①皮肤覆盖在人体表面，表皮各层细胞紧密连接。真皮中含有大量的胶原纤维和弹力纤维，使皮肤既坚韧又柔软，具有一定的抗牵拉性和弹性。所以，皮肤受到外力摩擦或牵拉后，仍能保持完整，并在外力去除后恢复原状。

②皮下组织疏松，含有大量脂肪细胞，有软垫作用，可缓冲外力的撞击，保护内部组织不受损伤。

2）防御物理性刺激

①皮肤覆盖在人体表面，能够阻绝电流、阻挡紫外线、防止体内水分蒸发及体外水分渗入。

②角质层是不良导体，对电流有一定的绝缘能力，可以防止一定量电流对人体的伤害。

③颗粒层能反射部分紫外线，基底层的黑色素细胞能够吸收部分紫外线，阻止其射入人体，伤害内部组织。如果长期日晒，皮肤角质层会相应变黑，黑色素颗粒增多，皮肤的外观会变粗糙，肤色会加深。

④皮脂腺能分泌皮脂，汗腺能分泌汗液，两者混合在皮肤表面形成一层乳化皮脂膜，它可以滋润角质层，防止皮肤干裂，阻止体内水分被蒸发和体外水分的透入。

3）防御化学性刺激

①角质层细胞的主要成分为角质蛋白，对弱酸、弱碱性的腐蚀有一定的抵抗能力。

②汗液在一定程度上可以冲淡化学性刺激的酸碱度，保护皮肤。

4）防御微生物性刺激

皮肤表面的皮脂膜呈弱酸性，能阻止皮肤表面的细菌、真菌侵入，并有抑菌、杀菌作用。

（2）皮肤的调节体温功能

人体各种生命活动正常进行需要比较恒定的体温做保障，正常体温在36～37℃左右。皮肤在体温调节方面起着重要作用。皮肤调节体温有两种方式：

1）通过血管调节体温。皮肤的血管由皮下深层动脉、静脉分支而来。小动脉与静脉在皮下组织层并行，走向与皮肤表面平行，并由分支达到真皮层，形成毛细血管网和静、动脉吻合支。

在正常情况下，血液由小动脉经毛细血管网流入小静脉。在流经毛细血管网时，与皮肤细胞进行物质交换，为细胞提供营养物质、氧气等，并带走代谢产生的废弃物和二氧化碳。当外界气温较高时，皮肤毛细血管网大量开放，体表血流量增多，皮肤散热增加，使体温不致过高。当气温较低时，皮肤毛细血管网部分关闭，部分血流由动脉不经毛细血管网（体表），由小动脉经真皮层的动、静脉吻合支直接进入小静脉中，使体表血流量减少，减少散热，保持体温。

2）通过汗液蒸发调节体温。当气温高时，人体大量出汗，汗液蒸发过程中可带走身体的部分热量，起到降低体温的作用。

（3）皮肤的神经纤维与感觉功能

皮肤的神经分为三种，即：感觉神经纤维、运动神经纤维和分泌神经纤维。

1）感觉神经纤维。皮肤内含有丰富的感觉神经末梢，可感受外界的各种刺激，产生各种不同的感觉，如触觉、痛觉、压力觉、热觉、冷觉等。

触觉感受器呈椭圆形，分布于真皮的乳头层，指尖皮肤内最多，触觉最灵敏。

痛觉感受器呈网状、小球状，位于表皮内。

温度感受器分为两种，接受冷觉的成球状，位于真皮层；接受热觉的为菱形，位于真皮深层。

压力感受器呈同心圆形，位于真皮层和皮下组织。

2）运动神经纤维。运动神经纤维存在于真皮中，附于立毛肌上，支配立毛肌运动。

3）分泌神经纤维。分泌神经纤维分布在皮脂腺、汗腺上，支配腺体的分泌活动。

（4）皮肤的分泌与排泄功能

1）分泌功能。汗腺可分泌汗液，皮脂腺可分泌皮脂。皮脂在皮肤表面与汗腺混合，形成乳化皮脂膜，滋润保护皮肤、毛发。

影响皮肤分泌功能的因素很多，主要有以下几个方面：

①内分泌的影响。雄性激素和肾上腺皮质激素可使皮脂腺体肥大，分泌功能增加。所以一般男性皮肤比女性皮肤偏油，毛孔粗大。

②外界温度的影响。气温高时，皮脂分泌量较多；气温低时，皮脂分泌量少。所以夏季人的皮肤多偏油性，冬季时皮肤会变得偏于干燥。

③皮表湿度的影响。皮肤表面的湿度可以影响皮脂的分泌、扩散。当皮肤表面水分高时，皮脂易于乳化、扩散；而皮肤干燥时，皮脂的分泌和扩散会变得缓慢。

④年龄的影响。儿童期皮脂分泌量较少；青春期时皮脂分泌量增多；35 岁以后皮脂分泌逐渐减少。所以儿童和中老年人的皮肤偏干，而青春期的人皮肤偏油。

⑤饮食影响。油腻性食物、辛辣刺激性食物可以使皮脂分泌增加。所以油性皮肤，尤其是长痤疮的人不宜吃甜食、油腻和刺激性食物。

2）排泄功能。皮肤通过出汗排泄体内代谢产生的废物，如尿酸、尿素等。

（5）皮肤的呼吸功能

皮肤还可以通过汗孔、毛孔进行呼吸，直接从空气中吸收氧气，同时排出体内的二氧化碳。它的呼吸量大约为肺的 1%。

面部的角质层比较薄，毛细血管丰富，又直接暴露于空气中，其呼吸作用较身体的其他部位更为突出。平时化妆过浓或带妆时间过长，会影响皮肤的呼吸，对皮肤的健康不利。

（6）皮肤的吸收功能

皮肤并不是绝对严密无通透性的，它能够有选择地吸收外界的营养物质。

1）皮肤的吸收途径。皮肤直接从外界吸收营养的途径有三条。

①营养物渗透过角质层细胞膜，进入角质细胞内。

②大分子及水溶物质有少量可通过毛孔、汗孔而被吸收。

③少量营养物质通过表面细胞间隙渗透进入真皮。

2）影响皮肤吸收功能的因素。皮肤的吸收功能主要受以下几方面因素的影响：

①角质层的厚薄。角质层越薄，营养成分越容易通过皮肤而被吸收。在做皮肤护理时常采用的脱屑方法就是为了使角质层变薄。

②皮肤含水量的多少。皮肤的含水量越多，吸收能力越强。采用蒸汽喷面可补充角质层的含水量，皮肤被溶软后可增加渗透和吸收能力。

③毛孔的状态。毛孔扩张时，营养物质可以通过毛孔到达真皮而被吸收。

④局部皮肤温度。局部皮肤温度高，汗孔张开时营养物质可以通过汗孔进入真皮而被吸收。皮肤按摩、蒸汽蒸面、倒热膜等均可增高局部皮肤温度，促使营养物质的吸收。

3）皮肤对各类物质的吸收能力。皮肤对物质的吸收能力与被吸收物的理化性质有关。

脂溶性的物质易被吸收。皮肤对动物脂肪的吸收能力较强，所以貂油、羊毛脂、豚脂等对皮肤均有良好的滋养作用。皮肤对植物油的吸收能力次之，对矿物油的吸收能力最差。

皮肤对维生素类有一定的吸收能力。脂溶性的维生素易被吸收，如维生素 A、维生素 D、维生素 E 等。对水溶性的维生素吸收能力次之，如维生素 B、维生素 C 等。

皮肤对某些金属元素，如铅、汞等，有一定吸收能力。有些化妆品中含铅、汞成分，皮肤吸收蓄积会造成中毒，出现黑斑、皮疹等。

（7）皮肤的新陈代谢功能

皮肤细胞有分裂繁殖、更新代谢的能力。皮肤的新陈代谢功能在晚上 10 点至凌晨 2 点之间最为活跃，在此期间保证良好的睡眠，对恢复体力和养颜大有益处。

皮肤作为人体的一部分，还参与全身的代谢活动。皮肤中有大量的水分和脂肪，它们不仅使皮肤丰满润泽，还为整个机体活动提供能量，可以补充血液中的水分或储存人体多余的水。皮肤是糖的储库，能调节血糖的浓度，以保持血糖的正常。

2. 皮肤的分类

人的皮肤按其皮脂腺的分泌状况，一般可分四种类型，即：中性皮肤、干性皮肤、油性皮肤和混合性皮肤。在实际操作过程中，敏感性皮肤也是一类常见的皮肤。芳香保健师必须具备分析判断各类皮肤的能力，以便选用适当的护肤品、化妆品，护理和美化皮肤。下面介绍这几类皮肤的特征。

(1) 中性皮肤

中性皮肤是健康理想的皮肤，多见于青春发育期间的少女。皮脂分泌量适中，皮肤既不干也不油，皮肤红润细腻，富有弹性，毛孔较小，对外界刺激不敏感。

(2) 干性皮肤

干性皮肤白皙，毛孔细小而不明显。皮脂分泌量少，皮肤比较干燥，容易生细小皱纹。毛细血管表浅，易破裂，对外界刺激比较敏感。干性皮肤可分缺水皮肤和缺油皮肤两种。干性缺水皮肤多见于 35 岁以上的人及老年人。干性缺油皮肤多见于年轻人。

(3) 油性皮肤

油性皮肤肤色较深，毛孔粗大，皮脂分泌量多，皮肤油腻光亮，不容易起皱纹，对外界刺激不敏感。由于皮脂分泌过多，容易生粉刺、痤疮，常见于青春发育期的年轻人。

(4) 混合型皮肤

混合型皮肤兼有油性皮肤和干性皮肤的特征。在面部 T 形区（前额、鼻、口周、下巴）呈油性皮肤状态；眼部及两颊呈干性皮肤状态。混合型皮肤多见于 25～35 岁的人。

(5) 敏感性皮肤

敏感性皮肤可见于上述各种皮肤，其皮肤较薄，对外界刺激很敏感，当受到外界刺激时，会出现局部微红、红肿，出现高于皮肤的疱、块及刺痒等症状。

四、皮肤的再生与修复

1. 皮肤再生、修复方式

再生是一种细胞增生，是指组织和细胞丧失后形成的组织缺损，由损伤周围的同种细胞来加以修复的过程。

修复是弥补正常细胞耗损、组织和细胞损伤引起的缺损。是机体对各种有害刺激物、致伤因素作用所造成损伤的一种重要的防御适应反应，通过细胞再生、重建等过程，修复遭到破坏的组织。

2. 皮肤各层组织的再生与修复特点

(1) 表皮再生与修复特点

皮肤最容易受到损伤，伤后多留下创面。皮肤表皮细胞再生能力很强，主要靠表皮的基底细胞和皮肤附属件（如毛囊、汗腺）产生新的表皮覆盖创面而愈合。有人在实验中观察到，表皮再生可分为细胞移动、细胞增殖和细胞分化三个不同而又具有连续性的过程。表现为上皮受损后，缺损部周围表皮断端的基底层细胞开始向创面移动，覆盖在伤口的裸露面和血凝块的表面，呈出芽状生长。在上皮细胞移动后 1 h 内，可见伤缘的基底细胞出现有丝分裂。随着基底细胞进行有丝分裂，可见更多的表皮细胞移动，并于 48 h 内互相连接成片，形成非常薄的上皮层。此后，再生的表皮细胞进行分化，在创伤后 5 d 之内，就可恢复到原有表皮层的厚度，并具有角化层形成在内的正常表皮结构。

表皮的再生能力很强。在生理状态下，表皮既不断有衰老和脱落，同时也不断地有基底细胞分裂增生进行替补。正常情况下这种再生过程比较缓慢，表皮更新一次，需要 3～4 周。基底细胞的增生有一定规律。每天皮肤大约有 10%的基底细胞进行分裂活动，分裂形成的表皮细胞以 10 个为一组，有次序地逐渐向上移动，排列成柱状，形成所谓的“表皮增殖单位”。每天进入“表皮增殖单位”下层的细胞数和表面角化失去的细胞数基本保持平衡。

表皮受到损伤时，如果基底细胞尚存在，基底细胞增生、分化，可完全恢复表皮的原有结构与功能；如果局部表皮缺损，则由创口边缘的基底细胞分裂增生，向缺损部伸展，先形成单层上皮覆盖缺损表面，随后增生分化为复层鳞形上皮。

(2) 真皮再生与修复特点

1) 真皮纤维化。是指以胶原为主的细胞外基质成分在真皮内的过度积聚。皮肤创伤愈合与真皮纤维化形成过程及其分期虽不尽相同，但纤维化形成过程中的损伤、炎症和修复也见于创伤愈合过程中，故两者有相似性。真皮内纤维组织形成在皮肤正常创伤愈合时属于生理反应，能够及时启动，又可适时终止。

2) 真皮纤维化的控制。真皮纤维化虽有修复皮肤缺损的作用，但如增生过度则可产生不良后果。目前，由于真皮纤维化的发生机制尚不完全清楚，控制真皮纤维化的方法不够理想。从理论上讲，通过阻断参与真皮纤维化形成过程的细胞和细胞因子的作用，控制细胞外基质的产生和积聚，可达到预防和改善过度真皮纤维化的目的。如上所述，鉴于细胞因子在纤维化中具有重要作用，因此，护理上对抗某些细胞因子促纤维化作用，或利用某些细胞因子的抗纤维化作用，有可能阻止瘢痕形成和纤维化的发展。此外，增强基质降解酶如胶原酶的活性，以去除已形成的纤维化基质，可能有一定的作用。

（3）皮肤附属器的再生与修复

皮肤附属器（毛囊、汗腺及皮脂腺）再生是皮肤创面修复上皮覆盖的一个重要来源，如遭完全破坏，则不能完全再生，而出现瘢痕修复。

毛囊的再生首先由毛母质的未分化细胞包绕毛囊乳头形成原始毛囊，然后由毛囊母质细胞分裂增生产生新的毛囊和毛发。如果损伤破坏了毛囊下段的全部结构，则毛囊不能再生修复，同时，竖毛肌也不能再生，而由纤维瘢痕修复。

1）毛囊

①再生过程。毛母质分化细胞包绕毛囊乳头形成原始毛囊，毛囊母质细胞分裂增生产生新毛囊和毛发。

②损伤和破坏。毛囊（汗腺、皮脂腺）下段全部结构损伤和破坏或完全破坏，毛囊不能再生修复，由瘢痕组织修复。竖毛肌不能再生，由纤维瘢痕修复。

2）真皮与皮下组织的再生与修复。真皮与皮下组织的纤维结缔组织的再生，是在各种因素的刺激下，由静止的纤维细胞和未分化原始间叶细胞转化为纤维母细胞，而后分裂增生产生纤维细胞的。增生的纤维细胞进一步产生胶原纤维、网状纤维和弹力纤维。

3）毛细血管主要是以出芽的方式再生。首先是残存的毛细血管内皮细胞肿胀、分裂增生，形成实性内皮细胞条索（芽）向损伤处延伸，在毛细血管内血流的冲击下，条索逐渐出现管腔。同时，增生的内皮细胞逐渐成熟，分泌Ⅳ型胶原和粘连蛋白等形成基膜，完全恢复毛细血管结构和功能。其中有些毛细血管因功能需要，可以逐渐改建为小动脉或小静脉。

4）神经细胞。虽然神经细胞不能再生，但外周神经纤维损伤时，与其相连的神经细胞仍然存活，可以进行再生修复。

5）脂肪组织。脂肪组织损伤较小时，周围的脂肪细胞和原始间叶细胞增生、分化，在胞浆内出现细小脂滴，最后合并成一大脂滴，把核压向一侧，形成脂肪细胞，恢复原来的结构和功能。如果损伤过大，常不能再生修复，而由纤维瘢痕修复。

3. 影响再生与修复的因素

（1）全身因素

1）年龄因素。儿童和青少年的组织再生能力较强，创伤愈合快。老年人则相反，组织再生能力差，愈合慢。

2）营养因素。严重的蛋白质缺乏，尤其是含硫氨基酸（如甲硫氨基酸、蛋氨酸）缺乏时，肉芽组织和胶原形成不良，伤口不易愈合。维生素 C 缺乏时，脯氨酸及赖氨酸羟化障碍，多肽链形成减少，影响胶原纤维的合成。锌缺乏的患者，创伤愈合也缓慢。

3）内分泌因素。大量肾上腺糖皮质激素能抑制炎症渗出、毛细血管形成、纤维母细胞增生及胶原合成，对修复有抑制作用。而肾上腺盐皮质激素则对修复有促进作用。

（2）局部因素

1）感染与异物。感染可严重影响再生与修复的方式和时间。创伤感染后，渗出物增多，组织损伤加重。坏死组织和其他异物也妨碍愈合并加剧感染。此时，应尽早清除伤口坏死组织和其他异物，修整创缘，缝合伤口，控制感染，尽可能使二期伤口愈合时间缩短、瘢痕缩小。

2）局部血液循环。良好的血液循环，一方面保证组织再生所需的氧和营养，另一方面对坏死组织的吸收和控制局部感染也起重要作用。因此，局部血流供应良好时，则伤口愈合好；相反，则伤口愈合迟缓。局部应用某些药物或理疗可改善局部血液，有促进伤口愈合的作用。

3）神经支配。完整的神经支配对组织再生有一定的作用。如果局部失去神经的营养调节，创伤则不易愈合。自主神经损伤使局部血液循环发生紊乱，也明显影响组织的再生与修复。

4）电离辐射。电离辐射能破坏细胞、损伤血管、抑制组织再生，因此也能阻止瘢痕形成。

第 4 节　人体毛发的基础生理知识

作为一名合格的芳香保健师，不仅要掌握皮肤等诸方面的理论、护理等技能，还应了解和掌握一些头发的有关常识，这样才能在芳香保健工作中为顾客提供优质的服务。

一、人体毛发的基本结构

以头发为例加以说明。头发是一种从头皮上生长出的纤维组织，是由细胞再生形成的一种硬角质的排列。头发是由发根和发杆两部分组成的，它的主要成分是角蛋白（见图 6—11）。

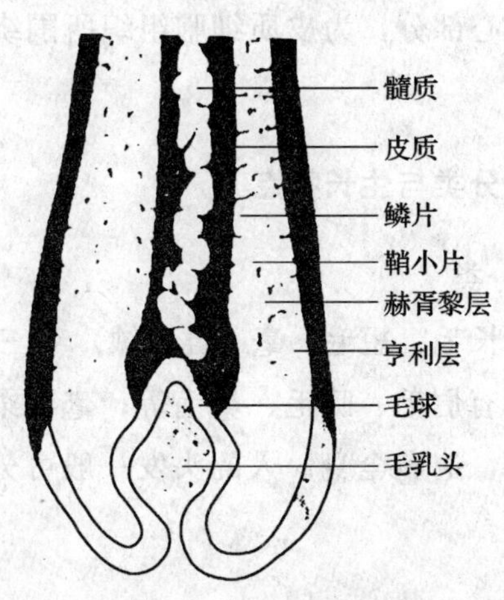

图 6—11　毛发的结构图

1. 发根

发根在头皮下面，被毛囊所保护。毛囊是一根狭窄的管道，深入到真皮之中，每个毛囊生长一根头发，毛囊的最底部的凹陷处包含着一团毛细血管的真皮组织，构成了毛乳头，毛乳头与结缔组织鞘为生长中的头发提供营养和氧气。如果毛乳头被破坏或退化，头发就停止生长并逐渐脱落。在毛乳头上有许多分裂的细胞，这就是毛球，毛球是头发的发端，在毛球的上半球生有色素细胞。在真皮层中，有与毛囊一同深入的皮脂腺，它的主要作用是分泌油脂，滋润头发，并且可以根据其分泌的多少来决定头发的属性（中性、油性、干性）。

2. 发杆

发杆分三层，即表皮层、皮质层、髓质层。

（1）表皮层

表皮层围绕着皮质层，是由角质细胞组成的一种鳞状物质。此鳞状物质越接近头皮部分越平滑，越远离头皮部分越粗糙和不规则。一般头皮的表皮层由6～12层的角状物所组成。不同的发质有不同的形状，结实程度与拉力也不同。鳞的外端都指向发梢。

（2）皮质层

皮质层是头发最重要的部分。皮质层是纤维发质的一部分，由纺锤细胞组成。皮质层占整个发茎的45%，控制头发的水分，决定头发韧性、柔性、弹性和强度。

（3）髓质层

髓质层是头发中心部分，为皮质细胞组织所围绕。髓质层中间有色素存在。

二、人体毛发的分类与生长特点

1. 人体毛发的分类

人体毛发可分为长毛、短毛、毫（毳、绒）毛三种。长毛包括头发、腋毛、阴毛等；短毛有眉毛、睫毛、鼻毛等；毫毛柔软色淡，除手、脚掌和指（趾）末节外，遍布全身。人的头发一般可分为钢发、绵发、油发、沙发、卷发五种。

（1）钢发

钢发比较粗硬，生长稠密，含水量也较多，有弹性，弹力也稳定。

（2）绵发

绵发是比较细软的头发，缺少硬度，弹性较差。

（3）油发

油发油脂较多，弹性较强，抵抗力强，弹性不稳定。

（4）沙发

沙发缺乏油脂，含水量少。

（5）卷发

卷发弯曲丛生，软如羊毛。

由于人体健康状态、分泌状态和保养状态的不同，头发又可分为健康的正常性发、干性发、油性发和受损发。

2. 人体毛发的生长特点

人体毛发的生长分为三个阶段：生长期、休止期和脱落期。

生长期毛发颜色深，毛干粗而有光泽；休止期毛发细而干硬，色淡无光。

头发的生长期为 2～6 年，休止期为 2～3 个月。每天正常脱发一般不超过 100 根。精神紧张、长期失眠或营养不良，会影响毛发生长，造成脱发。

毛发主要具有保护身体、美化人们仪表的作用。健康的毛发能使人的头部免受或减少外界机械性及病菌的伤害，并能调节体温。夏季，毛发能够向体外散发热量；冬季，毛发可以使身体保持一定的温度。

三、人体毛发生长的影响因素

影响人体毛发生长的基本因素可分为内因因素和外因因素。

1. 影响人体毛发生长的主要内因因素

（1）身体健康状况

人身体健康状况不好的时候，会影响毛发的正常生长。

（2）营养吸收状况

人体的营养吸收状况欠佳的时候，由于营养供应不好，会影响毛发的正常生长。

（3）年龄的大小与人体机能减退

随着年龄的不断增大，特别是中老年人，由于人体的各种机能在不断退化，使得营养的吸收状况欠佳，会影响毛发的生长。

（4）精神状况

人的精神长时间处于紧张状态或精神忧郁、突然的过度悲痛等都会影响毛发的正常生长，严重者，会在短时间内出现毛发大面积脱落。

2. 影响人体毛发生长的主要外因因素

（1）生活环境的干湿状况

长时间处于干燥的环境中，毛发不能及时得到水分的补充，会出现干燥、断裂等现象，影响毛发的正常生长。

（2）生活环境的温度高低

经常生活在高温或低温的环境中，会影响毛发的正常生长。

(3) 日常养护

日常养护方法不正确，会影响毛发的生长：

1）日常梳理方法正确与否与梳理次数的多少会影响毛发的正常生长。

2）日常的洗涤方法和洗涤用品选择的正确与否会影响毛发的正常生长。

3）恶劣环境的伤害，如长时间的日晒、紫外线的照射、经常在有“漂白粉”的泳池中游泳，以及生活在风沙等环境中，均会影响毛发的正常生长。

4）频繁的烫发、染发，也会造成毛发发质变差而影响毛发的正常生长。

(4) 清洁、护发用品的选用

毛发清洁用品、护理用品选购不当，或质地低劣，都会对毛发造成损伤，从而影响毛发正常生长。

了解了影响毛发正常生长的主要内外因因素后，就要加强对毛发的日常保养：掌握正确的头发梳理方法，注意在恶劣的环境中保护好头发，注意防寒、保温、保湿、防晒、防止紫外线；正确地选择头发的清洁用品和养护用品；注意调整工作节奏，劳逸结合，保持良好心态与心情。以上这些保养方法都会使头发减缓衰老，保持正常的毛发生长。

第7章 中医学基础知识

第1节 阴阳的基本知识

一、阴阳的概念

阴阳是对自然界相互关联的某些事物或现象对立双方属性的概括，是中国古代哲学的一对范畴。阴阳的最初含义很朴素，是指日光的向背，向日为阳，背日为阴，后来引申为气候的冷暖，方位的上下、左右、内外，运动状态的躁动和宁静等。古代思想家看到一切现象都有正反两个方面，就用阴阳这个概念来解释自然界两种对立和消长的物质势力。一般来说，凡是运动的、外向的、上升的、温热的、明亮的、无形的、兴奋的都属于阳；相对静止的、内守的、下降的、寒冷的、晦暗的、有形的、抑制的都属于阴。

二、阴阳学说的基本内容

阴阳学说的基本内容包括以下5个方面：

1. 阴阳对立制约

阴阳对立制约，是指属性相反的阴阳双方在一个统一体中的相互斗争、相互制约和相互排斥。阴阳学说认为自然界一切事物或现象都存在着相互对立的阴阳两个方面，如上下、天地、动静、冷热等，这两方面既是对立的，又是统一的，统一是对立的结果。阴阳两个方面的相互对立，主要表现为它们之间的相互制约和相互斗争。制约与斗争的结果，取得了统一，即取得了动态平衡。人体之所以能进行正常的生命活动，就是阴与阳相互对立与制约而取得统一（动态平衡）的结果，如果这种动态平衡遭到破坏，即形成疾病。

2. 阴阳互根互用

阴阳两个方面既是相互对立的又是相互依存、相互为用的。阴依存于阳，阳依存于阴，任何一方都不能脱离另一方而单独存在，每一方都是以对方的存在作为自己存在的条件。阴阳的这种相互依存的关系，称之为阴阳互根。如没有上也就无所谓下，没有热也就无所谓寒。阴阳互根的同时，阴阳还相互滋生、助长对方，这种关系称之为阴阳互用。如精气的互用：精能化气，精是化生的本原；气能生精，气的运动促进精的产生。

3. 阴阳交感与互藏

阴阳交感，是指阴阳二气在运动中相互感应而交合，即相互发生作用。阴阳二气的运动是永恒的，当它们在运动中相遇而处于和谐状态时，就会发生交感作用。阴阳的相互交感，使对立着的两种事物或力量统一于一体，于是产生了自然界，产生了万物，产生了人类，并使自然界时时处于运动变化之中。

阴阳互藏，是指相互对立的阴阳双方中的任何一方都包含着另一方，即阴中有阳，阳中有阴。事物或现象的阴阳属性是依据其所涵属阴与属阳成分的比例大小而定的。一般来说，表示事物属性的成分占绝对大的比例并呈显像状态；而被寓涵于事物或现象内部不得显露的成分占较小的比例，它虽不能代表事物的属性，但有非常重要的调控作用。阴阳互藏是阴阳双方交感合和的动力根源，是构筑阴阳双方相互依存、相互为用关系的基础和纽带，是阴阳消长与转化的内在根据。

4. 阴阳消长

阴和阳之间的对立制约、互根互用不是处于静止不变的状态，而是处于“此消彼长”或“皆消皆长”的运动变化之中。在一定限度内，阴阳之间不断地互为消长，保持着阴阳的动态平衡，维持着事物正常的发展变化。

5. 阴阳转化

阴阳转化是指阴阳对立的双方，在一定的条件下，可以各自向其相反的方向转化，即阴可以转化为阳，阳也可以转化为阴，阴阳互相转化，一般都表现在事物变化的“物极”阶段，即“物极必反”。如果说“阴阳消长”是一个量变的过程，则阴阳转化便是在量变基础上的质变。

6. 阴阳自和与平衡

阴阳自和是指阴阳双方自动维持和自动恢复其协调平衡状态的能力和趋势。对生命体而言，阴阳自和是生命体内的阴阳二气在生理状态下的自我协调和病理状态下的自我恢复平衡的能力。“和”是协调之意。阴阳平衡，是指阴阳双方在相互斗争、相互作用中处于大体均势的状态，即阴阳协调和相对稳定的状态。这种平衡是动态的正常限度之内的平衡，而非绝对的静态平衡。这种平衡在自然界标志着气候的正常变化，四时寒暑的正常更替，在人体标志着生命活动的稳定、有序、协调。

阴阳学说被广泛应用于中医学的各个领域。用以阐明人体的生理功能、病理变化，并指导临床的诊断和防治，是中医学重要的理论基础。

第 2 节　五行的基本知识

一、五行的概念、特性及归类

五行，即木、火、土、金、水五种物质及其运动变化。这里的“五行”，不再特指木、火、土、金、水五种物质本身，而是一个抽象的哲学概念，古人以五行的抽象特性来归纳自然界的各种事物和现象。在中医学中，五行学说用来阐释人体的局部与局部、局部与整体、体表与内脏的有机联系以及人体与外界环境的统一，以说明人体的生理病理，并指导疾病的治疗。

具有生长、升发、条达、舒畅等性质或作用的事物和现象，均归属于木；具有温热、上升、光明等性质或作用的事物和现象，均归属于火；具有生化、承载、受纳等性质或作用的事物和现象，均归属于土；具有清洁、沉降、收敛等性质和作用的事物和现象，均归属于金；具有寒凉、滋润、下行、闭藏等性质和作用的事物和现象，均归属于水。自然界和人体及相关现象的五行归属，见表7—1。

表7—1 事物属性五行归类表

自然界						五行	人体						
五味	五色	五化	五气	五方	五季		五脏	五腑	五官	五体	五华	五志	五液
酸	青	生	风	东	春	木	肝	胆	目	筋	爪	怒	泪
苦	赤	长	暑	南	夏	火	心	小肠	舌	脉	面	喜	汗
甘	黄	化	湿	中	长夏	土	脾	胃	口	肉	唇	思	涎
辛	白	收	燥	西	秋	金	肺	大肠	鼻	皮	毛	悲	涕
咸	黑	藏	寒	北	冬	水	肾	膀胱	耳	骨	发	恐	唾

二、五行学说的基本内容

五行学说的基本内容包括五行相生与相克、五行制化与胜复、五行相乘与相侮和五行母子相及四个方面。

1. 五行相生与相克

五行相生是指一事物对另一事物具有促进、助长和滋生的作用。五行相生的次序是：木生火，火生土，土生金，金生水，水生木，依次相生，循环无尽。在相生关系中，任何一行都有“生我”和“我生”两方面的关系：生我者为母，我生者为子，所以相生关系也称“母子”关系。以火为例，由于木生火，故“生我”者为木，火生土，故“我生”者为土，木为火之母，土为火之子。

五行相克是指一事物对另一事物的生长和功能具有抑制和制约的作用。五行相克的次序是：木克土，土克水，水克火，火克金，金克木，依次相克，循环无尽。在相克关系中，任何一行都有“克我”和“我克”两方面的关系：“克我”者为我所不胜，“我克”者为我所胜，所以相克关系又叫“所胜”与“所不胜”的关系。以土为例，“克我”者木，则木为土之“所不胜”，“我克”者水，则水为土之“所胜”。

2. 五行制化与胜复

五行制化，是指五行之间相互滋生，又相互制约，维持平衡协调，推动事物间稳定有序的变化与发展。由于五行中每一行都存在着“生我”“我生”“克我”“我克”四个方面的联系，因此对每一行来说都是克中有生，生中有克，形成了五行间既相互生化，又相互制约的“制化”关系。

没有生，就没有事物的发生和成长；没有克，就不能维持正常协调关系下的变化与发展。只有“化中有制”才能维持和促进事物相对的平衡协调和发展变化。

五行胜复，又称“子复母仇”，是指五行中一行亢盛（即胜气），则引起其所不胜（即复气）的报复性制约，从而使五行之间复归于协调和稳定。五行胜复是按五行之间相克规律的自我调节，通过胜复调节机制，使五行系统在局部出现不平衡的情况下，自行调节以维持其整体的协调平衡。

3. 五行相乘与相侮

五行相乘，是指五行中一行对其所胜行的过度制约或克制。乘，即乘虚侵袭之意。五行相乘的次序与相克的次序一样，但有本质区别：相克是正常情况下的制约，在人体表示生理现象；相乘是异常情况下的制约，在人体表示病理变化。

五行相侮，是指五行中一行对其所不胜行的反向制约和克制。侮，即欺侮，有恃强凌弱之意。其次序与相克的方向相反。

相乘和相侮，都是不正常的相克现象。二者既有区别也有联系，区别是二者发生相克的次序相反，联系是一者发生的同时，另一者也会发生。

4. 五行母子相及

五行的母子相及包括母病及子和子病及母两种情况。

母病及子，是指五行中的某一行异常，累及其子行，导致母子两行皆异常。母病及子的一般规律是：母行虚弱，引起子行亦不足，终致母子两行皆不足。

子病及母，是指五行中的某一行异常，影响到其母行，终致子母两行皆异常。子病及母的一般规律有三种：一是子行亢盛，引起母行亦亢盛，结果是子母两行皆亢盛，一般称为“子病犯母”；二是子行虚弱，上累母行，引起母行亦不足，终致子母俱不足；三是子行亢盛，损伤母行，以致子盛母衰，一般称为“子盗母气”。

五行学说在中医学中的应用，主要是以五行的特性来分析归纳人体脏腑、经络、形体、官窍等组织器官和精神情志等各种功能活动，构建以五脏为中心的生理病理系统，进而与自然界环境相联系，建立天人合一的五脏系统，并以五行的生克制化规律来分析五脏之间的生理联系，以五行的乘侮和母子相及规律来阐释五脏病变的相互影响，指导疾病的诊断和防治。

第 3 节　脏腑的基本知识

一、脏腑的概念

脏腑，是内脏的总称，按照脏腑的生理功能特点和形态结构，可分为脏、腑和奇恒之腑三类。脏即肝、心、脾、肺、肾，合称为“五脏”（在经络学说中，心包亦作为脏，故又称“六脏”）；腑即胆、胃、小肠、大肠、膀胱、三焦，合称为“六腑”；奇恒之腑即脑、髓、骨、脉、胆、女子包。

二、五脏的生理特点

五脏共同的生理特点是化生和储藏精气。

1. 心

心居胸中两肺之间，有心包护卫于外。其形圆而下尖，如未开的莲花。心为神之居、血之主、脉之宗，在五行属火。其生理功能主要有两方面：一是主血脉，是指心气推动和调控血液在脉管中运行，流注全身，发挥营养和滋润作用；二是藏神，又称主神志或主神明，是指心有统率全身脏腑、经络、形体、官窍的生理活动和主司精神、意识、思维、情感活动和性格倾向等。心的生理特性是：为阳脏而主通明，主通明是指心脉以通畅为本，心神以清明为要。心在体合脉，其华在面，在窍为舌，在志为喜，在液为汗，与夏气相通应。

另外，心包是包在心脏外面的包膜，具有保护心脏的作用，所以外邪侵袭于心，首先心包受病。

2. 肺

肺位于胸腔，左右各一，覆盖于心之上，在五行属金。其主要生理功能有三方面：一是主气、司呼吸，是指肺有主司一身之气生成、运行的作用和主司呼吸，不断吸清排浊，实现机体与外界环境之间的气体交换，以维持人体生命活动的作用；二是主行水，是指肺气的宣发肃降作用推动和调节全身水液的输布和排泄；三是朝百脉而主治节，朝百脉是指全身的血液都通过百脉流经于肺，经肺的呼吸，进行体内外清浊之气的交换，然后再通过肺气宣降作用，将富有清气的血液通过百脉输送到全身，主治节是指肺气具有治理调节肺之呼吸及全身之气、血、水的作用。肺的生理特性：一是肺为华盖，是指肺位在五脏六腑之中最高；二是肺为娇脏，是指肺位最高，邪必先伤，肺为清虚之脏，清轻肃静，不容纤芥，不耐邪气之侵；三是主宣发肃降，宣发是指肺气具有向上升宣和向外周布散的作用，肃降是指肺气具有向内向下清肃通降的作用。肺上通喉咙，在体合皮，其华在毛，在窍为鼻，在志为悲（忧），在液为涕，与秋气相通应。

3. 脾

脾位于中焦，在膈之下，胃的左方，在五行属土。其主要生理功能有两方面：一是主运化，是指脾具有把饮食水谷转化为水谷精微和津液，并把水谷精微和津液吸收、转输到全身各脏腑的生理功能；二是主统血，是指脾有统摄、控制血液在脉中正常运行而不逸出脉外的功能。脾的生理特性：一是脾气主升，是指脾气的运动特点以上升为主，具体表现为升清和升举内脏两方面的生理作用；二是喜燥恶湿，是与胃的喜润恶燥相对而言，由于内外湿皆易困脾，致使脾气不升，影响正常功能的发挥，故脾欲求干燥清爽。在体合肉、主四肢，在窍为口，其华在唇，在志为思，在液为涎，与长夏之气相通应。

4. 肝

肝位于腹部，横膈之下，右胁之内，在五行属木。其主要生理功能有两方面：一是主疏泄，是指肝气具有疏通、畅达全身气机，进而促进精血津液的运行输布、脾胃之气的升降、胆汁的分泌排泄以及情志的舒畅等作用；二是主藏血，是指肝脏具有储藏血液、调节血量和防止出血的功能。肝的生理特性：一是肝为刚脏，是指肝气主升主动具有刚强躁急的生理特性而言；二是肝主升发，是指肝具有升生阳气以启迪诸脏，升发阳气以调畅气机的作用。肝在体合筋，其华在爪，在窍为目，在志为怒，在液为泪，与春气相通应。

5. 肾

肾位于腰部脊柱两旁，左右各一，在五行属水。由于肾藏有“先天之精”，为脏腑阴阳之本，生命之源，故称肾为“先天之本”。其主要生理功能有三方面：一是藏精，主生长发育、生殖，脏腑气化，藏精是指肾具有储存、封藏精气的生理功能，主生长发育和生殖是指人体的生命过程及生命过程中的生殖能力都依赖于肾精和肾气的盛衰，脏腑气化是指由脏腑之气的升降出入运动推动和调控着各脏腑形体官窍的功能，进而推动和调控着机体精气血津液各自的新陈代谢及其与能量的相互转化的过程，肾精、肾气及其分化的肾阴、肾阳在推动和调控脏腑气化过程中起着极其重要的作用；二是主水，是指肾气具有主司和调节全身水液代谢的功能；三是主纳气，是指肾气有摄纳肺所吸入的自然界清气，保持呼吸的深度，防止呼吸表浅的作用。肾的生理特性是：主蛰守位，主蛰是指潜藏、封藏、闭藏之性，是对其藏精功能的高度概况，守位是指肾中相火（肾阳）涵于肾中潜藏不露，以发挥其温煦、推动等作用。肾在体合骨、生髓，其华在发，在窍为耳及二阴，在志为恐，在液为唾，与冬气相通应。

三、六腑的生理特点

六腑共同的生理特点是受盛和运化水谷。

1. 胆

胆居六腑之首，又为奇恒之腑。胆在右胁下与肝相连，附于肝之短叶间，是中空的囊状器官，内藏胆汁。胆的生理功能主要有两方面：一是储存和排泄胆汁，胆汁由肝精肝血化生后进入胆囊，由胆腑浓缩并储藏，在肝气的疏泄作用下排入肠中，以促进饮食水谷的消化和吸收；二是主决断，是指胆在精神意识思维活动中，具有判断事物、作出决定的作用。胆与肝不仅有足厥阴肝经与足少阳胆经相互络属其间，而且肝胆直接相连，故二者互为表里。

2. 胃

胃位于腹腔上部，上接食道，下通小肠。它的主要生理功能有两方面：一是主受纳水谷，是指胃气具有接受和容纳饮食水谷的作用；二是主腐熟水谷，是指胃气将饮食物初步消化，并形成食糜的作用。胃的生理特性：一是主通降，是指胃气宜保持通畅下降的运动趋势；二是喜润恶燥，是指胃当保持充足的津液以利饮食物的受纳、腐熟和通降。脾和胃同属消化系统的主要脏器，机体的消化运动主要依赖于脾和胃的生理功能。机体生命活动的持续和气血津液的生化，都有赖于脾胃运化的水谷精微，所以称脾胃为气血生化之源，为“后天之本”。足太阴脾经与足阳明胃经相互络属，故胃与脾相表里。

3. 小肠

小肠位于腹中，上接胃，下接大肠，是一个比较长的呈迂曲回环叠积之状的管状器官。它的主要生理功能是受盛化物和泌别清浊，受盛化物是指小肠接受胃腑下传的食糜而盛纳之一段时间，并对其进一步消化，泌别清浊是指小肠中的食糜在消化的过程中分为清浊两部分，清者即水谷精微，被吸收入体内，浊者即食物残渣和部分水液，继续被向下传送。手少阴心经与手太阳小肠经在心与小肠之间相互络属，故小肠与心相表里。

4. 大肠

大肠位于腹中，上接小肠，下端即肛门。它的主要生理功能是传化糟粕与主津。传，是传导之意，即接上传下；化，是变化之意，即将小肠下传的食物残渣中的多余水液吸收，形成粪便。由于大肠主要吸收的是大量水液，故大肠主津。手太阴肺经与手阳明大肠经相互络属，故大肠与肺相表里。

5. 膀胱

膀胱位于小腹中央，居肾之下，大肠之前，是一个中空的囊状器官。它的生理功能是储存和排泄尿液。足少阴肾经与足太阳膀胱经相互络属，且肾与膀胱在水液代谢方面亦直接相关，故肾与膀胱相表里。

6. 三焦

三焦概念有二：一是作为六腑之一的三焦，有特定的形态结构和生理功能，据多年的考证与研究，大多认为是指腹腔中的肠系膜及大小网膜等组织，其功能是疏通水道和运行水液；二是作为部位划分之三焦，是上焦、中焦和下焦的合称，包含了上至头下至足的整个人体，上焦指膈以上的胸部及头面部，有人将上肢也归于上焦，中焦指膈以下、脐以上的上腹部，下焦指脐以下的部位，此三焦已经超出了实体六腑的概念，并非一个位于腹中的实体性脏器，其生理功能是通行诸气和运行水液。手厥阴心包经与手少阳三焦经相互络属，故三焦与心包互为表里。

四、精、气、血、津液、神基本知识

精、气、血、津液，是人体脏腑经络、形体官窍进行生理活动的物质基础，是构成人体和维持人体生命活动的基本物质。而这些物质的生成及其在体内的代谢，又依赖于脏腑经络、形体官窍的正常生理活动才得以进行。神是人体生命活动的主宰及其外在总体表现的统称。神的产生以精、气、血、津液作为物质基础，是脏腑精气运动变化和相互作用的结果，同时神也对脏腑精气及其生理活动有着主宰和调节作用。

1. 精

精是由禀受于父母的生命物质与后天水谷精微相融合而形成的一种精华物质，是人体生命的本原，是构成人体和维持人体生命活动的最基本物质。精一般呈液态储藏于脏腑之中或流动于脏腑之间。精有广义、狭义之分：狭义之精，是指具有繁衍后代作用的生殖之精；广义之精，是指精华、精微之意，人体内的血、津液、髓以及水谷精微等一切精微物质，均属于广义之精。但从具体物质的生成与功能而言，精与血、津液、髓的概念是有区别的。一般来说，精概念的范畴（也为精的分类），仅限于先天之精、水谷之精、生殖之精及脏腑之精，并不包含血、津液及髓。先天之精禀受于父母，是构成胚胎的原始物质。后大之精来源于水谷，又称“水谷之精”。人体之精分藏于五脏，但主要藏于肾中。分藏于五脏之精，能够濡养脏腑，并化气以推动和调控各脏腑的机能；藏于肾中的生殖之精，能够有度排泄以繁衍生命。精的功能有：繁衍生命、濡养、化血、化气和化神。

2. 气

气是人体内活力很强、运行不息的极精微物质，是构成人体和维持人体生命活动的基本物质之一。气运行不息，推动和调控着人体内的新陈代谢，维系着人体的生命进程。气的运动停止，则意味着生命的终结。人体的气来源于先天之精所化生的先天之气（即元气）、水谷精微所化生的水谷之气和自然界的清气三者，后两者又合称为后天之气（即宗气）。一身之气的生成，是脾、肾、肺等脏腑的综合协调作用的结果。气主要有推动与调控作用、温煦与凉润作用、防御作用、固摄作用、中介作用。根据气的主要来源、分布部位和功能特点，可以把气分为人身之气，元气、宗气、营气、卫气和脏腑、经络之气三个层面。气的运动，称做“气机”，有升、降、出、入四种基本形式。气的运动而产生的各种变化，称为“气化”，体内精气、血、津液各自的代谢及其相互转化，是气化的基本形式。

3．血

血是循行于脉中而富有营养的红色液态物质，是构成人体和维持人体生命活动的基本物质之一。水谷精微和肾精在脾胃、心肺、肾的共同作用下化生为血液。化生为血之后，在心、肺、肝、脾的作用下正常运行。血的运行过程中受以下因素的影响：气的推动与固摄作用之间、温煦与凉润作用之间的协调平衡，脉道的完好无损与畅通无阻，血液的清浊及黏稠状态，以及病邪的存在。血具有濡养和化神两方面的功能。血循脉流于全身，为脏腑、经络、形体、官窍的生理功能提供营养物质，是人体生命活动的根本保证。

4．津液

津液是机体一切正常水液的总称，包括各脏腑、形体、官窍的内在体液及其正常的分泌物，如胃液、肠液和泪、涕、唾等。一般来说，质地较清稀，流动性大，主要分布于体表皮肤、肌肉和孔窍等部位，并能渗入血脉之内，起滋润作用的，称为津；质地较稠厚，流动性较小，灌注于骨节、脏腑、脑、髓等组织，起濡养作用的，称为液。津液具有滋润濡养和充养血脉的生理功能。津液来源于饮食水谷，通过脾胃的运化和相关脏腑的生理功能而生成。津液的输布主要是依靠脾、肺、肾、肝和三焦等脏腑生理功能的协调配合来完成的。津液的排泄主要通过排出尿液和汗液来完成，此外，呼气和粪便也带走一些水分，因此津液的排泄主要与肾、肺、脾的生理功能有关。

5．神

神是人体生命活动（包括生理活动和心理活动）的主宰及其外在总体表现的统称。狭义之神指人的精神、意识、思维活动。精、气、血、津液是产生神的物质基础。在自然环境与社会环境的外界刺激下，人体内部脏腑做出反应产生神。神的作用有三：一是调节精、气、血、津液的代谢，二是调节脏腑的生理功能，三是主宰人体的生命活动。

人体是一个有机的整体，精、气、血、津液、神之间有着相互依存、相互制约的关系。从生命活动的大体上来看，人体可分为“形”与“神”

两个部分。精、气、血、津液均是人体内的基本精微物质，是产生一切机能和维持生命活动的物质基础，皆归属于“形”。而人体生命的主宰及总体现，概称之为“神”。形与神二者之间相辅相成、相互依附而不可分割，形神统一是生命存在的根本保证。

第4节 经络、腧穴的基本知识

一、经络概述

经络是人体运行气血、联络脏腑、沟通内外、贯串上下的径路，是经脉和络脉的总称。“经”指经脉，有路径的含义，为直行的主干，较大。“络”指络脉，有网络的含义，为经脉别出的分支，较小。经与络纵横交错，遍布全身。

人体经脉系统主要为十四经脉，即手三阴经、手三阳经、足三阴经、足三阳经等十二经脉，再加上任脉、督脉。

二、腧穴分类

分布在人体的腧穴很多，大体分为十四经穴、经外奇穴、阿是穴三类。凡归属于十二经脉与任、督二脉的腧穴，称十四经穴，简称“经穴”，全身经穴共有361个。凡既有一定名称，又有明确位置，但尚未归入十四经系统的腧穴，统称经外奇穴，简称“奇穴”。那些既无具体名称，也无固定部位，而是以压痛或其他反应点来定的腧穴，称阿是穴。

三、十四经脉及腧穴

主要介绍十四经脉的体表分布线、主治概要及常用腧穴和经外奇穴。

1. 手太阴肺经

(1) 体表穴位分布线

起于胸前壁外上方的中府穴，循上肢内侧前缘，沿鱼际，止于拇指桡侧端的少商穴。左右各11穴（见图7—1）。

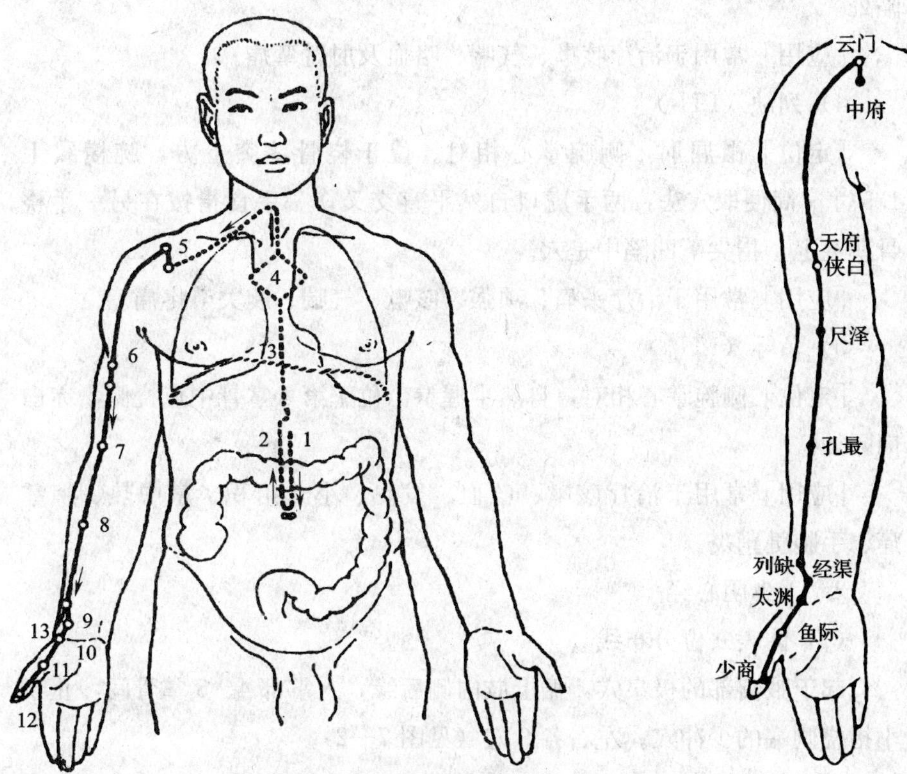

图 7—1　手太阴肺经经脉循行、腧穴示意图

（2）主治概要

本经腧穴主治咳嗽、气喘、咯血、咽喉肿痛等肺系疾患，及经脉循行部位的其他病症。

（3）常用腧穴

1）中府（LU_1）

［定位］正座或仰卧。位于胸前壁外上方，距前正中线旁开 6 寸，平第 1 肋间隙处。

［应用］常用于治疗咳嗽、气喘、胸胀痛、上肢及肩背疼痛。

2）云门（LU_2）

［定位］正座或仰卧。位于胸前壁外上方，肩胛骨喙突上方，距前正中线旁开 6 寸，锁骨下窝凹陷处。

［应用］常用于治疗咳嗽、气喘、胸痛、肩背疼痛。

3）尺泽（LU_5）

［定位］仰掌，微屈肘。位于肘横纹中，肱二头肌腱桡侧缘凹

陷处。

[应用] 常用于治疗咳嗽、气喘、咯血及肘臂挛痛。

4）列缺（LU_7）

[定位] 微屈肘，侧腕掌心相对。位于桡骨茎突上方，腕横纹上1.5寸。简便取穴法：两手虎口自然平直交叉，一手食指按在另一手桡骨茎突上，指尖下凹陷中是穴。

[应用] 常用于治疗头痛、项强、咳嗽、气喘、腕关节疼痛。

5）鱼际（LU_{10}）

[定位] 侧腕掌心相对，自然半握拳。位于第1掌骨中点桡侧，赤白肉际处。

[应用] 常用于治疗咳嗽、咳血、发热、小儿疳积、掌中热、腕掌痛、手腕腱鞘炎。

2. 手少阴心经

(1) 体表穴位分布线

起于腋窝部的极泉穴，循上肢内侧后缘，入掌部4、5掌骨间，止于小指桡侧端的少冲穴。左右各9穴（见图7—2）。

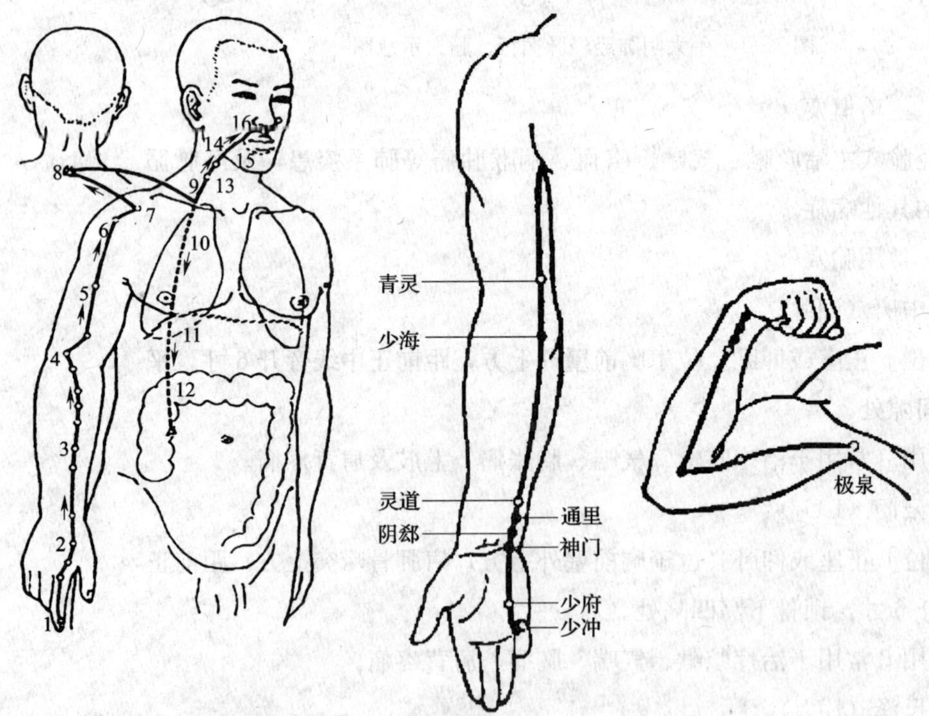

图7—2　手少阴心经经脉循行、腧穴示意图

（2）主治概要

本经腧穴主治心、胸、神志病及经脉循行部位的其他病症。

（3）常用腧穴

1）少海（HT_3）

［定位］屈肘。位于肘横纹内侧端与肱骨内上髁连线的中点处。

［应用］常用于治疗心痛、肘臂挛痛、臂麻手颤。

2）通里（HT_5）

［定位］神门穴上 1 寸。

［应用］常用于治疗心悸、头晕、咽痛、腕臂痛。

3）神门（HT_7）

［定位］仰掌，在腕部。位于腕横纹尺侧端，尺侧腕屈肌腱的桡侧凹陷处。

［应用］常用于治疗心痛、心悸、健忘、失眠、癫狂、痫症及胸胁痛。

3. 手厥阴心包经

（1）体表穴位分布线

起于乳头外开 1 寸的天池穴，上行腋窝，循上肢内侧中间，入掌中 2、3 掌骨间，止手中指尖端的中冲穴，左右各 9 穴（见图 7—3）。

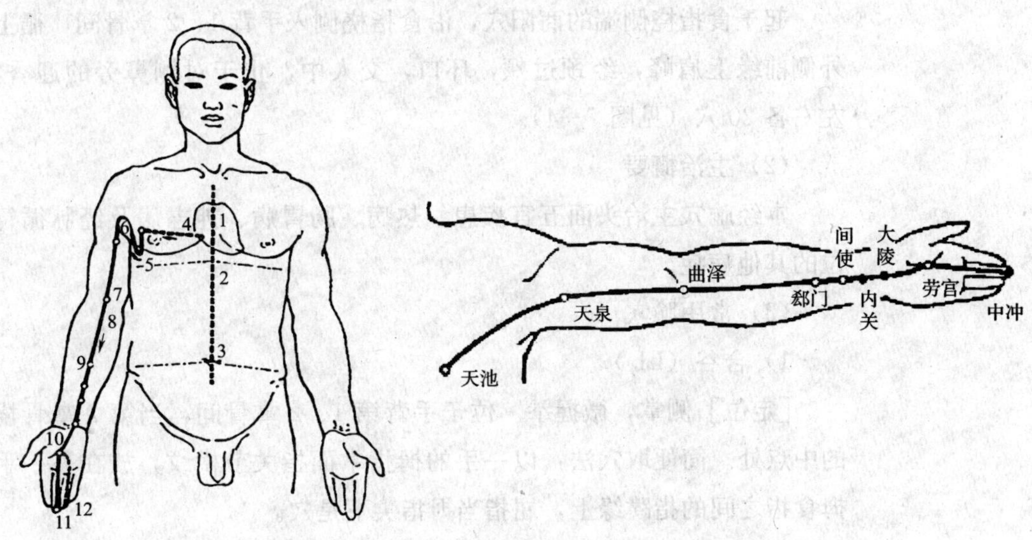

图 7—3　手厥阴心包经经脉循行、腧穴示意图

（2）主治概要

本经腧穴主治心、心包、胸、胃、神志病，以及经脉循行部位的其他病症。

(3) 常用腧穴

1) 曲泽（PC_3）

[定位] 微屈肘，位于肘横纹中，肱二头肌腱尺侧缘。

[应用] 常用于治疗心痛、心悸、胃痛、呕吐、热病、肘臂挛痛。

2) 内关（PC_6）

[定位] 仰掌。位于腕横纹上 2 寸，掌长肌腱与桡侧腕屈肌腱之间。

[应用] 常用于治疗心痛、心悸、胸闷、胸痛、胃痛、热病、上肢痹痛。

3) 大陵（PC_7）

[定位] 仰掌。位于腕横纹正中，掌长肌腱与桡侧腕屈肌腱之间。

[应用] 常用于治疗心痛、心悸、胃痛、口臭、腕关节疼痛。

4) 劳宫（PC_8）

[定位] 在手掌心，第 2、3 掌骨中间。简便取穴法：握拳，中指尖下是穴。

[应用] 常用于治疗心痛、呕吐、口疮、口臭、癫狂痫症。

4. 手阳明大肠经

(1) 体表穴位分布线

起于食指桡侧端的商阳穴，沿食指桡侧入手背 1、2 掌骨间，循上肢外侧前缘上肩峰，经颈过颊，环口，交人中，止于对侧鼻旁的迎香穴。左右各 20 穴（见图 7—4）。

(2) 主治概要

本经腧穴主治头面五官疾患、热病、肠胃病、神志病及经脉循行部位的其他病症。

(3) 常用腧穴

1) 合谷（LI_4）

[定位] 侧掌，微握拳。位于手背第 1、2 掌骨间，当第 2 掌骨桡侧的中点处。简便取穴法：以一手的拇指掌面指关节横纹，放在另一手的拇食指之间的指蹼缘上，屈指当拇指尖下是穴。

[应用] 常用于治疗头面五官疾患，发热恶寒等外感病症，热病无汗或多汗、经闭、滞产等妇科病症。

2) 阳溪（LI_5）

[定位] 位于腕背横纹桡侧，当拇指跷起时拇短伸肌腱与拇长伸肌腱

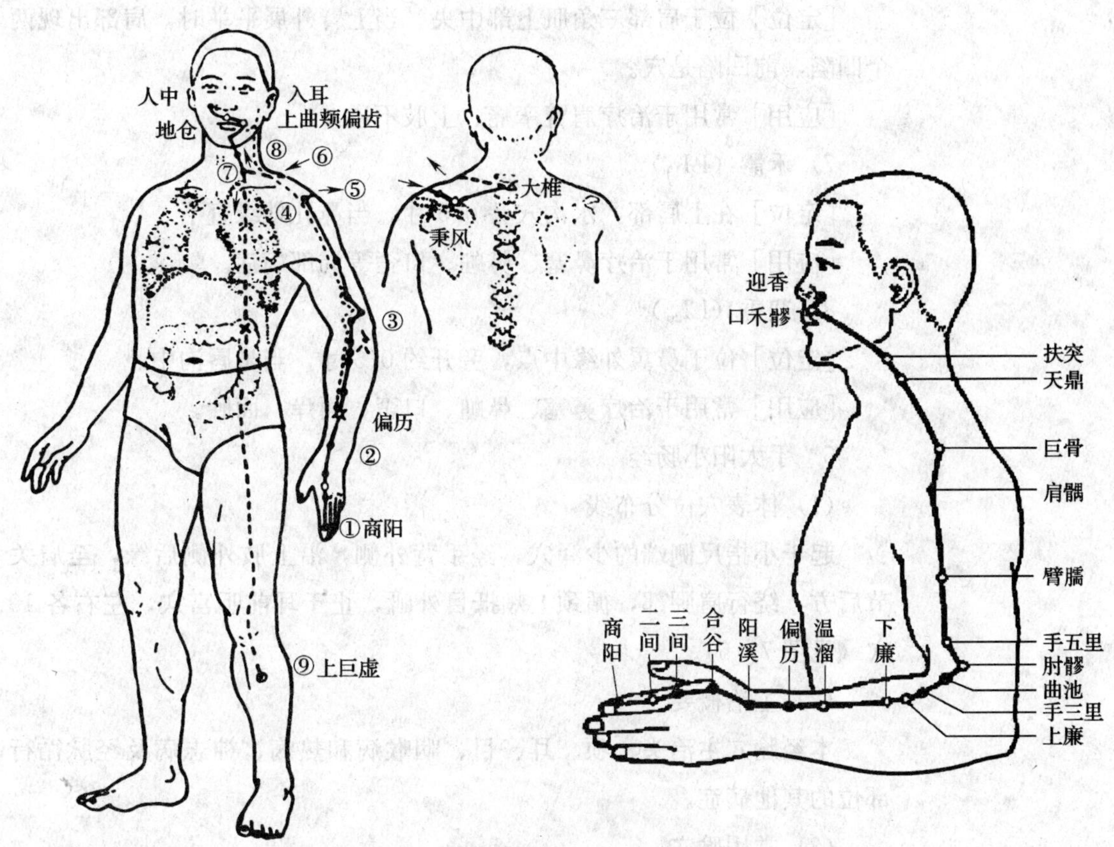

图 7—4　手阳明大肠经经脉循行、腧穴示意图

之间的凹陷中。

［应用］常用于治疗头痛、齿痛、手腕痛。

3）手三里（LI_{10}）

［定位］侧腕屈肘，位于在前臂背面桡侧，肘横纹下 2 寸处。

［应用］常用于治疗上肢不遂、手臂疼痛麻木、腹痛、腹泻。

4）曲池（LI_{11}）

［定位］侧腕屈肘成直角，位于肘横纹外侧端与肱骨外上髁连线中点。

［应用］常用于治疗手臂痹痛、上肢不遂、热病、高血压、肠胃及五官热症，以及瘾疹、湿疹等皮肤外科疾患。

5）臂臑（LI_{14}）

［定位］在臂外侧。位于曲池穴上 7 寸处，当三角肌止点处。

［应用］常用于治疗颈项拘急、肩臂疼痛、目疾、颈淋巴结炎。

6）肩髃（LI_{15}）

［定位］位于肩部三角肌上部中央。当上臂外展平举时，肩部出现两个凹陷，前凹陷是穴。

［应用］常用于治疗肩臂挛痛、上肢不遂。

7）禾髎（LI_{19}）

［定位］在上唇部，水沟穴旁 0.5 寸，当鼻孔外缘直下。

［应用］常用于治疗鼻塞、鼻衄、口歪等局部病症。

8）迎香（LI_{20}）

［定位］位于鼻翼外缘中点，旁开约 0.5 寸，当鼻唇沟中。

［应用］常用于治疗鼻塞、鼻衄、口歪、面痒、面肿。

5. 手太阳小肠经

（1）体表穴位分布线

起于小指尺侧端的少泽穴，经手背外侧，沿上肢外侧后缘，至肩关节后方，绕行肩胛部，循颈上颊抵目外眦，止于耳前听宫穴。左右各 19 穴（见图 7—5）。

（2）主治概要

本经腧穴主治头、项、耳、目、咽喉病和热病、神志病及经脉循行部位的其他病症。

（3）常用腧穴

1）后溪（SI_3）

［定位］微握拳。位于第五掌指关节后的远侧掌横纹头赤白肉际处。

［应用］常用于治疗头项强痛、腰腿痛、手指及肘臂挛痛、耳聋。

2）小海（SI_8）

［定位］屈肘。位于尺骨鹰嘴与肱骨内上髁之间凹陷处。

［应用］常用于治疗肘臂疼痛、麻木。

3）肩贞（SI_9）

［定位］臂内收。位于腋后纹头上 1 寸。

［应用］常用于治疗肩臂疼痛、上肢不遂。

4）天宗（SI_{11}）

［定位］位于肩胛骨岗下窝中央凹陷处，平第 4 胸椎。

［应用］常用于治疗肩胛疼痛、肘臂外后侧痛、咳喘、乳痛。

5）肩外俞（SI_4）

［定位］在背部，位于第 1 胸椎棘突下旁开 3 寸。

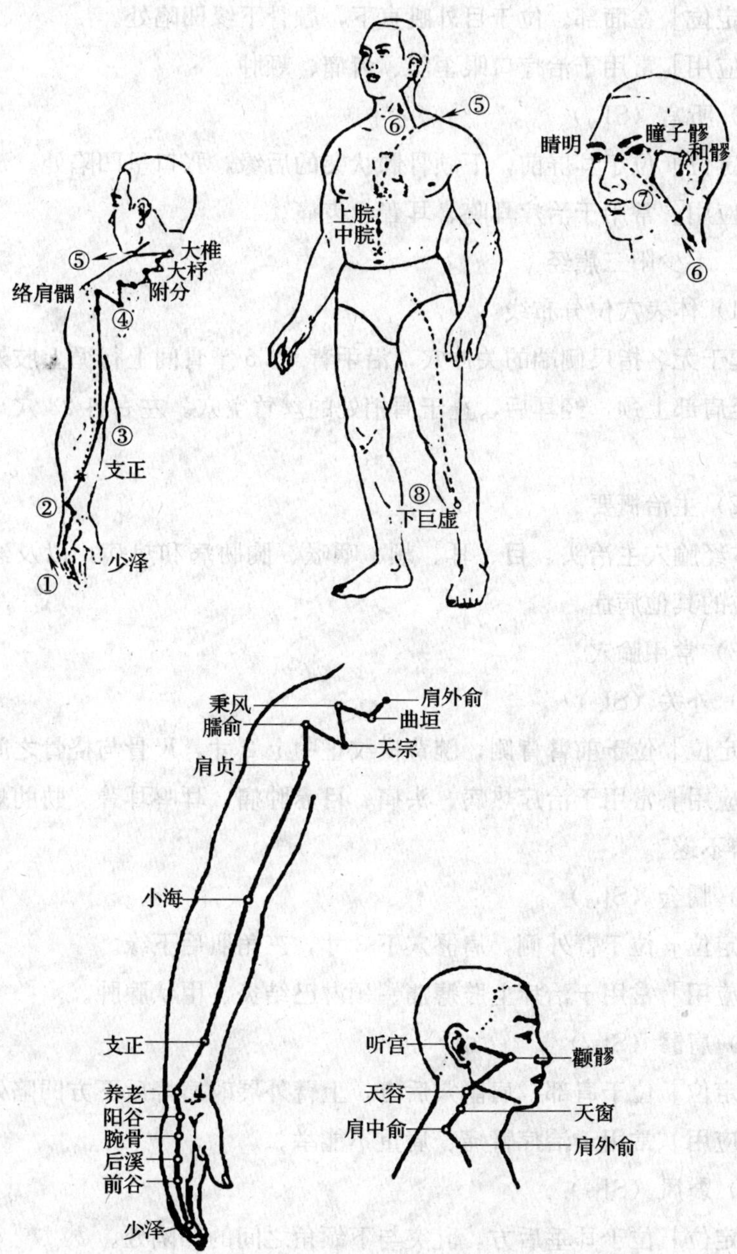

图 7—5　手太阳小肠经经脉循行、腧穴示意图

[主治] 常用于治疗肩背酸痛、颈项强急、肘臂痛。

6）肩中俞（SI_{15}）

[定位] 在肩背部。位于第 7 颈椎棘突下旁开 2 寸。

[应用] 常用于治疗肩背疼痛、咳嗽、气喘。

7）颧髎（SI_{18}）

[定位] 在面部。位于目外眦直下，颧骨下缘凹陷处。

[应用] 常用于治疗口眼歪斜、齿痛、颊肿。

8）听宫（SI_{19}）

[定位] 位于耳屏前，下颌骨髁状突的后缘，张口呈凹陷处。

[应用] 常用于治疗耳鸣、耳聋、齿痛。

6. 手少阳三焦经

（1）体表穴位分布线

起于无名指尺侧端的关冲穴，沿手背 4、5 掌骨间上行循上肢外侧中间，至肩部上颈，经耳后，止于眉梢处的丝竹空穴。左右各 23 穴（见图 7—6）。

（2）主治概要

本经腧穴主治头、目、耳、颊、咽喉、胸胁病和热病，以及经脉循行部位的其他病症。

（3）常用腧穴

1）外关（SJ_5）

[定位] 位于前臂背侧，腕背横纹正中上 2 寸，尺骨与桡骨之间。

[应用] 常用于治疗热病、头痛、目赤肿痛、耳鸣耳聋、胁肋痛、上肢痿痹不遂。

2）臑会（SJ_{13}）

[定位] 位于臂外侧，肩髎穴下 3 寸，三角肌后下缘。

[应用] 常用于治疗上肢痹痛、颈淋巴结炎、甲状腺肿。

3）肩髎（SJ_{14}）

[定位] 位于肩部，肩髃穴后方，上臂外展时肩峰后下方凹陷处。

[应用] 常用于治疗臂痛、肩重不能举。

4）翳风（SJ_{17}）

[定位] 位于耳垂后方，乳突与下颌角之间的凹陷处。

[应用] 常用于治疗耳鸣、耳聋、口眼歪斜、齿痛颊肿。

5）耳门（SJ_{21}）

[定位] 位于耳屏上切迹前方，下颌骨髁状突后缘，张口有凹陷处。

[应用] 常用于治疗耳鸣耳聋、齿痛、颈颔痛。

6）丝竹空（SJ_{23}）

[定位] 位于眉尾梢凹陷处。

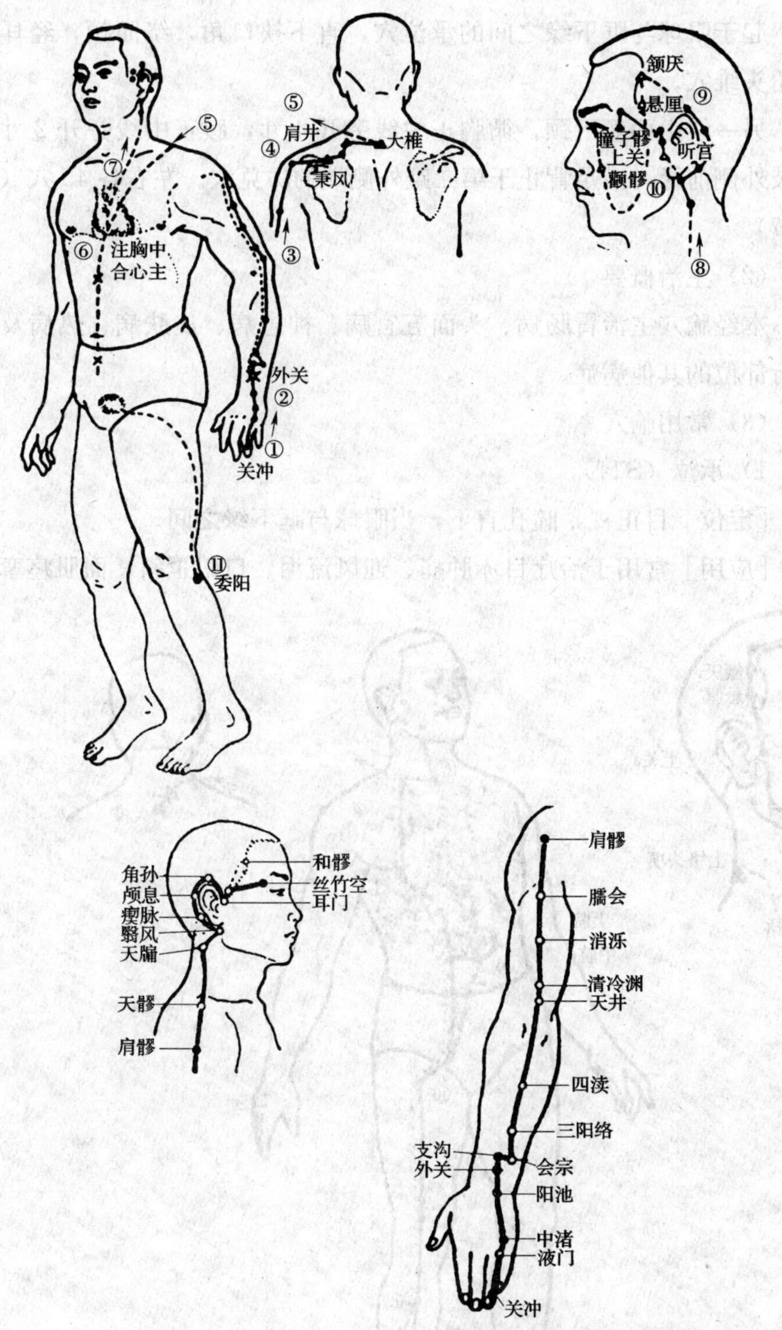

图 7—6　手少阳三焦经经脉循行、腧穴示意图

［应用］常用于治疗头痛、目赤肿痛、眼睑瞤动。

7. 足阳明胃经

（1）体表穴位分布线

起于眼球与眶下缘之间的承泣穴，直下挟口角，绕面颊，经耳前至额角头维穴。

另一线由面颊下颈，循胸正中线旁开 4 寸，腹正中线旁开 2 寸，经下肢外侧前缘，沿足背止于第二趾外侧端的厉兑穴。左右各 45 穴（见图 7—7）。

（2）主治概要

本经腧穴主治胃肠病、头面五官病、神志病、皮肤病、热病及经脉循行部位的其他病症。

（3）常用腧穴

1）承泣（ST_1）

［定位］目正视，瞳孔直下，当眼球与眶下缘之间。

［应用］常用于治疗目赤肿痛、迎风流泪、口眼歪斜、面肌痉挛。

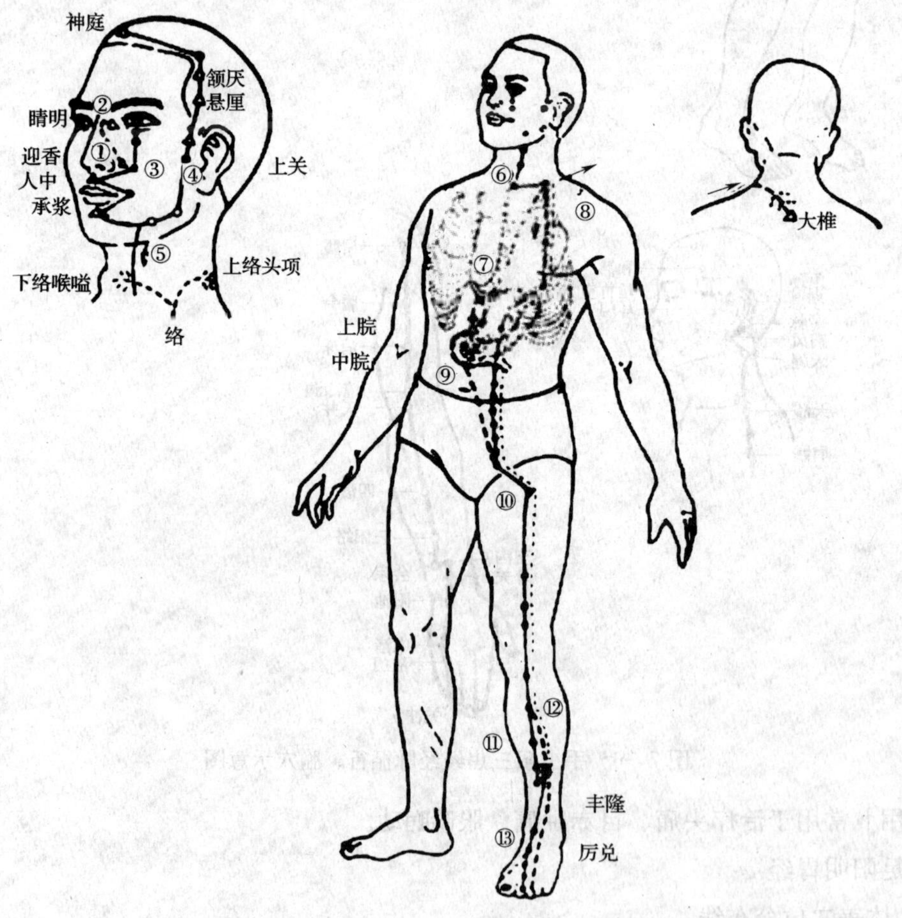

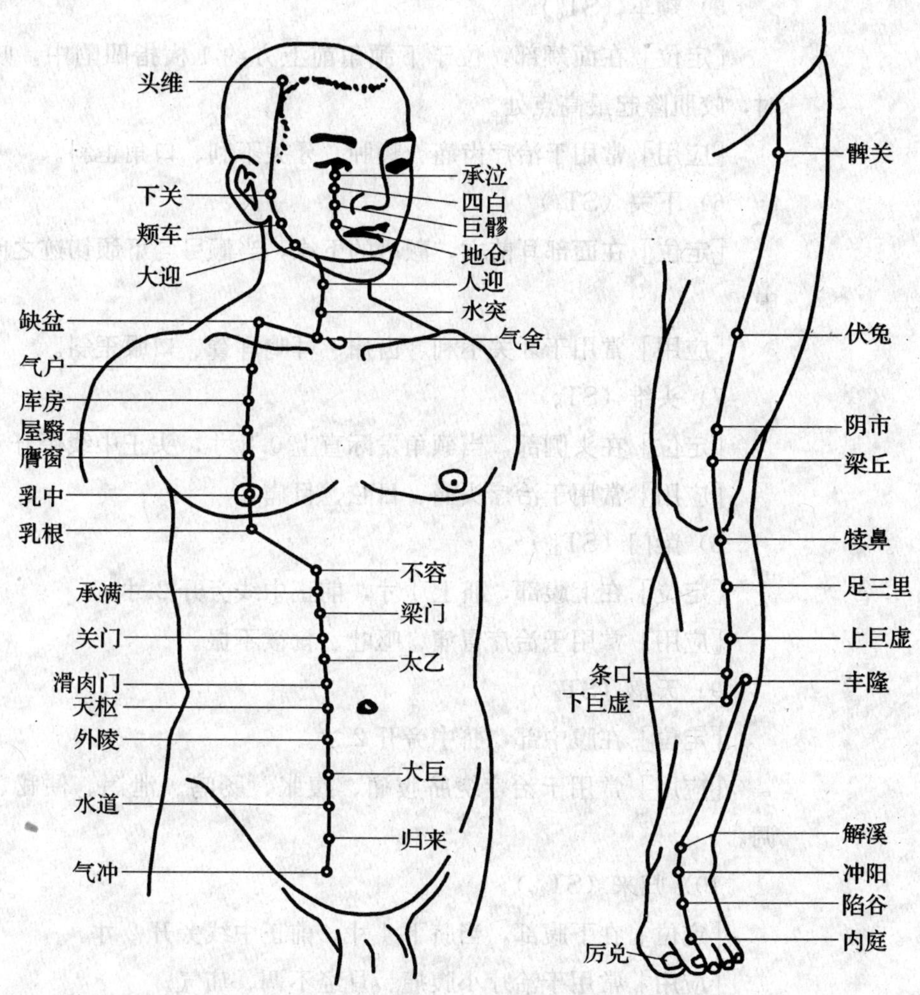

图 7—7　足阳明胃经经脉循行、腧穴示意图

2）四白（ST_2）

［定位］目正视，瞳孔直下，当眶下孔凹陷处。

［应用］常用于治疗目赤痛痒、眼睑瞤动、口眼歪斜、头痛、眩晕。

3）巨髎（ST_3）

［定位］目正视，瞳孔直下，平鼻翼下缘处，当鼻唇沟外侧。

［应用］常用于治疗口眼歪斜、齿痛、鼻衄、唇颊肿等局部五官病症。

4）地仓（ST_4）

［定位］位于面部口角外侧，上直对瞳孔。

［应用］常用于治疗口角歪斜、流涎、齿痛、颊肿。

5）颊车（ST_6）

[定位] 在面颊部，位于下颌角前上方约 1 横指凹陷中，咬紧牙关时，咬肌隆起最高点处。

[应用] 常用于治疗齿痛、颊肿、牙关不利、口角歪斜。

6）下关（ST_7）

[定位] 在面部耳前方，颧弓的下缘，当颧弓与下颌切迹之间的凹陷中。

[应用] 常用于牙关不利、齿痛、耳鸣耳聋、口眼歪斜。

7）头维（ST_8）

[定位] 在头侧部，当额角发际直上 0.5 寸，头正中线旁开 4.5 寸。

[应用] 常用于治疗头痛、目眩、目痛。

8）梁门（ST_{21}）

[定位] 在上腹部，脐上 4 寸，前正中线旁开 2 寸。

[应用] 常用于治疗胃痛、呕吐、食欲不振。

9）天枢（ST_{25}）

[定位] 在腹中部，脐中旁开 2 寸。

[应用] 常用于治疗绕脐腹痛、腹胀、肠鸣、泄泻、便秘、月经不调。

10）归来（ST_{29}）

[定位] 在下腹部，当脐下 4 寸，前正中线旁开 2 寸。

[应用] 常用于治疗小腹痛、月经不调、疝气。

11）气冲（ST_{30}）

[定位] 腹股沟稍上方，脐下 5 寸，距前正中线 2 寸。

[应用] 常用于治疗月经不调、疝气、不孕。

12）梁丘（ST_{34}）

[定位] 屈膝，在大腿外侧前。位于髂前上棘与髌底外侧端的连线上，髌底外上缘上 2 寸。

[应用] 常用于治疗膝肿痛、下肢不遂、胃痛、乳痛。

13）犊鼻（ST_{35}）

[定位] 屈膝。在膝部，髌韧带外侧凹陷中，又名外膝眼。

[应用] 常用于治疗膝痛、关节屈伸不利、下肢麻痹。

14）足三里（ST_{36}）

［定位］在小腿前外侧。当犊鼻穴下 3 寸，胫骨前嵴外一横指处。

［应用］常用于治疗胃痛、呕吐、腹胀、腹泻、下肢痿痹、虚劳诸症，为强壮保健要穴。

15）上巨虚（ST_{37}）

［定位］在小腿前外侧，当犊鼻穴下 6 寸，胫骨前嵴外一横指处。

［应用］常用于治疗肠鸣、腹痛、腹泄、下肢痿痹。

16）下巨虚（ST_{39}）

［定位］在小腿前外侧，当上巨虚穴下 3 寸，胫骨前嵴外一横指处。

［应用］常用于治疗小腹痛、腰脊痛、下肢痿痹。

17）丰隆（ST_{40}）

［定位］外膝眼与外侧踝尖连线之中点。

［应用］常用于治疗头痛、肢肿、便秘。

18）解溪（ST_{41}）

［定位］位于足背踝关节横纹中央凹陷处。

［应用］常用于治疗头痛、眩晕、踝关节疾患、下肢痿痹。

8. 足太阳膀胱经

（1）体表穴位分布线

起于目内眦旁的睛明穴，循额上行，夹头顶正中线，下后项，循脊背正中线旁开 1.5 寸，3 寸两线下行至臀，沿大腿后面会于腘窝，经小腿后面，过外踝后，经足背外侧，止于小趾外侧端的至阴穴。左右各 67 穴（见图 7—8）。

（2）主治概要

本经腧穴主治头、项、目、背、腰、下肢部病症及神志病，背部第一侧线的背俞穴及第二侧线相平的腧穴，主治与其相关的脏腑病和有关的组织器官病症。

（3）常用腧穴

1）睛明（BL_1）

［定位］位于目内眦角稍上方凹陷处。

［应用］常用于治疗目赤肿痛、迎风流泪、视物不明、夜盲、色盲。

2）攒竹（BL_2）

［定位］位于眉头凹陷中，约在目内眦直上。

［应用］常用于治疗头痛、眉棱骨痛、眼睑瞤动、口眼歪斜、目视不明。

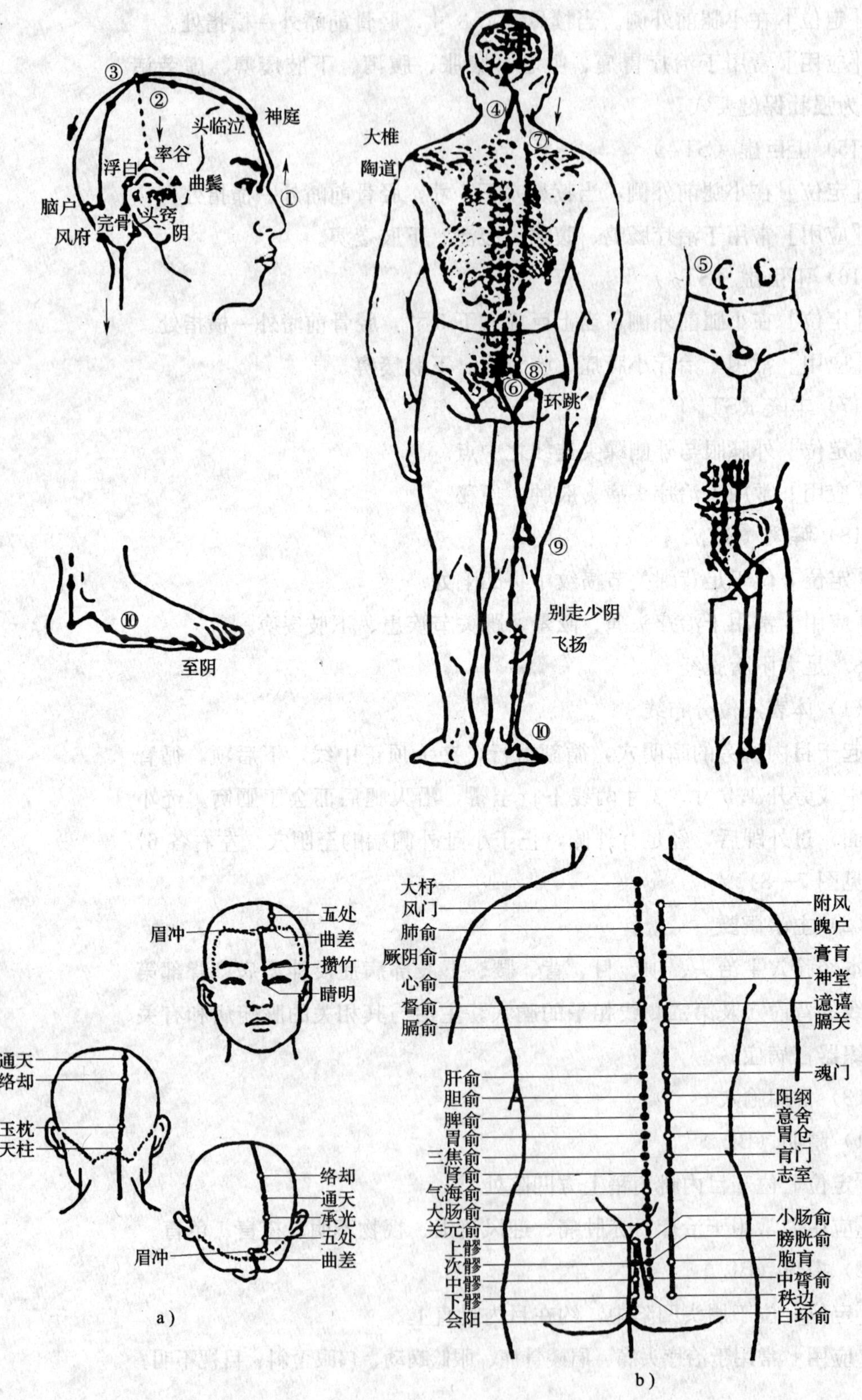
③
②
神庭
头临泣
率谷
浮白
曲鬓
①
脑户
完骨
头窍
阴
风府
大椎
陶道
④
⑦
⑤
⑧
⑥
环跳
⑨
别走少阴
飞扬
⑩
⑩
至阴
五处
眉冲
曲差
攒竹
睛明
通天
络却
玉枕
天柱
络却
通天
承光
五处
眉冲
曲差
a）
大杼
风门
肺俞
厥阴俞
心俞
督俞
膈俞
肝俞
胆俞
脾俞
胃俞
三焦俞
肾俞
气海俞
大肠俞
关元俞
上髎
次髎
中髎
下髎
会阳
附风
魄户
膏肓
神堂
譩譆
膈关
魂门
阳纲
意舍
胃仓
肓门
志室
小肠俞
膀胱俞
胞肓
中膂俞
秩边
白环俞
b）

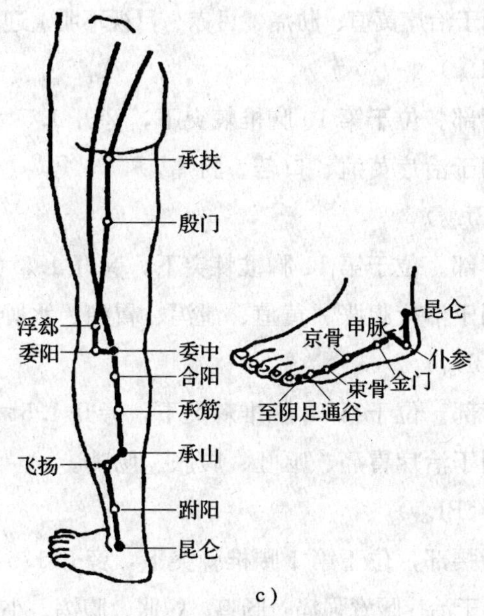

图 7—8　足太阳膀胱经经脉循行、腧穴示意图

3）天柱（BL_{10}）

[定位] 在项部，位于后发际正中直上 0.5 寸，旁开 1.3 寸，当斜方肌外缘凹陷中。

[应用] 常用于治疗头痛、项强、肩背腰痛、眩晕、鼻塞。

4）风门（BL_{12}）

[定位] 在背部。第 2 胸椎棘突下，旁开 1.5 寸。

[应用] 常用于治疗伤风咳嗽、发热头痛、项强、胸背痛。

5）肺俞（BL_{13}）

[定位] 在背部。位于第 3 胸椎棘突下，旁开 1.5 寸。

[应用] 常用于治疗咳嗽、气喘、胸闷、潮热盗汗、背肌劳损。

6）心俞（BL_{15}）

[定位] 在背部。位于第 5 胸椎棘突下，旁开 1.5 寸。

[应用] 常用于治疗心痛、心悸、失眠、健忘、梦遗。

7）膈俞（BL_{17}）

[定位] 在背部。位于第 7 胸椎棘突下，旁开 1.5 寸。

[应用] 常用于治疗呕吐、呃逆、吐血、皮肤瘙痒。

8）肝俞（BL_{18}）

[定位] 在背部。位于第 9 胸椎棘突下，旁开 1.5 寸。

［应用］常用于治疗黄疸、胁痛、目赤、目视不明、迎风流泪、脊背痛。

9）胆俞（BL_{19}）

［定位］在背部。位于第 10 胸椎棘突下，旁开 1.5 寸。

［应用］常用于治疗黄疸、口苦、胁痛。

10）脾俞（BL_{20}）

［定位］在背部。位于第 11 胸椎棘突下，旁开 1.5 寸。

［应用］常用于治疗腹胀、黄疸、泄泻、胃痛、水肿。

11）胃俞（BL_{21}）

［定位］在背部。位于第 12 胸椎棘突下，旁开 1.5 寸。

［应用］常用于治疗胃痛、呕吐、腹胀、肠鸣。

12）三焦俞（BL_{22}）

［定位］在背腰部，位于第 1 腰椎棘突下，旁开 1.5 寸。

［应用］常用于治疗腰脊强痛、肠鸣、腹胀、腹泻、小便不利、水肿。

13）大肠俞

［定位］第 4 腰椎棘突下，旁开 1.5 寸。

［应用］常用于治疗腰腿痛、腰肌劳损、肠炎。

14）肾俞（BL_{23}）

［定位］在背腰部。位于第 2 腰椎棘突下，旁开 1.5 寸。

［应用］常用于治疗头晕、耳鸣、耳聋、腰膝酸痛、遗精、阳痿、月经不调。

15）气海俞（BL_{24}）

［定位］在背腰部。位于第 3 腰椎棘突下，旁开 1.5 寸。

［应用］常用于治疗肠鸣腹胀、痛经、腰痛。

16）关元俞（BL_{26}）

［定位］在背腰部。位于第 5 腰椎棘突下，旁开 1.5 寸。

［应用］常用于治疗腹胀、腹泻、腰骶痛、小便不利、遗尿。

17）膀胱俞（BL_{28}）

［定位］在腰骶部。位于第 2 骶椎棘突下，旁开 1.5 寸。

［应用］常用于治疗小便不利、腰脊强痛。

18）八髎（BL_{31}、BL_{32}、BL_{33}、BL_{34}）

［定位］上、次、中、下髎，左右共八穴，合称八髎。在腰骶部，依次位于第 1、2、3、4 骶后孔中。

［应用］常用于治疗月经不调、白带过多、小便不利、小腹疼痛、腰骶痛、下肢痛。

19）承扶（BL_{36}）

［定位］在大腿后面，位于臀横纹中点。

［应用］常用于治疗腰、骶、臀、股部疼痛及痔疾。

20）殷门（BL_{37}）

［定位］位于承扶与委中穴的连线上，承扶穴下 6 寸。

［应用］常用于治疗腰痛、下肢痿痹。

21）委中（BL_{40}）

［定位］位于腘横纹中央。

［应用］常用于治疗腰背痛、膝关节屈伸不利、下肢痿痹、小便不利、丹毒。

22）承筋（BL_{56}）

［定位］位于委中与承山的连线上，腓肠肌肌腹中央，委中下 5 寸。

［应用］常用于治疗腿痛、下肢麻痹、坐骨神经痛。

23）膏肓（BL_{43}）

［定位］在背部。位于第 4 胸椎棘突下，旁开 3 寸。

［应用］常用于治疗咳嗽、气喘、健忘、遗精、肩胛痛。

24）承山（BL_{57}）

［定位］位于腓肠肌肌腹下凹陷的顶端，伸小腿时腓肠肌肌腹下出现人字纹处。

［应用］常用于治疗痔疾、便秘、腰腿拘急疼痛。

25）昆仑（BL_{60}）

［定位］位于外踝尖与跟腱之间的凹陷处。

［应用］常用于治疗头痛、项强、腰骶疼痛、足跟肿痛、难产。

9. 足少阳胆经

（1）体表穴位分布线

起于目外眦旁的瞳子髎穴，斜下耳前，上头角，绕耳后，折回前额，向后至风池下项，经肩上，沿胁肋腰间，下行至臀，循下肢外侧中间，经外踝前过足背，止于第四趾外侧端的足窍阴穴。左右各 44 穴（见图7—9）。

（2）主治概要

本经腧穴主治肝胆病，侧头、目、耳、咽喉病，神志病，热病及经脉循行部位的其他病症。

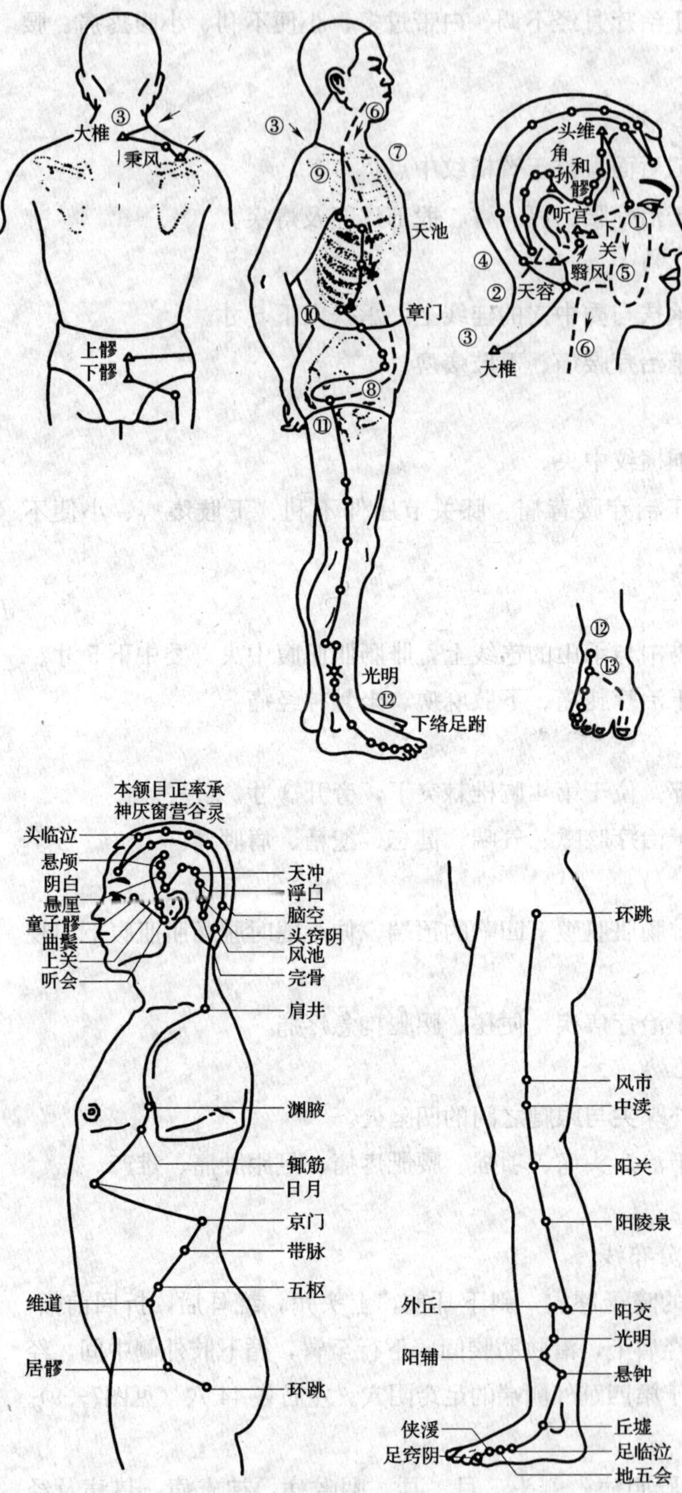

图 7—9　足少阳胆经经脉循行、腧穴示意图

(3) 常用腧穴

1) 瞳子髎 (GB_1)

[定位] 在面部。位于目外眦外侧约 0.5 寸，眶骨外缘凹陷中。

[应用] 常用于治疗头痛、目赤肿痛、迎风流泪。

2) 阳白 (GB_{14})

[定位] 在前额部。目正视，瞳孔直上，眉上 1 寸。

[应用] 常用于治疗前额头痛、目眩、视物模糊、眼睑瞤动。

3) 风池 (GB_{20})

[定位] 在头后项部，枕骨之下。位于胸锁乳突肌与斜方肌上端之间的凹陷处。

[应用] 常用于治疗头痛、颈项强痛、眩晕、目疾、鼻渊、感冒。

4) 肩井 (GB_{21})

[定位] 在肩上。位于大椎与肩峰连线的中点，前直乳中。

[应用] 常用于治疗颈项强痛、肩背疼痛、上肢不遂、乳痈、难产。

5) 环跳 (GB_{30})

[定位] 在股外侧部。侧卧屈股，位于股骨大转子高点与骶管裂孔连线的外 1/3 与内 2/3 交点处。

[应用] 常用于治疗腰腿痛、半身不遂、下肢痿痹。

6) 风市 (GB_{31})

[定位] 位于大腿外侧部的中线上，腘横纹上 7 寸。简便取穴法：垂手直立时，中指尖下是穴。

[应用] 常用于治疗半身不遂、下肢痿痹、遍身瘙痒。

7) 京门 (GB_{25})

[定位] 章门后 1.8 寸，当第 12 肋游离端的下方。

[应用] 常用于治疗胁痛、腹胀、腰痛、泄泻。

8) 阳陵泉 (GB_{34})

[定位] 位于小腿外侧，腓骨小头前下方凹陷处。

[应用] 常用于治疗黄疸、胁痛、口苦、呕吐、半身不遂、小儿惊风。

9) 悬钟 (又名绝骨) (GB_{39})

[定位] 位于小腿外侧，外踝尖上 3 寸，腓骨前缘。

[应用] 常用于治疗痴呆、中风偏瘫、颈项强痛、胸胁肋痛。

10) 丘墟 (GB_{40})

［定位］位于足外踝前下方，趾长伸肌腱的外侧凹陷处。

［应用］常用于治疗颈项痛、胸胁痛、外踝肿痛、足内翻、足下垂。

10. 足太阴脾经

（1）体表穴位分布线

起于足大趾内侧端隐白穴，沿足内侧赤白肉际上行，经内踝前，沿胫骨内侧面后缘上行，至内踝上 8 寸处交出于足厥阴之前，经膝股内侧前缘至腹，循腹正中线旁开 4 寸，胸正中线旁开 6 寸，止于腋下大包穴。左右各 21 穴（见图 7—10）。

（2）主治概要

本经腧穴主治脾胃病、妇科病、前阴病及经脉循行部位的其他病症。

（3）常用腧穴

1）公孙（SP_4）

［定位］位于足内侧缘，第 1 跖骨基底部前下方，赤白肉际处。

［应用］常用于治疗胃痛、呕吐、腹痛、泄泻。

2）三阴交（SP_6）

［定位］位于小腿内侧面，内踝尖上 3 寸，胫骨内侧面后缘处。

［应用］常用于治疗肠鸣腹胀、泄泻、月经不调、带下、滞产、遗尿、失眠。

3）阴陵泉（SP_9）

［定位］位于小腿内侧，胫骨内侧髁后下方凹陷处。

［应用］常用于治疗腹胀、泄泻、水肿、黄疸、小便不利、阴茎痛、膝关节痛。

4）血海（SP_{10}）

［定位］屈膝，位于大腿内侧，髌底内侧端上 2 寸，当股四头肌内侧头的隆起处。简便取穴法：患者屈膝，医者以左手掌心按于患者右膝髌骨上缘，2～5 指向上伸直，拇指约成 45°角斜置，拇指尖下是穴。对侧取法仿此。

［应用］常用于治疗月经不调、瘾疹、皮肤瘙痒、丹毒、膝内侧疼痛。

11. 足少阴肾经

（1）体表穴位分布线

起于足心涌泉穴，斜走舟骨粗隆下，绕内踝后，循下肢内侧后缘，经少腹，循腹正中线旁开 0.5 寸，胸正中线旁开 2 寸上行，止于锁骨下端俞府穴。左右各 27 穴（见图 7—11）。

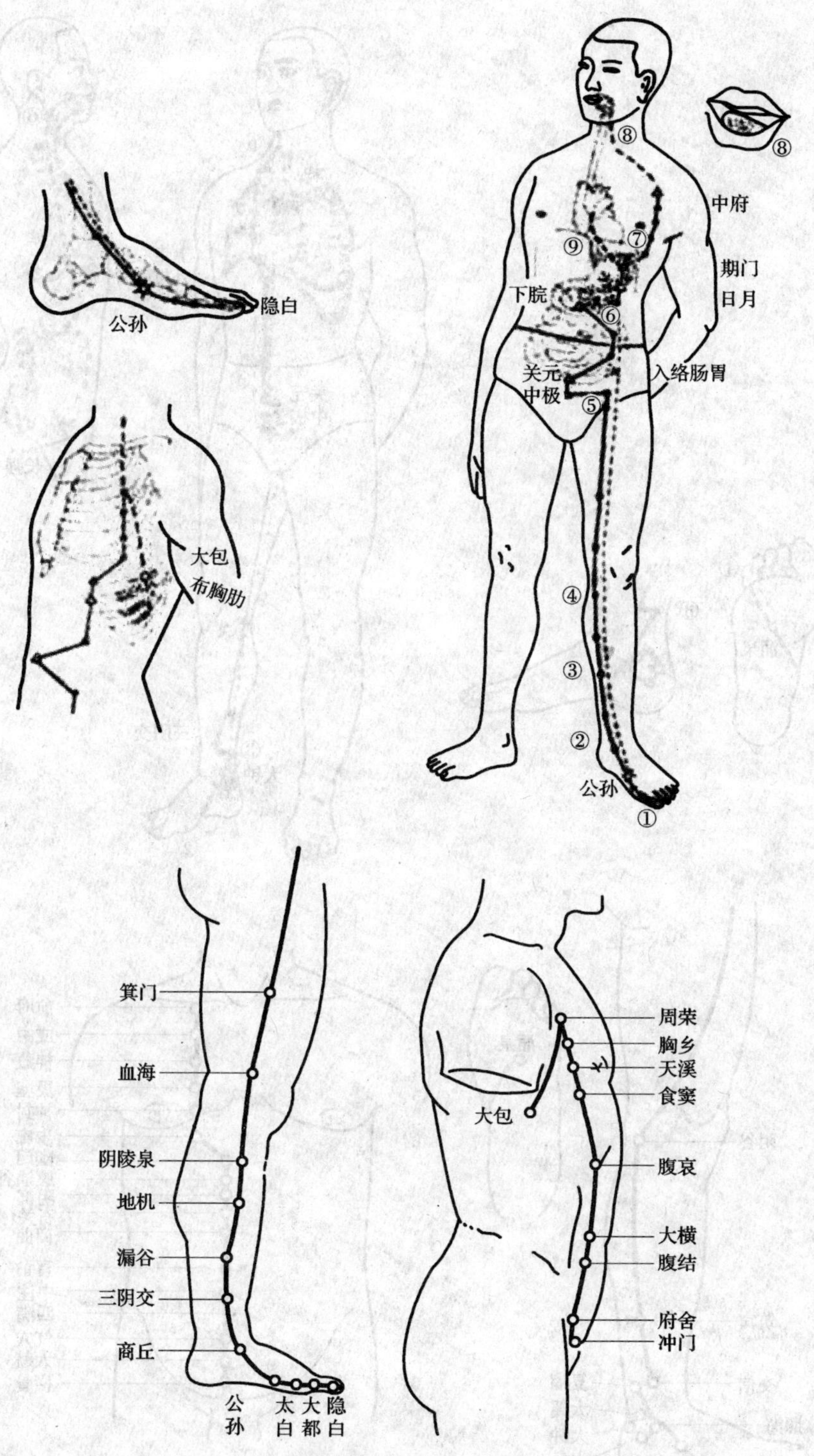

图 7—10　足太阴脾经经脉循行、腧穴示意图

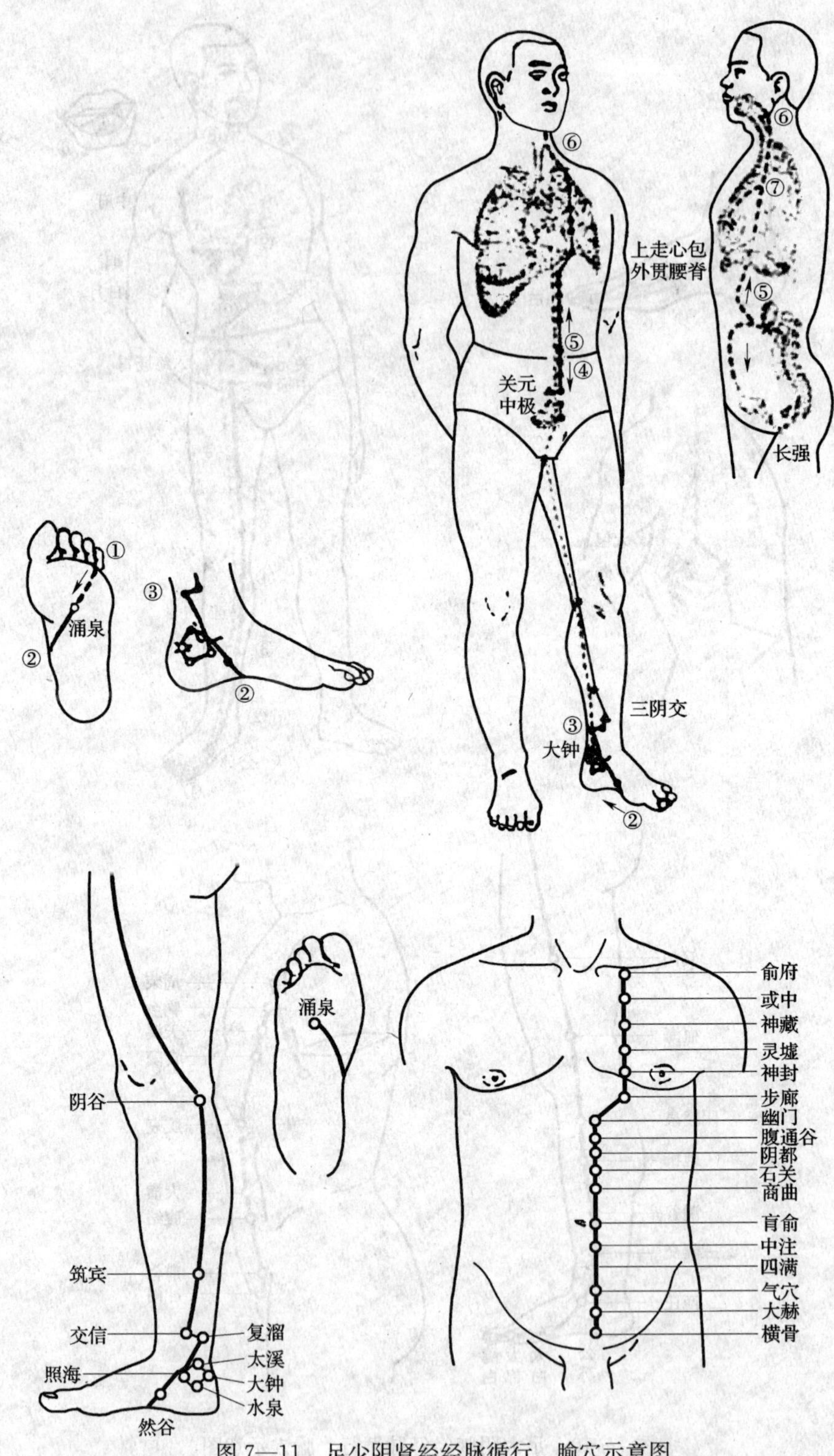

图 7—11　足少阴肾经经脉循行、腧穴示意图

(2) 主治概要

本经腧穴主治妇科病、泌尿生殖系统疾病，以及与肾有关的肺、心、肝、脑、咽、舌等经脉循行部位的其他病症。

(3) 常用腧穴

1) 涌泉（KI_1）

[定位] 位于足底（去趾）前 1/3 与后 2/3 交界处，足趾跖屈时呈凹陷处。

[应用] 常用于治疗头痛、失眠、目眩、咽喉肿痛、大便难、小便不利、足心热。

2) 太溪（KI_3）

[定位] 位于内踝高点与跟腱之间凹陷中。

[应用] 常用于治疗月经不调、阳痿、小便频数、咽喉肿痛、齿痛、失眠、腰痛、耳鸣、耳聋、足跟痛。

3) 照海（KI_6）

[定位] 位于内踝尖正下缘凹陷处。

[应用] 常用于治疗失眠、咽干咽痛、月经不调、带下、小便频数。

12. 足厥阴肝经

(1) 体表穴位分布线

起于足大趾外侧端的大敦穴，循足背，经内踝前上行，至内踝上 8 寸处交出足太阴之后，循下肢内侧中间，绕阴器，经小腹，上胁肋，止于乳下第 6 肋间隙的期门穴。左右各 14 穴（见图 7—12）。

(2) 主治概要

本经腧穴主治肝病、妇科病、前阴病和经脉循行部位的其他病症。

(3) 常用腧穴

1) 太冲（LR_3）

[定位] 位于足背，第 1、2 跖骨结合部之前凹陷中。

[应用] 常用于治疗头痛、眩晕、目赤肿痛、口歪、中风、小儿惊风、崩漏、遗尿、疝气。

2) 章门（LR_{13}）

[定位] 位于侧腹部，第 11 肋游离端下方。

[应用] 常用于治疗腹胀、腹痛、泄泻、胁痛、痞块。

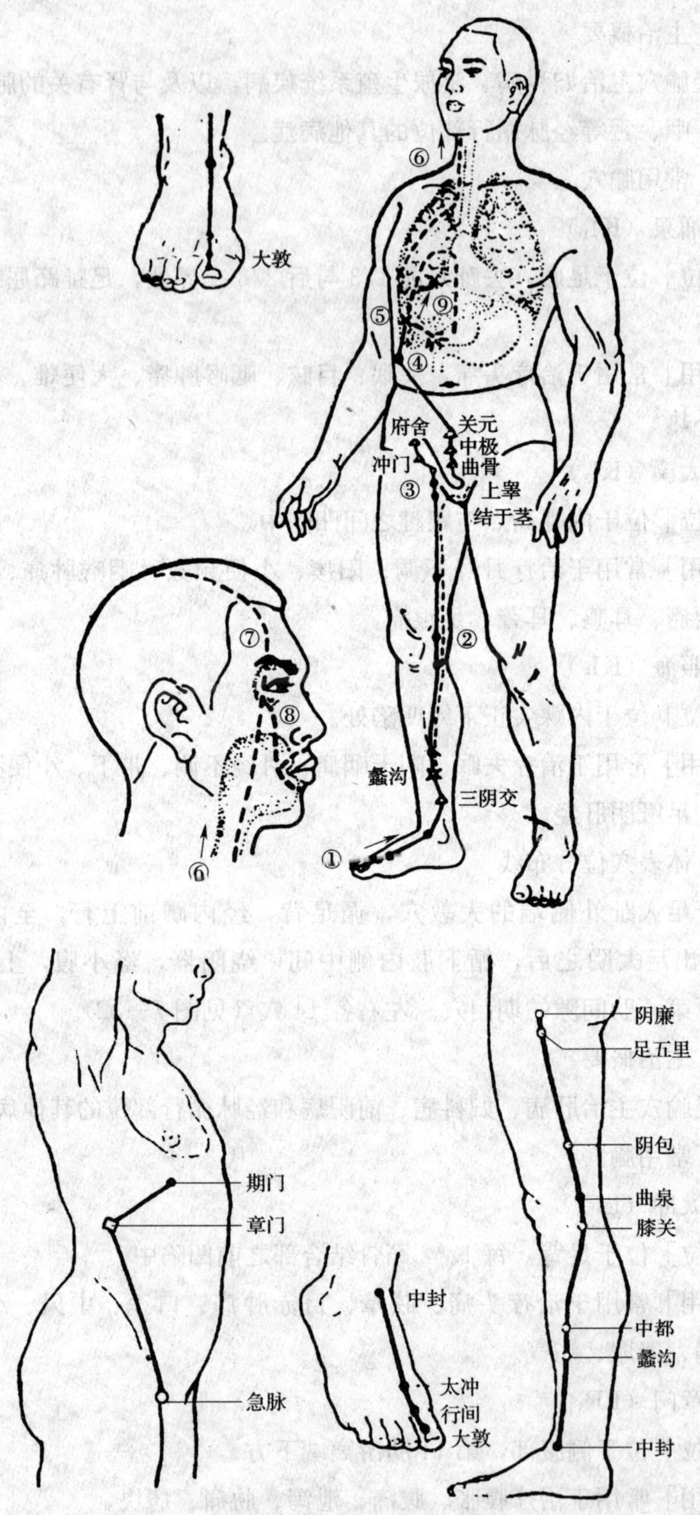

图 7—12 足厥阴肝经经脉循行、腧穴示意图

3）期门（LR_{14}）

［定位］位于胸部，乳头直下，第 6 肋间隙，前正中线旁开 4 寸。

［应用］常用于治疗胸胁胀痛、腹胀、呕吐、乳痈。

13．任脉

（1）体表穴位分布线

起于前后二阴间的会阴穴，沿腹、胸正中线上行，经颈喉正中，止于颏唇沟的承浆穴。共计 24 穴（见图 7—13）。

（2）主治概要

本经腧穴主治少腹、脐腹、胃脘、胸颈、咽喉、头面等局部病症和相应的内脏病症。部分腧穴有强壮作用。

（3）常用腧穴

1）关元（RN_4）

［定位］位于前正中线上，脐下 3 寸处。

［应用］常用于治疗遗尿、小便频数、泄泻、阳痿、月经不调、虚劳。本穴有强壮作用，为保健要穴。

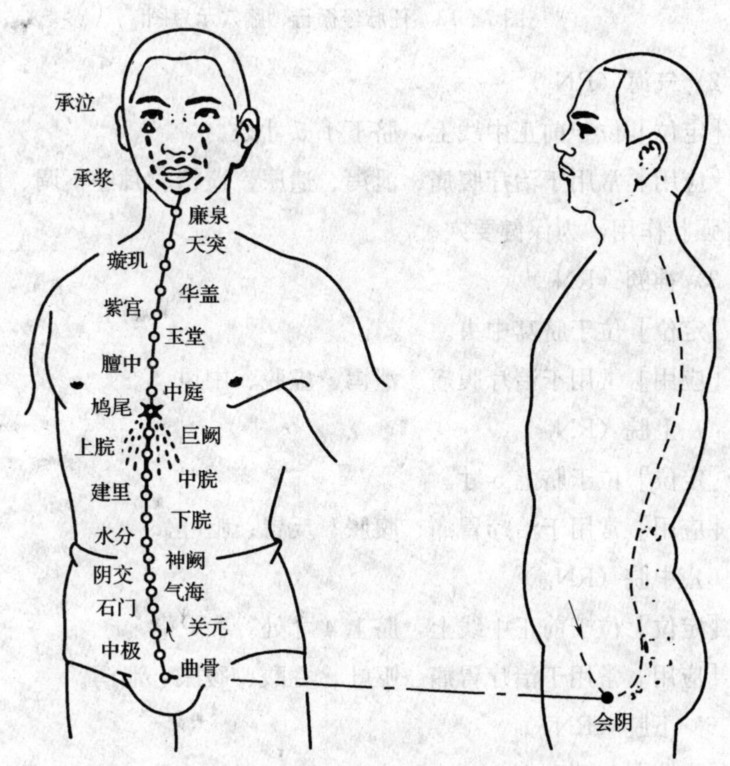

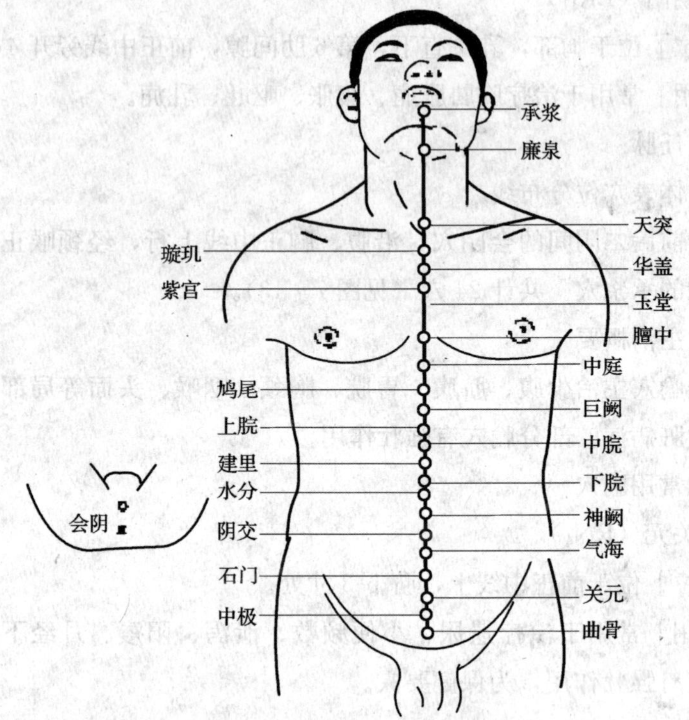

图 7—13　任脉经循行、腧穴示意图

2）气海（RN_6）

［定位］位于前正中线上，脐下 1.5 寸处。

［应用］常用于治疗腹痛、泄泻、遗尿、遗精、月经不调、虚脱。本穴有强壮作用，为保健要穴。

3）神阙（RN_8）

［定位］位于脐窝中央。

［应用］常用于治疗腹痛、泄泻、虚脱、中风。

4）上脘（RN_{13}）

［定位］位于脐上 5 寸。

［应用］常用于治疗胃痛、腹胀、反胃、呕吐。

5）中脘（RN_{12}）

［定位］位于前正中线上，脐上 4 寸处。

［应用］常用于治疗胃痛、呕吐、吞酸、腹胀、泄泻。

6）下脘（RN_{10}）

［定位］位于脐上 2 寸。

［应用］常用于治疗腹痛、呕吐、食饮不化。

7）膻中（RN_{17}）

［定位］位于前正中线上，平第 4 肋间，两乳头连线的中点。

［应用］常用于治疗咳喘、胸痛、心悸、呕吐、乳少。

8）承浆（RN_{24}）

［定位］位于颏唇沟的正中凹陷处。

［应用］常用于治疗口歪、齿痛颊肿、流涎、癫狂。

14．督脉

（1）体表穴位分布线

起于尾骶部的长强穴，沿脊背正中上行至头顶正中，向前下行于鼻柱，经人中，止于上唇内的龈交穴。共计 28 穴（见图 7—14）。

（2）主治概要

本经腧穴主治神志病，热病，腰骶、背、头项局部病症及相应的内脏病。

（3）常用腧穴

1）腰阳关（DU_3）

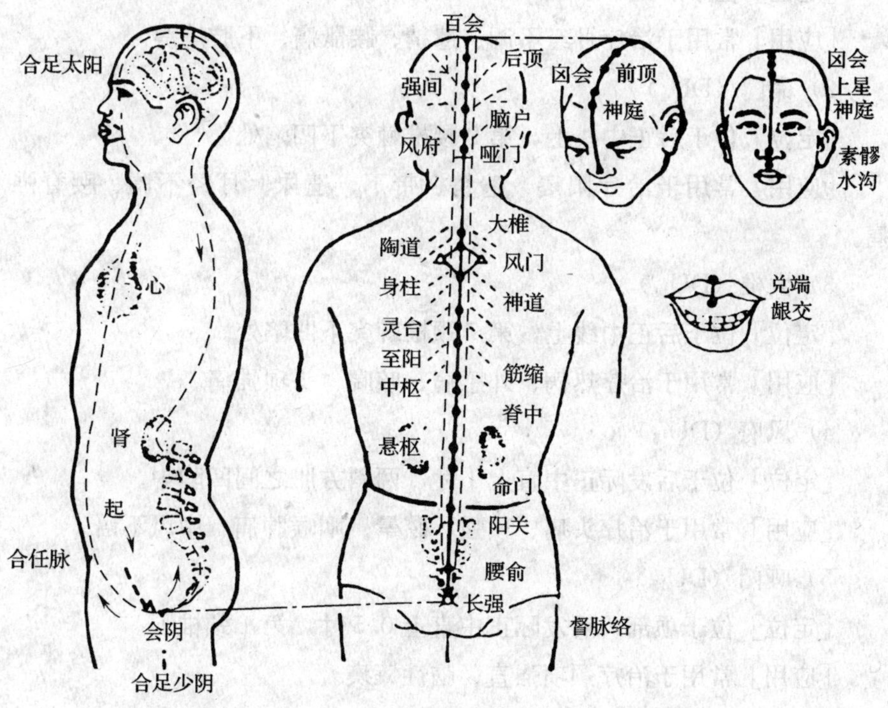

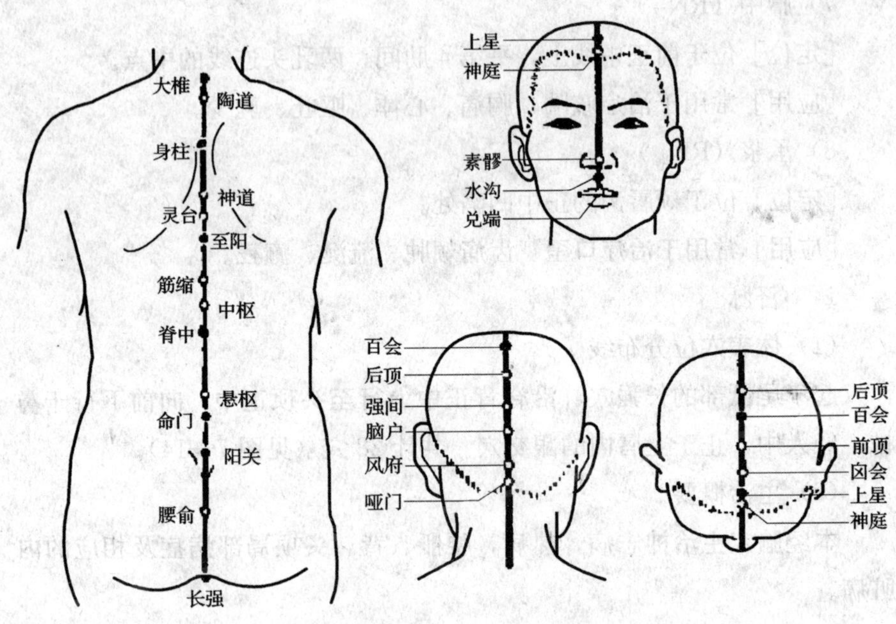

图 7—14　督脉经循行、腧穴示意图

［定位］位于后正中线上，第 4 腰椎棘突下凹陷中。

［应用］常用于治疗月经不调、遗精、腰骶痛、下肢痿痹。

2）命门（DU_4）

［定位］位于后正中线上，第 2 腰椎棘突下凹陷处。

［应用］常用于治疗阳痿、遗精、带下、遗尿、月经不调、腰脊强痛。

3）大椎（DU_{14}）

［定位］位于后正中线上，第 7 颈椎棘突下凹陷处。

［应用］常用于治疗热病、外感病、咳喘、头项强痛。

4）风府（DU_{16}）

［定位］位于后发际正中直上 1 寸，两斜方肌之间凹陷中。

［应用］常用于治疗头痛、项强、眩晕、咽喉肿痛、中风不语。

5）哑门（DU_{15}）

［定位］位于项部，后发际正中直上 0.5 寸，第 1 颈椎下。

［应用］常用于治疗颈项强直、脑性瘫痪。

6）百会（DU_{20}）

［定位］位于头部，头顶正中线上，两耳尖连线的中点处。

［应用］常用于治疗头痛、眩晕、中风、脱肛、泄泻。

7）神庭（DU_{24}）

［定位］位于前发际正中直上 0.5 寸处。

［应用］常用于治疗癫狂痫、失眠、头痛、目眩、鼻渊、鼻衄。

8）素髎（DU_{25}）

［定位］位于鼻尖正中。

［应用］常用于治疗鼻渊、鼻衄、惊厥、昏迷。

9）水沟（DU_{26}）

［定位］位于人中沟的上 1/3 与下 2/3 交点处。

［应用］常用于治疗昏厥、癫狂痫、小儿惊风、面瘫。

15. 常用奇穴

奇穴是指既有一定的名称，又有明确的位置，但尚未归入十四经系统的腧穴。这类腧穴的主治范围比较单纯，多数对某些病症有特殊疗效。由于未归入十四经系统，故又称“经外奇穴”。现将常用奇穴介绍如下：

（1）印堂

［定位］位于额部，两眉头连线的中点（见图 7—15）。

［应用］常用于治疗头痛、眩晕、鼻衄、鼻渊、失眠。

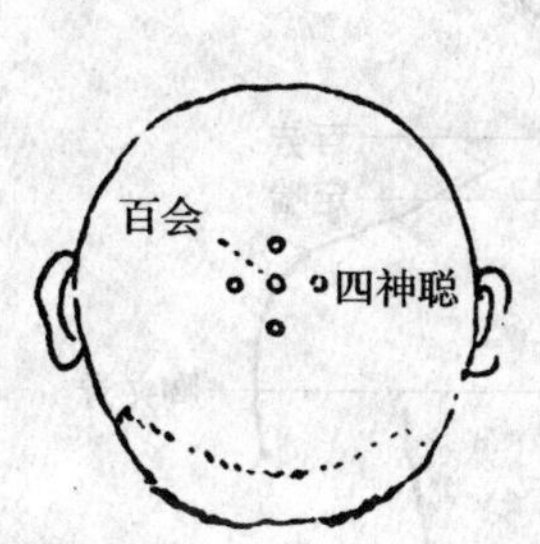

图 7—15　印堂

（2）太阳

［定位］位于颞部，眉梢与目外眦之间，向后约一横指凹陷处。

［应用］常用于治疗头痛、目疾。

（3）安眠

［定位］位于项部，翳风穴与风池穴连线的中点（见图 7—16）。

［应用］常用于治疗失眠、头痛、眩晕。

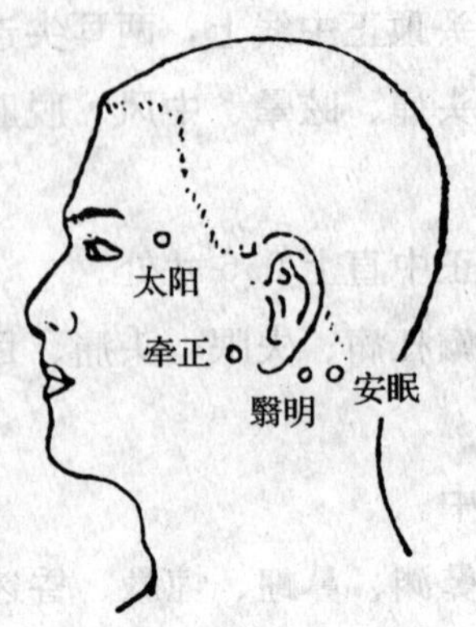

图 7—16　太阳、安眠

（4）定喘

［定位］位于背部，第 7 颈椎棘突下，旁开 0.5 寸（见图 7—17）。

［应用］常用于治疗哮喘、咳嗽、肩背痛。

（5）夹脊

［定位］位于背腰部，第 1 胸椎至第 5 腰椎棘突下两侧，后正中线旁开 0.5 寸。一侧 17 穴，左右共 34 穴（见图 7—17）。

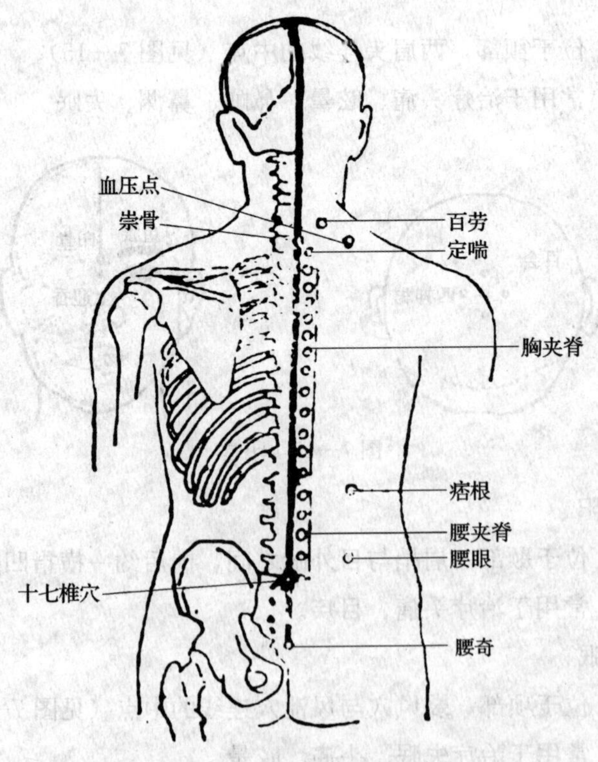

图 7—17　定喘、夹脊

［应用］常用于治疗心肺、胃肠、肝胆及上下肢病症。

（6）肩前

［定位］位于肩部，双手自然下垂，在腋前皱襞顶端与肩髃穴连线的中点。

［应用］常用于治疗肩臂痛、上肢不能举（见图 7—18）。

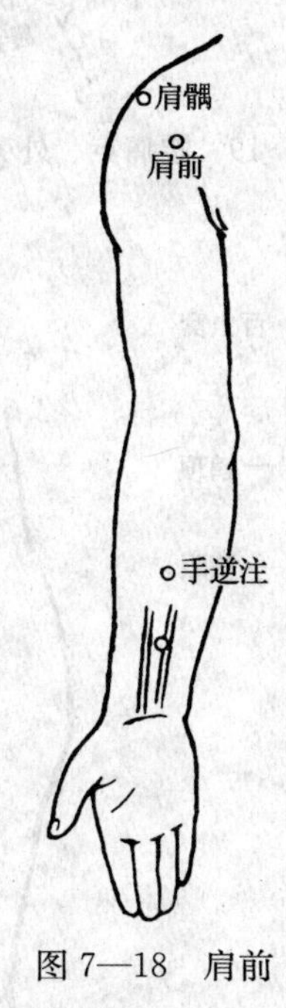

图 7—18　肩前

（7）腰痛穴

［定位］位于手背侧，第 2、第 3 掌骨及第 4、第 5 掌骨之间，当腕横纹与掌指关节中点处，一侧 2 穴，左右共 4 穴（见图 7—19）。

［应用］常用于治疗急性腰扭伤。

（8）外劳宫

［定位］位于手背侧，第 2、第 3 掌骨间，掌指关节后约 0.5 寸处（见图 7—19）。

［应用］常用于治疗落枕、手臂痛、胃痛。

（9）膝眼

［定位］屈膝，位于髌韧带两侧凹陷处，内侧的称内膝眼，外侧的称外膝眼（见图 7—20）。

［应用］常用于治疗膝关节疼痛、下肢痛。

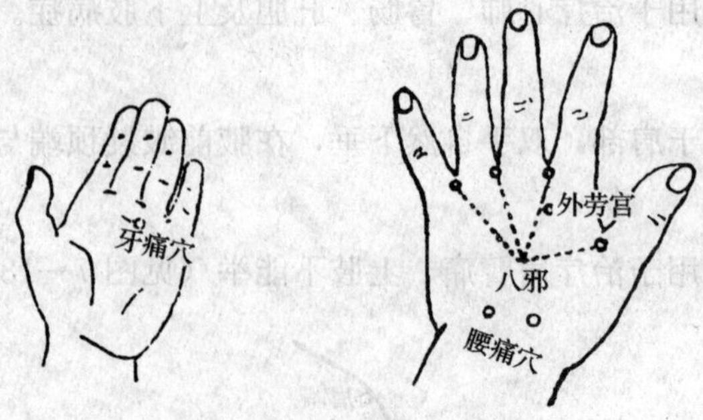

图 7—19　腰痛点、外劳宫

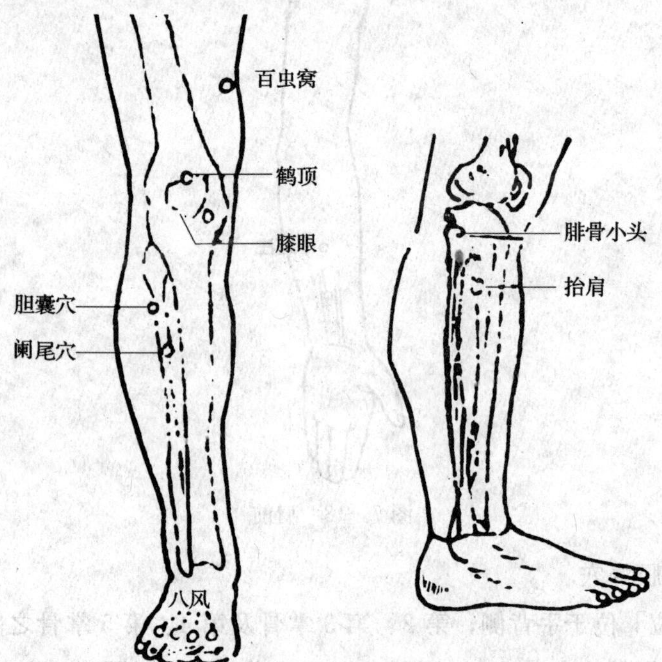

图 7—20 膝眼

第 8 章 水疗的基础知识

第 1 节 水疗的概念、起源与发展

一、水疗的定义

所谓水疗就是利用水的温度、机械性质和水中放入的其他物质的性质等，以各种方式作用于人体，而达到防病、治病、抗老防衰、保健强身的方法。

二、水疗的起源

水疗是利用高质量的水进行保健与治疗的一种自然医疗保健的手段与方法。水疗最早源于海水疗法，在 19 世纪末，英国与法国沿海出现了第一批海疗中心，海水疗法主要用于治疗肺结核与脊椎炎。由于抗生素的发明，这批海疗中心逐渐没落。20 世纪 60 年代，海疗在全球又再度受到欢迎。在一般大都市与内陆地区，因无法取得海水，所以居住在这些地方的人们为享受水疗建起了一座座水疗中心。

洗浴疗法历史悠久，最早介绍洗浴疗法的是被誉为西方医学之父的希波克拉底。他在《希波克拉底文集·摄生论》中，把洗浴分为凉水浴、盐水浴和热水浴，并说明了这些方法对人体的不同作用。西方医学中，对洗浴疗法论述得最全面的当属阿维森纳，他在其著名的《医典》一书中即有“浴疗法”专篇。文艺复兴以后，浴疗更加盛行。在德国，各处

均有以“Bad”（泉水浴）命名的地名。三百多年来，围绕泉水建立的康复医院和疗养胜地不下几十个。

现代美容所提到的“SPA”疗法就是人们利用水来治疗疾病或改善健康状况，促进美容效果的方法。它的美容功效就是用各种专业的水疗方式，促使皮肤吸收精油及“SPA”专业护肤品等补充肌肤所需的养分，增加皮肤弹性光滑，加速机体的新陈代谢，加强血液循环，活络筋骨，排毒养颜。

三、现代水疗的应用与发展

随着科学技术的不断发展，人们更重视利用洗浴疗法防治疾病。除了一般用水沐浴之外，各地又相继兴起了众多的保健沐浴，如泥浴、沙浴、茶浴、酒浴、盐浴、牛奶浴、花浴、药浴、芳香浴、海水浴、矿泉浴、蒸汽浴、热风浴、空气浴等，已在世界各地普遍用于美容、保健及防病养生。

第 2 节　水疗的功效与种类

水疗不仅可以清洁全身皮肤，去除污垢、老化的皮肤角质层、皮脂和汗液，而且在沐浴过程中，皮肤表面的血管扩张，血液循环加快，这会促进全身细胞的新陈代谢，提高人体内分泌腺的机能，从而能达到健美、滋润皮肤的目的。沐浴还可使人体全身肌肉、关节放松，调节大脑神经，从而能缓解人们工作的疲劳与烦恼。这些保健作用已被现代医学所证实。

沐浴对人体的作用是多种多样的，其中有物理作用（即沐浴时的温热作用、静水压力、浮力、水流的冲击波等）及化学作用（人体对消溶在热水中的各种药物及美容物质的反应）。人们在沐浴时，由于各种物理、化学因素的刺激，皮肤毛细血管扩张、充血，促进了机体血液循环，改善了其分布状态。这些因素通过对皮下神经末梢的刺激而影响中枢神经，从而改善了机体内的内脏功能。

一、水疗的物理作用

在物理作用中，水温对人体的影响最大。当水温高于人体体温时，人会产生温热的感觉。温热刺激可使皮肤血管扩张充血，新陈代谢加快，汗腺分泌增强，机体大量排汗，促进了体内代谢废物及毒素随汗液排出体外。温热刺激可使心搏次数增多。但如果长时间地进行高温浴，由于心搏持续增快，心脏的舒张期缩短了，故可增加心脏负担。故有心脏病及高血压的人不宜洗高温浴。温热作用（一般不超过40℃）还可以降低神经系统的兴奋性，加强大脑皮质的抑制功能，从而产生镇静作用，有利于睡眠。对肌肉疼痛和痉挛的人来说，温热作用可降低肌肉的张力，缓解疼痛与痉挛。总之，温热具有解痉、镇痛、发汗、促进消散等作用。

当施行全身冷水浴时，初期表现为毛细血管收缩、心搏加快、血压上升，接着则出现血管扩张、心搏变慢、血压下降的现象。寒冷刺激可使心搏慢而有力，由于心搏变慢导致舒张期延长，故有利于心肌的供血和休息。当持续寒冷刺激时，由于血管调节功能障碍，充血变为淤血而使皮肤发绀变冷，故不宜长时间地进行冷水浴。短时间的冷水浴可提高肌张力及心肌功能，改善心肌营养。总之，冷水浴具有兴奋、镇痛、促进代谢及锻炼机体等作用。年老体弱及心脏不好的人不宜洗冷水浴。

当人体处于水体中，将会受到水体对人体施加的静水压力。人潜入水体越深，身体所受的水压力也越强。浴缸不深，但也会受到某种程度的静水压力。据测量，当人在浴缸中沐浴时，每平方厘米的皮肤上，会受到50 g作用的静水压力。这种静水压力对机体是有一定的积极作用的。当它压迫胸腔、腹部时，腹部受到的压力使横膈膜被推向上方，由于胸腔内的压力升高，导致人的肺活量较少，使人体呼吸运动受到影响。这时人觉得呼吸困难且感到压抑难受，机体不得不通过加强呼吸运动以对抗静水压力，故静水压力的作用有利于加强呼吸运动，促进气体交换。另外，作用于体表的静水压力可促进人体血液及淋巴的回流，增强人体心脏功能。静压作用还可促进组织间渗出液的吸收而具有消肿作用。

人在浴缸中泡浴时，水对人体有一定的浮力作用，它可使人体重减轻，使人在水体中感到轻松和舒服，这也意味着人在水体中进行运动比在空气中要容易许多。关节僵硬、肢体关节运动障碍、神经肌肉麻痹、体力虚弱的人，可利用浮力作用的这一特性在浴缸中进行运动和锻炼，以恢复运动能力。

当人体进行沐浴时，针状喷射的水流具有 200～300 kPa 的冲击力，如果定向冲击肢体和身体的一些部位，会形成较强的机械刺激作用，促使周围血管扩张，血液循环加快，这对肢体运动功能障碍等疾病可起到改善作用。水的冲击作用还可通过皮肤神经末梢的反射改善内脏功能。

二、水疗的化学作用

水疗还具有一定的化学作用，浸在浴水中的药物或美容物质中的有效成分，可直接作用于皮肤，起到杀菌、止痛、止痒及美容作用；这些物质还可通过皮肤吸收进入血液循环，到达人体各个组织器官，而产生一定的治疗或美容作用。

皮肤对药物及美容物质有效成分的吸收主要是通过角质层的转运和表皮深层转运而进入血液循环的。

角质层的含水量与环境成正比。沐浴时，整个环境中充满了水蒸气，角质层的含水量从 10%上升到 50%。随着含水量的增加，角质层开始膨胀，呈多孔状态，这时，浴水中的有效成分变得易于透过，其透过速率为平常的 5 倍左右。

某些药物可直接作用于局部皮肤，改善局部皮肤的血液循环，提高局部的抗感染能力。一些美容物质能使皮肤组织直接获得营养物质，改善局部环境，加强肌肤的新陈代谢而达到滋润营养肌肤、除皱增白等美容目的。

三、水疗的种类

水疗的种类很多，根据水温的不同，水疗可划分为冷水浴、低温浴、中温浴、高温浴和冷热水交替浴；根据水质的不同，水疗可划分为海水浴、温泉浴和自来水浴；按水疗的形成不同，水疗划分为淋浴、按摩冲浪浴、冲洗疗法与水中穴道按摩浴、桑拿浴和蒸汽浴；另外，按浸洗部位不同，水疗还可划分为全身浴（浸浴、淋浴）和局部浴（手浴、足浴、坐浴、半身浴）。

1. 按照水温不同划分

现代水疗法按照水温的不同分为冷水浴、低温浴、中温浴、高温浴和冷热水交替浴。

（1）冷水浴

水温略低于大气温度，冷水浴可兴奋神经、降低体温、刺激心血管功能、强身健体、提高人体对外界的适应能力。浸入冷水中时皮肤的小血管收缩，之后又扩张，这时会明显感到温暖。

（2）低温浴

水温在 34℃以下。反射性提高交感神经兴奋，使皮肤血管收缩、毛孔关闭、脉搏变慢、血液循环时间延长，使呼吸量增大、胃肠蠕动减慢、胃液分泌减少而酸度增加，使糖和脂肪代谢加快，能刺激肾上腺活动，分泌大量激素来抵御寒冷。

（3）中温浴

水温在 38～40℃之间，可改善人体新陈代谢，达到正常的血液循环。对慢性炎症和外伤引起的各种神经、肌肉关节的疼痛和功能障碍，植物神经功能失调，皮肤病等有较好的理疗作用。

（4）高温浴

水温在 41～44℃之间，浸浴时间不宜超过 15 min。可使皮肤血管明显扩张，心跳增速，改善血液循环，增强新陈代谢，从而促进病变物质的排泄，有镇痛、消炎的作用，有利于组织器官的功能恢复。高温浴还可以加速交感神经活动，而且代谢能力会在较短时间内提升。

（5）冷热水交替浴

用冷热水交替刺激，会引起血管扩张和收缩，这样有助于减轻血管充血和组织的炎症。

2. 按照水质划分

（1）海水浴

海水中含有丰富的矿物质，如钙、磷、氯、钠等元素。浴后温暖感很强，并能刺激皮肤，使皮肤血管扩张，增进体表血液循环，活化生命细胞，加速汗腺和皮脂腺的分泌，增加胃肠蠕动。海水浴还对肥胖症等有疗效，同时具减缓压力的作用。

海水浴对健康有非常重要的效果，因为海水中含有的基本矿物质及元素可以活化细胞。在 34～38℃的恒温下，海水可刺激血液及淋巴的循环作用，具有解毒及活化细胞的重要性，同时具有减压的功能。

（2）温泉浴

温泉是指水温超过 20℃的泉，也有把水温超过当地年平均气温的泉称为“温泉”。温泉多半是由下渗的雨水和地表水循环至地壳深处而形成的，一般是矿泉。由于水中含有一定数量的特殊化学成分、有机物和气体，温度较高，故能影响人体的生理作用，医治某些疾病，如关节炎，腰腿痛，某些皮肤病，消化、呼吸、心血管及骨骼、肌肉等多种疾患，也可治疗某些妇科疾病。温泉的种类包括：单纯温泉、碳酸温泉、食盐温泉、钙温泉以及硫磺温泉等。其中以碳酸温泉及硫黄温泉较为普遍。

1）碳酸温泉。碳酸溶解后的气体成为泡泡，附着在人体上，因此，碳酸温泉也有啤酒温泉或泡泡温泉之称。碳酸温泉无色无味，可当饮料使用，因为苏打水一般能扩张肠胃黏膜的血管，促进肠胃蠕动，对胃部不适及便秘有显著效果。除此之外，也可改善高血压、心脏病、阳痿、末梢循环障碍、便秘、风湿、更年期障碍、皮肤疾病等病症。

2）硫黄温泉。其主要对风湿、动脉硬化、高血压、肝胆疾病、痛风、糖尿病、便秘、皮肤病、女性内分泌代谢障碍等有明显的疗效。

（3）自来水浴

目前，许多城市都没有海洋及温泉资源，但随着科技的发展，在自来水中添加不同的物质，如海藻等，可将自来水变成有生命的活水。

3．按照水疗的形式划分

（1）淋浴

淋浴利用水力势能，刺激头部、肩肌和背部穴位，对偏头痛、头皮屑、肩周炎、背心寒等疼痛有较好的康疗作用。

（2）按摩冲浪浴

按摩冲浪浴利用水浪冲力刺激腰肌及腰部穴位，有快速温热与保健、促进循环和消炎镇痛、消乏解困的功效，适用于神经麻木、软组织损伤及腰肌劳损、风湿关节炎的辅助治疗。冲浪池强力的按摩水流，每分钟可产生 300 万个以上的强氧超音波气泡，按摩、拍打全身。水中含有多种对人体有益成分的植物油精华，能增强血液循环，对治疗皮肤灼伤、肌肉酸痛有特殊的疗效。冲浪能达到一定的冲击力，所以能起到按摩腰部的功效。在冲浪池中浸泡洗浴还可以起到杀菌、清洁肌肤、去角质层、减肥排毒的作用。

(3) 冲洗疗法与水中穴道按摩浴

冲洗疗法与水中穴道按摩浴是目前最有效也是最流行的一种洗浴疗法。人体在水中肌肉完全放松，强而有力的水可射向人体任一部位进行按摩，对于解压、瘦身及各类人体疾病治疗都很有帮助。如以柔和的旋涡水流进行旋涡浴，可治疗关节及结缔组织损伤及某些神经疾病。

(4) 桑拿浴

桑拿浴也叫芬兰浴，在芬兰特别流行，是将矿石烧红让其所含有利于人体的矿物质在高温中弥漫整个干蒸房空间，在高温中通过汗腺快速、有效地将人体中多余能量排出体外，达到预防感冒、降脂、减肥、强健肌肉的目的。沐浴前要先将身体淋湿，再进入桑拿浴房。进行桑拿浴时应用冷毛巾将口鼻捂住，待毛巾热了以后再更换冷毛巾，以降低吸入鼻孔中热气的温度。现代生活节奏紧张，桑拿浴会让人们得到身心的放松和无比的享受。

(5) 蒸汽浴

蒸汽浴又叫土耳其浴，虽然其有点类似桑拿浴，但二者又不尽相同，它是以人工水蒸气为浴源，在一间具有特殊结构的房间里将蒸汽加热，人在弥漫的蒸汽里沐浴。人在洗蒸汽浴过程中皮肤血管明显扩张，大量出汗，血液循环加快，皮肤里的各种组织可获得更多的营养。汗液排泄也有助于体内废物的排除。脂肪消耗的增加可达到减肥的目的，对单纯性肥胖伴有轻度水肿的人尤为适宜。蒸汽浴可以防止动脉硬化，对心血管有很好的锻炼作用，蒸汽浴还能消除神经紧张和疲劳，使人浴后有一种轻松感。

四、水疗的禁忌与注意事项

事情总有两面性，洗浴不当也会对人体造成损害。

1. 浴前要休息充分，切勿空腹或酒醉洗浴。出浴后也要注意休息，并适量喝点能补充糖分或盐分的饮料，以及进食高蛋白、高热量的食物，如蛋、肉、水果等。

2. 有些“浴”也有自己独特的禁忌，如桑拿浴就不适于体弱者、老年人和儿童，心脏病、高血压患者也尽量不要选择这种洗浴方式。有过敏体质的人要避免加入芳香料的“浴”种。

3. 要严格挑选好沐浴产品。使用含有“皂基”的清洁产品会把肌肤应有的水分带走，令肌肤缺水状况严重。另外，“皂基”成分和水中固有的钙、镁等离子结合，生成沉淀物沉积在肌肤表面，会破坏皮肤表面的滋润层，令皮肤变得干涩紧绷、老化，甚至发红、起皮、发痒。所以，应该选用不含“皂基”的温和清洁产品。

4. 老年人，患有严重高血压、冠心病和久病初愈者，洗浴时应有专人陪伴。浴水的温度应控制在 37～39℃。洗澡时热水浸泡时间一般为 15～20 min，不得过长。

五、水疗常用器具的种类与使用

1. 毛巾

毛巾是最常使用的沐浴用品。应选择全棉制成的且色泽淡雅的毛巾。使用后应将其清洗干净、进行消毒并放在太阳光下晒干。

2. 丝瓜络

丝瓜络是一种天然制品，是由脱水的老丝瓜制成的，浸湿后会膨胀软化。选择丝瓜络时应以网络细密、色泽白净、柔软为好。能用于清洁皮肤及去除皮肤表面的死细胞。洗澡时可在丝瓜络上涂上沐浴露或香皂擦洗全身肌肤（胸部除外）。

3. 磨砂膏

磨砂膏可柔和地磨去皮肤表面的死细胞，有助于皮肤的新陈代谢。使用时，将其涂在用水打湿了的皮肤上，用浸湿了的海绵以打圈的方式按摩。可以用于面部、手肘和膝盖，一般每周使用 1～2 次。磨砂膏对改善粗糙的皮肤较为有效，经常使用，能使肌肤滋润光泽。

4. 粗手套

粗手套由粗毛巾或亚麻布缝制，使用时，将肥皂或沐浴霜放入手套里。可经常用它来清洁和按摩皮肤。

5. 长柄浴刷

长柄浴刷可用于清洁双手较难触及的部位，如背部。购买时，最好选择用动物鬃毛制成的、毛质柔软的浴刷。在洗完背部后，将刷子从柄上摘下来，可用其刷洗全身。经常使用有促进血液循环及防治皮肤蜂窝组织炎的作用。

6. 擦背带

擦背带是另一种使用方便的擦背用具，一般中间为一条狭长的毛巾，两端有把手。

7. 海绵

海绵是一种较为方便的沐浴用具。用海绵沐浴感觉舒服，也可将皮肤洗得很彻底。使用时最好用天然海绵，因其较人造海绵更为柔软、耐用。

8. 浮石

浮石是一种天然制品，可用来去除脚跟及脚底的死皮，如果用于手肘和膝盖，应小心使用。经常使用，能使皮肤变得柔软光滑。

9. 指甲刷

洗浴时，用指甲刷来刷洗手指甲和脚趾甲。

10. 香皂和沐浴乳

香皂和沐浴乳用于清洗皮肤。购买时，可选择能彻底洗净肌肤、保持肌肤水分的、含天然植物精华的香皂和沐浴露。另外，还应选择适合自己肤质的种类。用后一定要将其冲洗干净。

11. 浴油

沐浴时将浴油倒在浴缸里。是否倒入及倒入多少可根据皮肤的性质来决定。冬季及皮肤干燥者可经常使用。

12. 香精

香精是一种迷人的沐浴用品，可根据自己的爱好选择。较为名贵的有玫瑰香精和茉莉香精。沐浴时可滴几滴在浴缸里，淡淡的香味充满浴室，有益于放松神经和令人愉快。

13. 浴盐

浴盐有软化水质和保持水温的作用，并有治疗的作用。

14. 润肤霜和乳液

润肤霜和乳液为浴后使用，以确保肌肤柔滑如丝。冬季购买时，最好选择有保湿、防痒效果的润肤霜和乳液。

15. 浴巾

浴巾应准备两块，一块用来擦干皮肤，另一块用来包裹身体。

16. 消毒剂

消毒剂用于沐浴用具及器皿的消毒。一般常用的有碘伏、高锰酸钾、药用酒精、来苏水、新洁尔灭等。使用前，应仔细阅读包装上的使用说明。消毒后，应将被消毒的用具或器皿仔细、彻底地冲洗干净。

17. 草本植物

家中可备有洋甘菊、迷迭香、干玫瑰花、薄荷、当归、黄芪、松叶、橘皮等草本植物，供泡浴使用。

第 3 节　水疗的常用添加物质

一、水疗常用添加物质的种类及作用

浸浴时，在浴水中加入一些具有美容、保健作用的添加物质，对人体大有益处。首先，除了具有使身心舒缓、放松的作用外，还具有借助水温的传导和湿热作用，对局部或全身皮肤产生刺激，促进血管扩张，血液循环加快，进而改善局部或全身的组织营养代谢，调节局部或全身神经、肌肉、器官的功能。其次，通过局部或全身皮肤对添加的物质、药物的吸收，使添加的物质、药物直接发挥作用，可促进人体新陈代谢、邪气外出，有清热祛风寒、润肤养颜、疏肝活血、瘦身减肥、利湿降脂、提神醒脑、祛疲爽身、杀菌消炎、祛风止痒、健身、消除疲劳等作用。

浸浴时添加的物质种类繁多，但大致可分为鲜花浴、草药浴、果蔬浴、酒浴、盐浴、精油浴等。盐浴和精油浴在技能知识中做详细介绍，本章不再赘述。

用芳香植物沐浴已有几千年的历史，其不仅对人体有一定的疗效，而且气味芬芳宜人，对皮肤也较有益，具有保温、杀菌、消炎、美肤等功效。沐浴时，可将鲜品或干品切细，放入多孔的纱布袋中，把袋子投入浴缸中用温水浸泡，或把袋子放入锅中煎煮片刻，然后把汁与袋子一起倒入浴水中。一般大半缸水中加鲜品200 g左右，干品不超过100 g即可。除了芳香植物外，民间也喜欢用一些有治疗、美容效果的植物的花、茎、叶来沐浴。使用时，将其切细，放入多孔的纱布袋中，加水煎煮片刻，然后将煎汁倒入浴水中使用。一般使用量为：大半缸水中加鲜品250～500 g左右，或干品100 g左右。

蔬菜瓜果中含有丰富的维生素及矿物质。这些物质是机体维持生命活动所不可缺少的营养物质，同时，它们也具有良好的美容效果。用蔬菜瓜果沐浴，可取鲜品榨汁，将汁水倒入浴水中使用，也可将鲜品或干品加水煎煮，将煎汁倒入浴水中，还可将水果、蔬菜切碎，装在布袋中，浸在浴缸中使用。

二、水疗常用的芳香植物添加物质

1. 薰衣草

薰衣草是法国人特别钟爱的植物，薰衣草籽是一种优良的天然驱虫剂。用薰衣草沐浴，能促进肌肤新陈代谢，使肌肤光滑润泽、肌肉紧缩。薰衣草还有安神解乏的作用，可治疗失眠及偏头痛。取鲜品或干品适量，水煎，入浴（见彩图1）。

2. 洋甘菊

洋甘菊内服可治疗感冒、支气管哮喘等，外用有消炎、抗风湿疼痛及治疗湿疹等作用。洋甘菊是欧洲人喜爱的一种香草，是一种有名的镇静药草，同时还有解乏和美肤美发的作用。用洋甘菊沐浴，对干燥皮肤特别有效，并能使肌肤光滑、滋润。取鲜品或干品适量，水煎，入浴（见彩图2）。

3. 玫瑰

玫瑰有理气解郁、活血散瘀的作用。用玫瑰花沐浴，可使人身体芳香、皮肤润泽，对干燥、老化的皮肤有特效，能保持皮肤水分，减轻皱纹，且有解郁活血的作用，洗后可令人神清气爽。取鲜花或干品适量，水煎，入浴（见彩图3）。

4. 迷迭香

迷迭香内服可健胃、发汗、治头痛，外用有抗菌作用。用迷迭香沐浴，可促进血液循环，缓和肌肉疼痛。迷迭香还有安神的作用，在欧美，人们将其作为解乏助眠的沐浴草。经常用迷迭香沐浴，还有增强皮肤弹性及消除皱纹的作用。取鲜枝或干品适量，水煎，入浴（见彩图 4）。

5. 薄荷

薄荷内服有发汗解热等作用，外用能消炎、止痛、止痒，并有清凉之感。薄荷还有安神和解乏的作用。薄荷很早就被用作美容用草，我国民间多用其去除口腔异味，或制成香粉。在欧洲，薄荷也是一种常用的美容用草。取鲜品或干品适量，水煎（不宜久煎），入浴（见彩图 5）。

6. 桉叶

桉叶内服可预防流感、呼吸道感染及治疗痢疾，外用可治疗烧烫伤、疥癣、湿疹、神经性皮炎等。用桉叶煎水沐浴，可促进血液循环，加强肌肤的新陈代谢，促进肌肤健美，还可缓解关节疼痛，并有抑制细菌繁殖的作用。取鲜叶或干品适量，水煎，入浴。桉叶过敏者慎用（见彩图 6）。

7. 柠檬草

柠檬草有疏风解表、祛瘀通络等功效。民间多用其治疗跌打损伤、淤血、风湿痹痛。用柠檬草沐浴，有香身、抗真菌及消肿的作用。取鲜品或干品适量，水煎，入浴（见彩图 7）。

8. 鼠尾草

鼠尾草是一种用途广泛的香草，能促进消化、预防感冒，民间多用其治疗风湿病及用作杀菌剂。用鼠尾草沐浴，能加强皮肤毛细血管的循环，使皮肤光滑、润泽并使肌肉富有弹性。鼠尾草还可缓解神经，有镇静、安神、解除疲劳的作用。取鲜品或干品适量，水煎，入浴（见彩图 8）。

9. 月桂

月桂是一种有名的芳香植物，被广泛用于食品和化妆品生产中。用月桂的枝叶、果实沐浴，可令人头脑舒畅，对关节炎、风湿病有镇痛、治疗作用。月桂还可治疗皮肤上的疥疮和癣。取鲜叶或干品适量，水煎，入浴（见彩图 9）。

10. 桂花

桂花有化痰、散瘀、辟臭的功效。经常食用桂花，能使人体健延寿、皮肤光滑。用桂花沐浴，有香身、散寒及令皮肤光滑的作用。取桂花适量，水煎，入浴（见彩图 10）。

11. 留兰香

留兰香有疏风、理气、止痛等功效。用留兰香沐浴，有香身、治感冒的功效，对干燥皮肤也有滋润作用。取留兰香适量，水煎，入浴（见彩图 11）。

12. 野蔷薇

野蔷薇有清暑、生肌、止血等功效。用野蔷薇花、叶沐浴，可香身、清暑热、治肿毒，对神经疲劳有较好的缓解作用。取鲜叶及花适量，水煎，入浴（见彩图 12）。

13. 藿香

藿香有强烈的香气，是一种著名的香料。有芳香化湿、和中、发散表邪等功效。用藿香沐浴，有香肤、洁肤的功效，对外感风寒、内伤湿滞之感冒也有疗效。其较强的抗真菌功能，对皮肤癣症有一定的治疗作用。取鲜品或干品适量，水煎，入浴（见彩图 13）。

三、常用药浴添加物质

药浴疗法简称药浴，是指将药物（包括中药、西药等）溶解在水中，或用水煮后，弃渣，再做全身浸浴或局部浸浴的一种疗法，具有作用迅速、方法简便、使用安全的特点。常用的药浴是通过在淡水中溶解矿物盐类、芳香药类或中草药等来进行。本节主要介绍一些具有美容效用的中草药。操作时可将草药切碎，加水煎煮 30 min 左右，再将煎汁倒入浴水中沐浴；也可将草药放在纱布包中，再将其放在温热的浴水中浸泡 20 min后使用。若浴缸泡浴，大半缸水用中药干品一般在 100 g 以内，有些则更少一些；若用鲜品也应控制在 250～500 g 之间（若治病需遵医嘱），每剂可煎熬 2～3 次。

1. 茯苓

茯苓有利水渗湿、健脾、宁心安神、益肌白肤、驻颜等功效，主治心悸失眠、脾虚泄泻、水肿等。用茯苓沐浴，有镇静安神、美白肌肤的作用。沐浴时取其菌核的白色部分适量，水煎，入浴（见彩图 14）。

2. 泽泻

泽泻有利水渗湿、降脂降压的功效，主治小便不利、水肿、高脂血症、肥胖等。用泽泻沐浴，还有抑制皮肤细菌及润泽肌肤的作用。沐浴时取其根状茎适量，水煎，入浴（见彩图 15）。

3. 薏苡仁

薏苡仁有清热利湿、健脾等功效，主治水肿、小便不利、风湿痹痛等。用薏苡仁沐浴，有美肤的作用，可使皮肤滋润光滑，另外，其对皮肤扁平疣也有较好疗效。沐浴时取薏苡仁适量，水煎，入浴（见彩图 16）。

4. 川芎

川芎有活血祛淤、祛风止痛、抑菌消炎等功效，主治月经不调、头痛、风湿痹痛等，同时对皮肤粗糙、肤色晦暗的改善也具疗效。用川芎沐浴，有镇痛、镇静、抑菌、悦肤的作用。沐浴时取川芎适量，孕妇慎用（见彩图 17）。

5. 丹参

丹参有活血散瘀、镇静止痛等功效，主治月经不调、风湿痹痛，还可促进细胞组织的修复与再生，有一定的美容作用。用丹参沐浴，有通调血滞、温养气机、利人的功效。取丹参适量，水煎，入浴，孕妇慎用（见彩图 18）。

6. 人参

人参有大补元气、固脱生津、安神等功效，主治劳伤虚损、惊悸、健忘、一切气血津液不足之症。长期少量服用人参有延缓衰老、增强体质的作用。用人参沐浴，有增强机体免疫、促进皮肤代谢、美化肌肤及防皱的功效。取人参或须 25 g 左右，水煎，入浴（见彩图 19）。

7. 黄芪

黄芪有补气固表、补益五脏、托毒生肌、利水退肿等功效，主治表虚自汗、气虚乏力、血虚等。黄芪历来为抗衰老的要药之一。用黄芪沐浴，可调动皮肤细胞内在的活力，延缓皮肤衰老。取黄芪适量，水煎，入浴（见彩图 20）。

8. 甘草

甘草有补中益气、清热解毒、坚筋骨、长肌肉等功效。甘草是中药中运用最广的一味药，可调和诸药。用甘草沐浴，有抗炎、抗皮肤衰老的功效。取甘草适量，水煎，入浴（见彩图 21）。

9. 当归

当归有活血补血、润肠通便、生肌润肤等功效，主治痛经、血滞经闭、经多崩漏等。当归还有镇静、镇痛、消炎和降血脂的作用。用当归沐浴，可使皮肤光滑润泽、有弹性，还可提高机体的免疫功能。取当归适量，水煎，入浴（见彩图 22）。

10. 益母草

益母草有活血、祛瘀、调经等功效。益母草除可治疗妇科疾病外，还可美容，自古为妇女美容佳品。用益母草沐浴，有改善皮肤微循环作用，并可促进皮肤新陈代谢，使皮肤润泽光滑，另外，还可抑制皮肤真菌，对皮肤疹痒及疔疮有一定的作用。取鲜品或干品适量，水煎，入浴（见彩图 23）。

11. 苍耳

苍耳有祛风散热、解毒杀虫、止痛止痒等功效。苍耳除被用作治疗疾病的草药外，也是一种美容用草，许多古方中都记载了苍耳的美容功效，确有祛斑驻颜的效果。用苍耳沐浴，有治疗风湿关节痛、皮肤湿疹瘙痒、疥疮等功效，同时，也可使肌肤清净、光泽。取干品适量，水煎，入浴（见彩图 24）。

12. 防风

防风有祛风解表、胜湿止痛的功用。防风的根晒干后用作中药有治疗感冒、头痛、风寒湿痹、疮癣等作用。用防风沐浴，有消炎、止痒等作用，且有一定的美肤功效。取鲜品或干品适量，水煎，入浴（见彩图 25）。

13. 红花

红花有活血通经、祛瘀止痛、活血养血、润肤养颜等功效。用红花沐浴，有香身、润肤、治疗疮痈肿毒的功效。取红花适量，水煎，入浴（见彩图 26）。

14. 艾叶

艾叶有理气血、逐寒湿等功效。用艾叶沐浴，有杀菌和治疗湿疹瘙痒的功效，同时对虚寒症和感冒也很有效。取鲜品或干品适量，水煎，入浴（见彩图 27）。

15. 金银花

金银花有清热解毒、抑菌消炎的功效，主治温病发热、咽痛、痈肿疮疡等症。用金银花泡茶喝，有解暑清热的功效。金银花还有较好的抗菌作用，可抑制皮肤感染。用金银花沐浴，可使肌肤美丽。取干品适量，水煎或浸泡，入浴（见彩图 28）。

16. 决明子

决明子有清肝明目、祛风、通便等功效，为治疗目赤肿痛的要药。决明子还用于治疗高血压、便秘等。用决明子沐浴，有抑制皮肤癣菌、轻身的作用。取决明子适量，水煎，入浴（见彩图 29）。

17. 大黄

大黄有消食导滞、泻火解毒、活血祛淤等功效，主治实热便秘、目赤口疮等。用大黄沐浴，有抑制皮肤癣菌、促进皮肤新陈代谢、排除皮肤代谢废物等作用。取大黄适量，水煎，入浴（见彩图 30）。

18. 荷叶

荷叶有轻暑利湿、生发清阳、凉血止血的功效。用荷叶泡茶喝有减肥、降血压的作用。用荷叶沐浴，可散邪、清凉解暑、美肤。取鲜荷叶或干品适量，水煎，入浴（见彩图 31）。

19. 白芷

白芷有祛风解表、消肿止痛、祛斑美肤等功效。白芷自古就是我国的美容中药之一，历代被视为美容佳品，有润肤美颜的功效。用白芷沐浴，有治疗风寒感冒、皮肤瘙痒、疥癣等作用。白芷还可促进皮肤新陈代谢、延缓皮肤衰老，使肌肤白嫩润泽。取白芷适量，水煎 30 min 以上，入浴（见彩图 32）。

20. 蒲公英

蒲公英有清热解毒、利尿散结等功效。蒲公英有较强的抗感染能力，民间多用其治疗疔疮、红肿热毒症，并用其解食毒。用蒲公英沐浴，可缓解更年期的不适症状，并有消除皮肤黑斑，使肌肤润泽、白嫩的功效。取鲜品或干品适量，水煎，入浴（见彩图 33）。

四、添加其他物质的水浴

1. 十滴水浴

把十滴水 3～5 支加入浴水里，浸泡十几分钟，洗浴后双目明清、体表凉爽；婴幼儿如生了痱子，洗浴几次即可痊愈。

2. 翠衣浴

取翠衣（即西瓜皮）若干，去外层硬皮捣成汁，涂抹身上，或直接用翠衣搓擦，5～6 min 后用温水洗净。常洗翠衣浴可使皮肤细嫩。

3. 风油精浴

在浴水中加入 10 几滴风油精，洗浴后会感到浑身清爽凉舒，还可防止生痱子。

4. 金银花浴

取金银花适量，煎水滤汁后放入浴水里，浸泡 20 min 左右，再冲洗干净。用此水沐浴，可败毒除燥，治痱子效果也好。

5. 香醋浴

往浴水中加入少许醋，按常规洗浴，浴后舒适异常，且头发柔软光泽易梳理，常洗此浴，可使肌肤细嫩健美。

6. 菊花浴

取菊花适量，煎汁去渣，放入浴水中，浸泡 20 min 左右，再用温水冲净，此浴有醒脑爽神之功效，最适宜脑力劳动者。

7. 绿豆浴

取绿豆 250 g，煮至烂熟后，把绿豆汤倒入浴水中，浸泡 10 min，然后反复擦洗，有祛火明目的功效。

8. 人参浴

将苦参、丹参、明参、红参等多种名贵中草药煎制而成的药剂放入温泉水中，供人洗浴，有营养滋补、润泽肌肤、美容驻颜、延年益寿的功效。

9. 啤酒浴

用啤酒和矿泉水配制而成的温泉水进行洗浴，有改善血液循环、促进新陈代谢、活血化瘀、追风祛寒、兴神祛痛的功效。浴后不但能使皮肤光滑如玉，而且还能防治伤风感冒，对神经性皮炎、湿疹、皮肤瘙痒等疾患有较好的疗效。

10. 牛奶浴

在温泉水中加入全脂牛奶，搅匀后洗浴，能使皮肤毛孔收缩、消痒解乏、营养肌肤，有养颜、驻容、美肤的功效。

11. 食盐浴

往浴水中加入少量食盐，照常规洗浴，浴后用清水冲净，可全身舒适、清爽、精神抖擞，盐浴可以细腻皮肤，使头发光泽柔顺，苗条身材，防治关节炎、风湿症和皮肤病。

12. 油浴

就是在浴水中加入适量浴油，以滋润肌肤的一种沐浴方式。它有助于治疗疲劳、痉挛和憋尿后遗症。对于经常感到身体忽冷忽热的患者也有效。

第9章

精油按摩的基础知识

第1节　精油按摩的作用

精油是从天然植物中提取出来的，由多种不同的有机物质组成。各种精油之所以独特，并不在于其中一种成分，而在于多种成分巧妙而复杂的混合。不同的精油对人体有不同的功效。它不仅能缓解紧张情绪与振奋精神，还可以舒缓和改善各种病症。如对神经系统、五官科、呼吸系统、循环系统、消化系统、内分泌系统、泌尿生殖系统、免疫系统，以及皮肤、肌肉、骨骼等疾病都有调节改善的作用。精油的分子量很小，能很快渗透进皮肤，溶解在脂肪内，约5～7 min渗透到真皮层，7～10 min可达皮下组织，10～20 min进入血管和淋巴系统，经过20 min到12 h的体循环，由毛孔、尿液及呼吸排出，如结合按摩，精油的功效可持续3～4 d，由于其气味会传到中枢神经，故能给人留下深刻印象。

按摩保健是我国传统医学精髓与现代医学相结合的一种保健方法。按摩保健就是运用各种按摩手法来刺激体表，增强人体血液和淋巴液的循环，促进新陈代谢，增强体内各器官组织的生理功能，达到强身健体、养颜美容、延缓衰老、延年益寿的功效。

精油按摩可以令人身心舒畅，对这方面的认识在应用中已得到完全肯定。精油按摩的主要作用有：

一、提神醒脑

压力和沮丧是现代人工作、生活中常发生的问题。如果没有适当方式及时舒解，日积月累便会影响身心健康，使精神衰弱，引起肌肉紧张、失眠和忧郁。精油按摩能刺激分泌肾上腺素，强化中枢神经系统，所以可以振奋精神、消除疲劳、舒缓压力。注意力无法集中时，也可用以调整情绪。在紧张的现代社会，借助精油的辅助作用刺激脑部神经，可以使头脑清醒，是极佳的提神良方。精油按摩是当今社会现代人改善亚健康状况的最佳选择。

二、促进新陈代谢

精油按摩除影响内分泌及心智功能外，更能增强肺功能，提高摄氧量。法国学者 R. M. Gattefosse（盖特弗赛）的研究报告指出，精油只需 8～10 min 就会渗透到皮肤中，而大约经过 20～70 min 后完全被吸收，通过血液和淋巴液的体内循环，精油经由排汗、呼气的方式能有效地协助细胞排除因新陈代谢而产生的二氧化碳、毒素及废物。同时其营养素也给予体内细胞充足的养分，所以具有加强体内新陈代谢的作用。

三、养颜美体

当人们的健康或情绪受到负面影响，或处于恶劣环境中时，其肌肤就容易呈现老化现象，皱纹便会产生，此时便可使用精油以起到美容养颜的功效，如天竺葵、薰衣草、玫瑰精油等可促进人体新陈代谢，加强洁净并紧实肌肤，避免皮肤红肿、晒伤、过敏，使肌肤恢复活力。另外，精油也可调整油脂分泌，稳定皮肤酸碱度，使油脂不易堆积，避免在毛孔内造成堵塞，使皮肤看起来更加光滑柔嫩。利用按摩使精油分子渗透到体内，可柔嫩肌肤，增进血液循环，促进细胞再生，恢复弹性，再配合饮食控制与运动便可达到瘦身的目的。

四、净化空气、改善环境

精油具有洁净空气、改善环境污染的功能。精油的芳香分子飘散在空气中时，对空气有杀菌消毒的功效。精油通过人体的呼吸系统进入体内后，能够清洁呼吸器官，增强肺部的呼吸作用。

第 2 节　精油按摩的基本手法与操作要求

一、按摩精油的调配

1. 基础油

植物精油属于高浓度液体，挥发性较强，大多数精油不适合直接涂抹在皮肤上，必须用基础油稀释后，才可以广泛地用在人体的肌肤上。我们可将基础油称为精油的伴侣。基础油必须是 100% 的优质植物油，因植物油为纯自然物质，可与精油融合不产生任何不良反应和化学反应，而且植物油能深入渗透肌肤，其本身也具有医疗效果。矿物油是从石油中提炼出来的，不是自然物质，是一种化合物，容易阻塞皮肤毛孔，影响皮肤呼吸和吸收，故不能用作基础油。常用的基础油有甜杏仁油、橄榄油、小麦胚芽油、荷荷巴油等。

（1）甜杏仁油

甜杏仁油具有良好的亲肤性，还具有高营养素的特质，是很好的滋润油和混合油，适合婴儿和干性、皱纹、粉刺以及敏感性肌肤者使用。甜杏仁油可用于全身按摩，也可与其他物质混合治疗皮肤痒、红肿、干燥和发炎等症状。

（2）橄榄油

橄榄油含有大量不饱和脂肪酸，食用对心脏病有良效。其刺激性极低，对阳光晒伤有缓和功能，可用于儿童。不过因其有点气味，目前在精油按摩上仅用于减肥、皮肤老化及皮肤晒伤的处理。

（3）小麦胚芽油

小麦胚芽油含有丰富的维生素 E，是天然抗氧化剂，呈棕色，对干性、黑斑、瘢痕有一定效果，可在各种基底油中加入 20% 使用，以避免配方氧化。另外，食用小麦胚芽油还可延缓衰老，避免脑中风、心肌梗死、心脏病、肺气肿，增强免疫系统功能，增加活力，提高生育能力等。

（4）荷荷巴油

荷荷巴油产自沙漠地区，如美国的亚利桑那州、南加州，墨西哥北部。它的渗透性及耐高温性极佳，只要有空隙，哪怕是金属组件都可透入，其分子排列和人的皮脂非常类似，而且在化妆品制造过程中非常稳定，延迟性特佳，所以，它已成为化妆品配方最受欢迎的油脂之一。在精油按摩中，如果需要治疗敏感皮肤、风湿、关节炎、痛风，建议使用此油为主要基础油。此外，此油具有最好的滋润及保湿作用，可增加皮肤水分，预防皱纹和皮肤老化，同时对头发也有极佳作用，所以，它除了用于防止皮肤晒伤及柔软头发外，按摩头皮还可帮助头发生长。

基础油除了以上 4 种外，经常使用的还有芦荟油、胡萝卜籽油、椰子油、葡萄籽油、向日葵油。

2. 复方精油调配

（1）配方一

舒身按摩精油：檀香油 3 滴＋薰衣草油 2 滴＋葡萄籽油 30 mL

减压按摩精油：薰衣草油 4 滴＋尤加利油 3 滴＋檀香油 4 滴＋葡萄籽油 30 mL

振奋精神按摩精油：迷迭香油 4 滴＋薄荷油 3 滴＋柠檬油 5 滴＋葡萄籽油 30 mL

激情按摩精油：玫瑰油 3 滴＋鼠尾草油 3 滴＋天竺葵油 3 滴＋葡萄籽油 30 mL

镇静平衡按摩精油：茉莉油 2 滴＋薰衣草油 2 滴＋甜杏仁油 10 mL

缓解压力按摩精油：迷迭香油 2 滴＋鼠尾草油 2 滴＋甜杏仁油10 mL

提神醒脑按摩精油：迷迭香油 2 滴＋薄荷油 2 滴＋甜杏仁油 10 mL

（2）配方二

镇静与放松的按摩精油：橙花油 5 滴＋薰衣草油 6 滴＋天竺葵油 6 滴＋甜杏仁油 30 mL

舒解压力精油：薰衣草油 6 滴＋檀香油 3 滴＋尤加利油 5 滴＋葵花籽油 30 mL

淋巴排毒按摩精油：天竺葵油 3 滴＋薰衣草油 4 滴＋薄荷油 3 滴＋杏仁油 30 mL

减肥按摩精油：迷迭香油 4 滴＋薄荷油 3 滴＋杏仁油 30 mL

丰乳按摩精油：鼠尾草油 4 滴＋檀香油 3 滴＋天竺葵油 6 滴＋甜杏仁油 30 mL

振奋精神按摩精油：迷迭香油 4 滴＋薄荷油 3 滴＋柠檬油 3 滴＋橄

榄油 30 mL

浪漫激情按摩精油：玫瑰油 3 滴＋檀香油 3 滴＋鼠尾草油 6 滴＋甜杏仁油 30 mL

（3）配方三

流行性感冒按摩精油：薰衣草油 10 滴＋茶树油 5 滴＋甜杏仁油10 mL

肌肉疼痛按摩精油：杜松油 10 滴＋薰衣草油 7 滴＋迷迭香油 8 滴＋甜杏仁油 50 mL

舒缓背肌按摩精油：薰衣草油 13 滴＋檀香油 10 滴＋天竺葵油 2 滴＋杏仁油 50 mL

失眠症按摩精油：薰衣草油 7 滴＋橙香油 5 滴＋马荷兰油 3 滴＋杏仁油 50 mL

月经疼痛按摩精油：丹参油 15～20 滴＋杏仁油 50 mL

提高性欲按摩精油：玫瑰油 5 滴＋檀香油 10 滴＋佛手柑油 5 滴＋杏仁油 50 mL

产后皮肤按摩精油：薰衣草油 20 滴＋橙花油 5 滴＋杏仁油 50 mL

丰胸按摩精油：天竺葵油 9 滴＋依兰油 16 滴＋杏仁油 50 mL

收紧大腿按摩精油：柏树油 10 滴＋杜松油 10 滴＋薰衣草油 5 滴＋杏仁油 50 mL

减肥按摩精油：柏树油 13 滴＋杜松油 10 滴＋薰衣草油 5 滴＋荷荷巴油 50 mL

（4）配方四

普通及干性皮肤按摩精油：天竺葵油 2 滴＋薰衣草油 10 滴＋檀香油 8 滴＋伊兰油 5 滴＋酪梨油 50 mL

油性皮肤按摩精油：佛手柑油 16 滴＋柏树油 4 滴＋杜松油 5 滴＋杏仁油 50 mL

成熟（衰老）皮肤按摩精油：乳香油 8 滴＋橙花油 3 滴＋薰衣草油 14 滴＋杏仁油 50 mL

（5）配方五

烫发、染发及损坏护理精油：花木梨油 15 滴＋天竺葵油 5 滴＋薰衣草油 5 滴＋檀香油 5 滴＋祖祖巴油 10 mL＋甜杏仁油 50 mL

头皮护理精油：桉树油 10 滴＋迷迭香油 15 滴＋祖祖巴油 5 mL＋杏仁油 50 mL

油性头发护理精油：佛手柑油 12 滴＋薰衣草油 13 滴＋祖祖巴油 5mL＋杏仁油 50 mL

深色头发护理精油：迷迭香油 2 滴＋花梨木油 1 滴＋1 L 水混合，作洗发水

浅色头发护理精油：甘菊油 2 滴＋柠檬油 1 滴与 1 L 水混合，作洗发水

二、精油按摩基本手法

1. 推法

(1) 含义

按摩师用指、掌或肘着力于被按摩者身体的一定部位，做单方向直线移动的手法称为推法。可分为拇指推法、多指推法、掌推法、肘推法等。

(2) 操作要领

推动时着力部位要紧贴体表，用力要平稳着实，速度宜缓慢，做到轻而不浮、重而不滞（见图 9—1、图 9—2）。

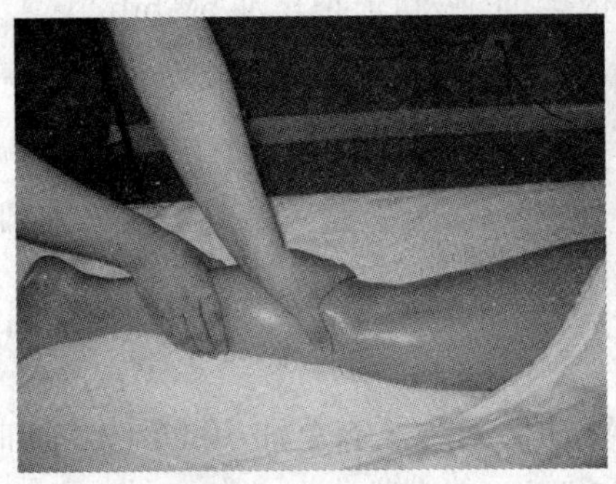

图 9—1　推法 1

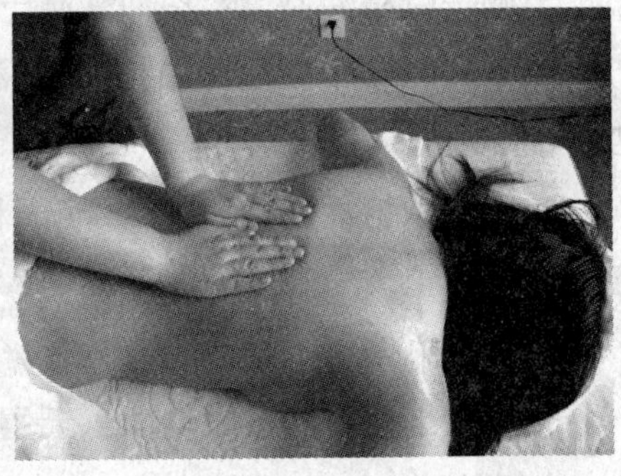

图 9—2　推法 2

2. 擦法

(1) 含义

按摩师用手掌紧贴被按摩者体表，稍用力下压做直线往返摩擦，使之产生一定热量的手法称为擦法。可分为小鱼际擦法、大鱼际擦法、掌擦法。

(2) 操作要领

1) 擦法操作时动作要稳，不论是上下摩擦还是左右摩擦，均必须直线往返移动，不可歪斜。

2）摩擦时往返距离要拉长，而且动作要连续不断，不能有间歇停顿。

3）压力要均匀适中，不可向掌下用太大的压力，以摩擦时不使皮肤起皱褶为宜。

4）肩部放松，肘关节自然下垂并内收，做到发力于臂，蓄劲于腕，使动作平稳而有节奏性（见图 9—3、图 9—4）。

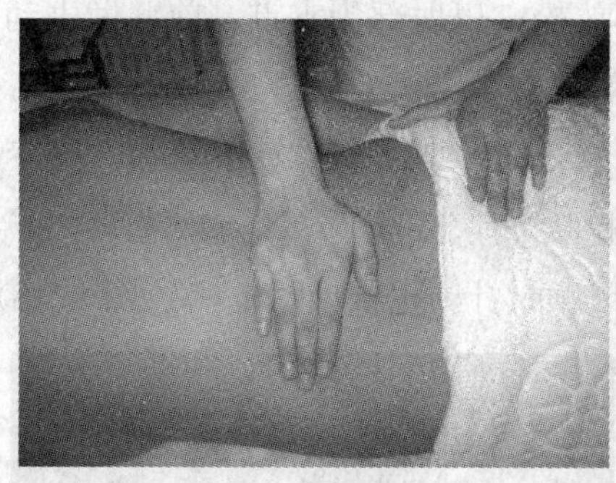

图 9—3　擦法 1

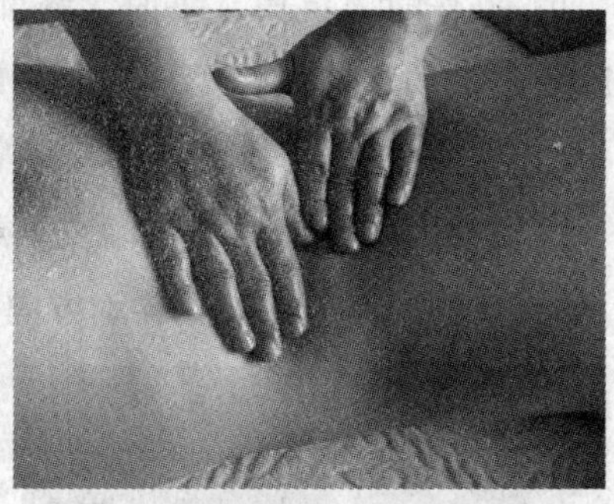

图 9—4　擦法 2

3. 摩法

（1）含义

按摩师用指或掌在被按摩者体表做环形摩擦移动的手法称为摩法。可分为指摩法、掌摩法等。

（2）操作要领

1）肩、臂、腕均应放松，肘关节微屈，指掌自然伸直，做环形的抚摩动作。

2）可做顺时针或逆时针摩动，但一般以顺时针方向摩动为主。

3）动作轻柔，压力均匀。一般指摩法宜轻快，频率为每分钟 120 次左右；掌摩法宜稍重缓，频率为每分钟 100 次左右（见图 9—5、图 9—6）。

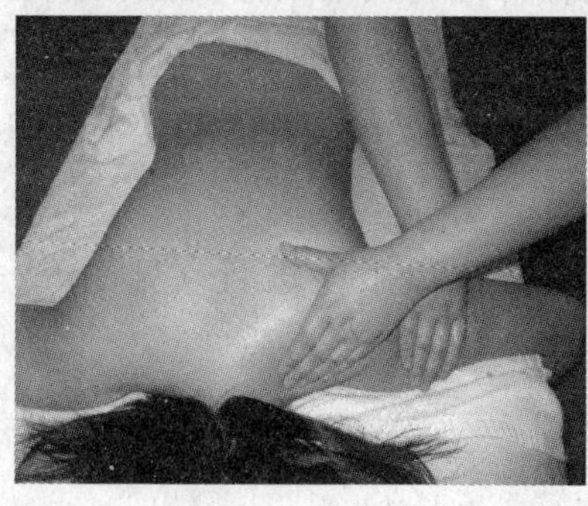

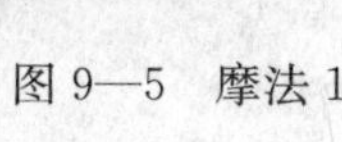

图 9—5　摩法 1

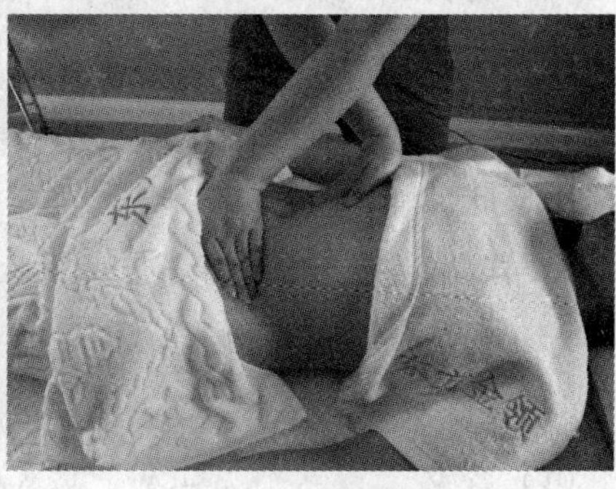

图 9—6　摩法 2

4. 揉法

（1）含义

按摩师用指、掌或前臂吸定于被按摩者一定部位，做轻柔缓和的环转运动，并带动该处皮下组织的手法称为揉法。可分为指揉法、掌揉法。

（2）操作要领

1）操作时，沉肩，垂肘，腕部放松，以肘部为支点，前臂做主动回旋运动，带动腕部做轻柔缓和的揉动。

2）压力要轻柔，动作要灵活。操作时，既不能有体表摩擦，又不能向掌下用太大的压力，以带动皮下组织为宜。

3）动作要有节律性，揉动方向以顺时针为主（见图 9—7、图 9—8）。

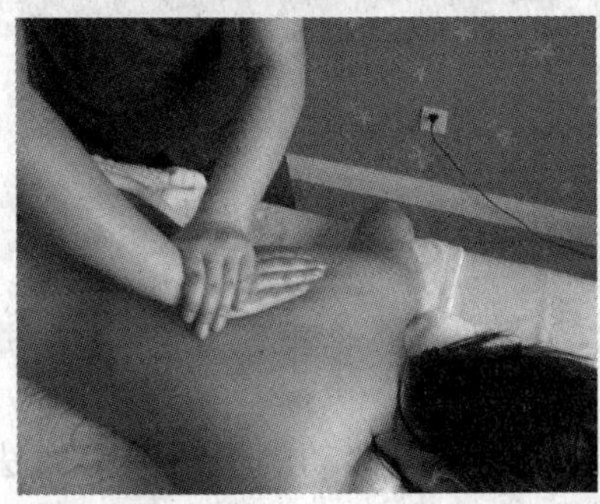

图 9—7　揉法 1

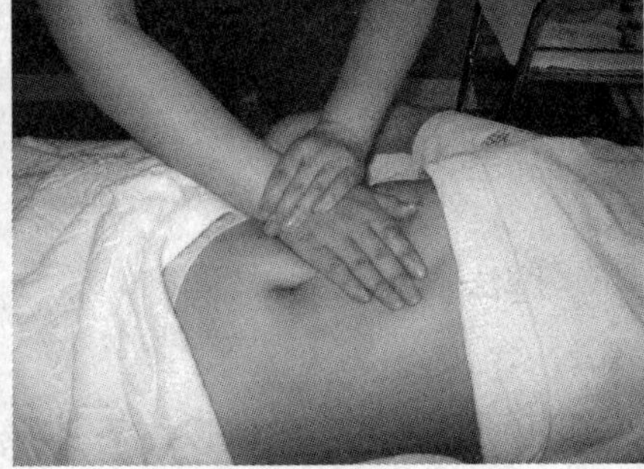

图 9—8　揉法 2

5. 捏法

（1）含义

按摩师用拇指和其他手指在被按摩者一定部位做对称性的挤压的手法称为捏法。可分为三指捏法和五指捏法。

（2）操作要领

1）用拇指和食指、中指指面，或用拇指和其余四指夹住肢体或肌肤，做相对用力挤压，随即放松，再用力挤压，并循序移动。

2）操作时，动作要连贯而有节奏性，用力要均匀而柔和。不可用指甲掐压皮肤。

3）移动应按经络、穴位或肌肉外形轮廓循序进行（见图 9—9、图 9—10）。

6. 按压法

（1）含义

按法与压法相互配合运用的手法称为按压法。

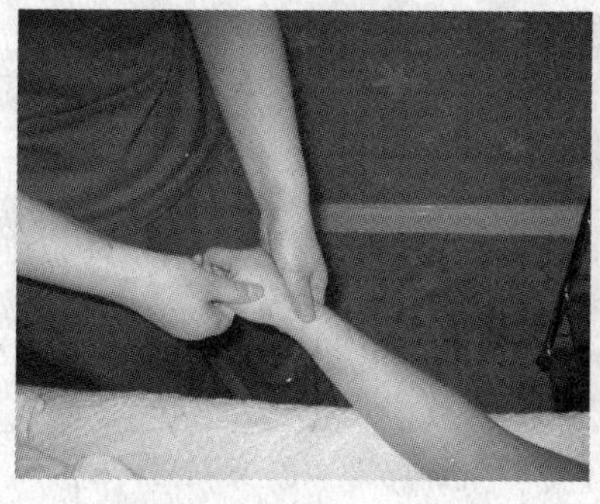

图 9—9　捏法 1

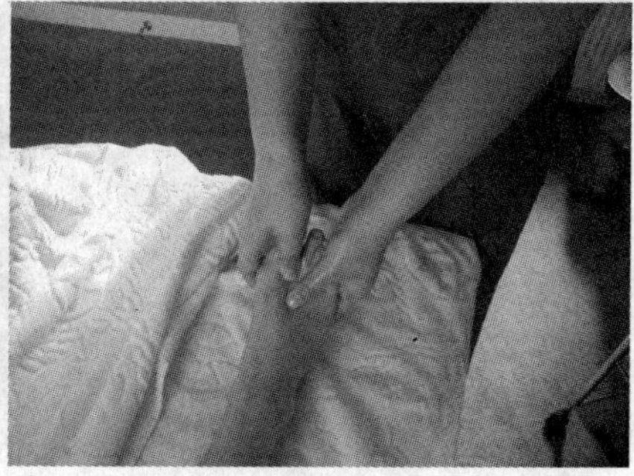

图 9—10　捏法 2

(2) 操作要领

在按法的基础上增加向下按压的力量。用力由轻到重、稳而持续（见图 9—11、图 9—12）。

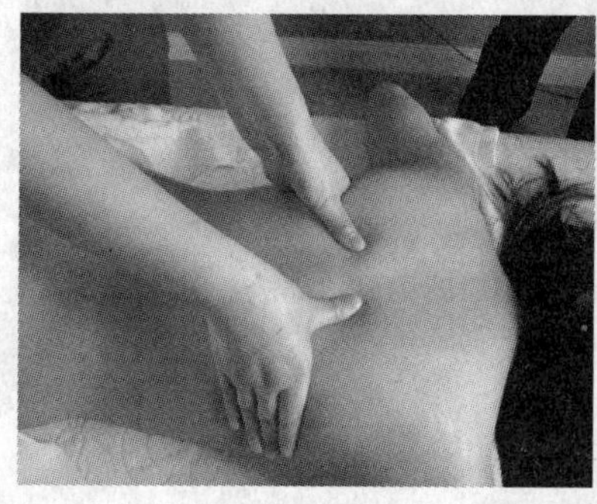

图 9—11　按压法 1

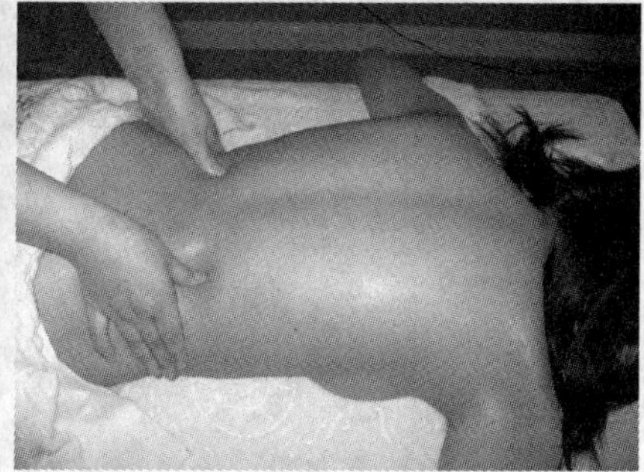

图 9—12　按压法 2

7. 抚摸法

(1) 含义

轻擦与轻摩法相互配合运用的手法称为抚摸法。

(2) 操作要领

手掌与被按摩者肌肤贴紧，一边施轻力一边抚摸，此法一般用于按摩开始和结束时（见图 9—13、图 9—14）。

8. 叩击法

(1) 含义

叩法和击法结合运用的手法称为叩击法。

(2) 操作要领

轻击为叩，击法、叩法结合，即轻重交替进行，协调灵活，连续而有节奏，可采用二轻一重或三轻一重等的方式（见图 9—15、图 9—16）。

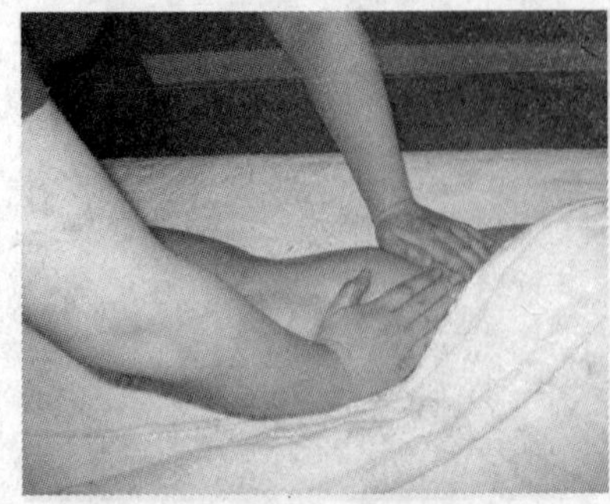

图 9—13　抚摸法 1

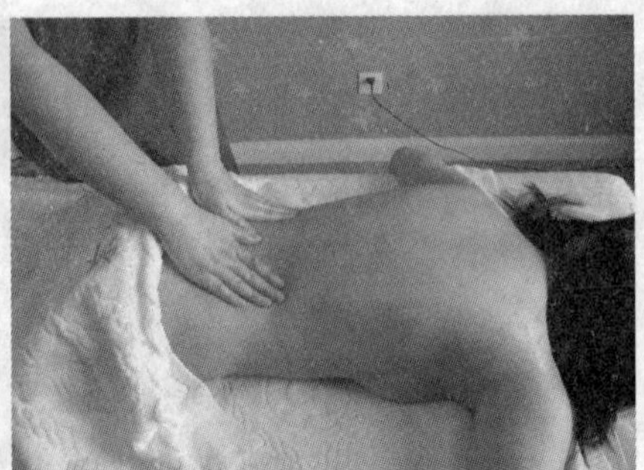

图 9—14　抚摸法 2

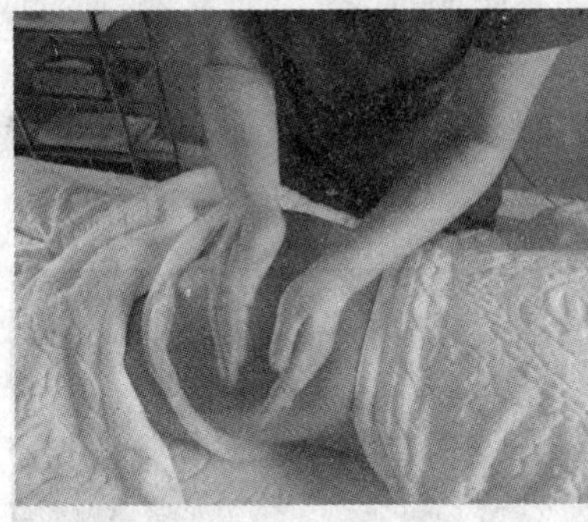

图 9—15　叩击法 1

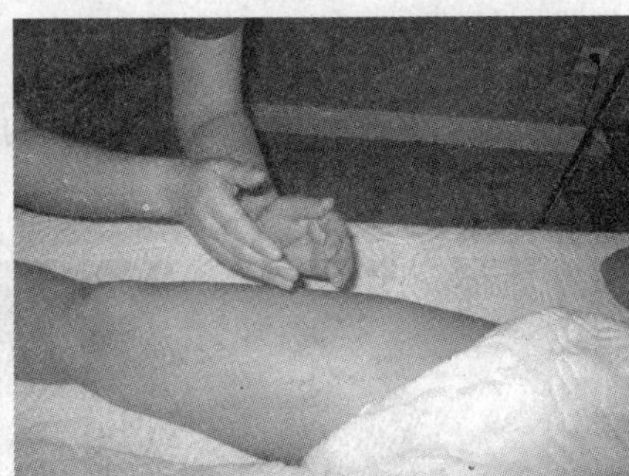

图 9—16　叩击法 2

9. 拿法

(1) 含义

拇指与其余四指相对用力提起一定部位的手法称为拿法。

(2) 操作要领

拿的方向与肌肤垂直，一挤一松，缓慢提起后松手或辗转提拿，动作缓和而连贯，切勿致皮肤皱褶，手腕应放松，指腹着力，由轻到重后而渐轻（见图 9—17、图 9—18）。

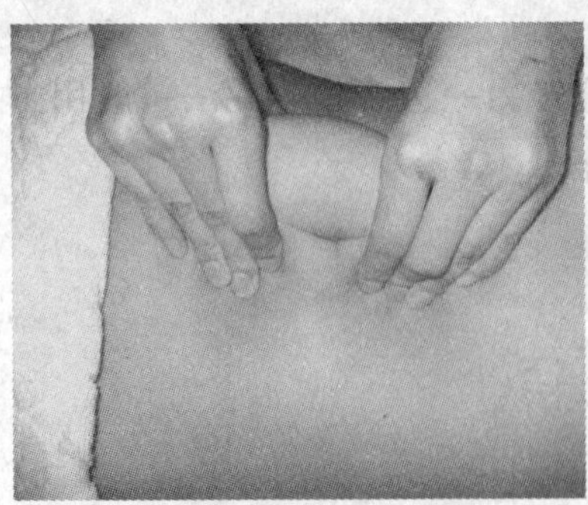

图 9—17　拿法 1

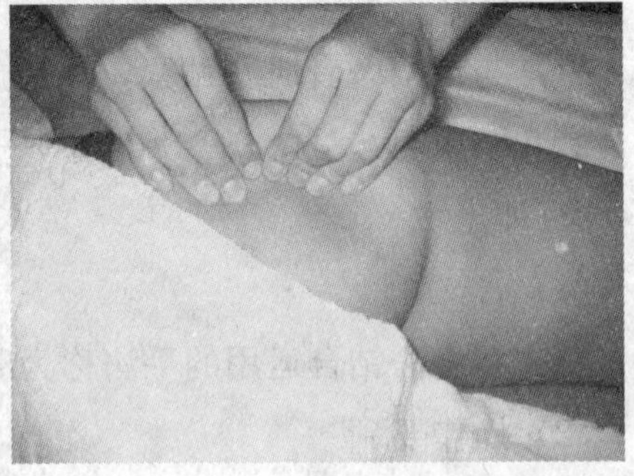

图 9—18　拿法 2

三、精油按摩操作要求

1. 芳香保健师应具有良好的职业修养，对被按摩者态度要亲切和蔼，精力要集中，对操作认真负责。

2. 操作前一定要修剪指甲，保持手的清洁卫生。去掉戒指、手链、手表等硬物，以免划破被按摩者的皮肤。

3. 保持双手的温暖，不要以冰凉的手接触被按摩者身体。

4. 操作时要缓慢、均匀、柔和、持久，用力切忌粗暴、敷衍，转换手法时不宜双手同时离开被按摩者身体。

5. 穴位按压时，均宜采取先轻、后重、再轻 3 个步骤，用力要恰到好处，防止损伤皮肤或筋骨。

6. 根据被按摩者身体状况适当调整用力大小。

7. 避免压迫骨骼部位，有骨膜炎或血肿现象的顾客不可进行精油按摩。

8. 遇到被按摩者突然出现头晕、恶心、面色苍白、出虚汗、脉搏加快等晕推现象，芳香保健师不要慌乱，先让其平卧床上，再掐其人中、十宣，按揉印堂、内关、足三里，点大椎等。

9. 每个体位只可运用一次，不要重复，以免造成被按摩者反感。

10. 身体左右两侧的操作要对称，尽量不要有偏颇和遗漏。

11. 芳香保健师在进行精油按摩时严禁嬉笑、聊天。

第 3 节　精油按摩的适应证与禁忌证

一、精油按摩的适应证

1. 神经系统与精神疾病。

2. 呼吸系统疾病。

3. 血液循环系统疾病。

4. 消化系统疾病。

5. 内分泌、泌尿系统疾病。

6. 免疫系统疾病。

7. 肌肉、骨骼疾病。

8. 皮肤疾病。

9. 身体的其他不良症状与疾病。

二、精油按摩的注意事项及禁忌证

1. 使用精油前，最好先做皮肤测试，以免过敏。

2. 精油通常不能直接涂抹于皮肤上，要经过基础油稀释过才能用于皮肤上。精油不能碰到眼睛，若发生这种状况，应立刻用大量清水冲洗眼睛并就医。

3. 精油使用剂量决不是越多越好，需遵守所规定的剂量，以免产生副作用。

4. 精油忌阳光暴晒。

5. 精油不适合口服，不易接触身体一些敏感部位，如直肠、阴道等。

6. 同一种精油最好不要天天使用，要数种不同精油交替使用，最好两周换一次。

7. 盛装精油的瓶子其瓶口应旋紧，并存放于阴凉及孩童无法取到之处，要避免高温与阳光照射。精油不可用塑胶瓶盛装，应存放在琥珀色玻璃瓶或不锈钢瓶中。

8. 饭后半小时及饭前 1 h 不宜进行精油按摩。

9. 婴幼儿、高血压、心脏病、出血性疾病、急性皮肤病、急性传染病、癫痫病患者及妊娠初期及后期、月经期的女性均不宜进行精油按摩。

10. 过度疲劳、年老及身体过度虚弱、剧烈运动后不宜进行精油按摩。

第 10 章

心理学基础知识

芳香保健师是一个与人打交道的职业，每天需要接触各种各样的顾客。如何与不同的顾客进行恰当的、令人愉悦的交流，如何探索顾客的心理动向，利用心理学创设良好的主宾关系，是每位芳香保健师必备的技能。本章将从心理学的概念，心理健康的含义与标准，如何利用心理学提升芳香保健师的服务水准，如何利用环境和心理的互动达到心身平和的状态等多方面进行讲解，以帮助芳香保健师提高自身的整体素质，用科学的心理学知识吸引顾客、服务顾客、解决顾客的实际心理困扰、满足顾客人性化的需求，从而达到芳香保健的更高层次，展示 SPA 芳香保健的真实理念。

第 1 节　心理学的基本概念

一、心理学的概念

随着社会的发展与科技的进步，以及物质生活的日益丰富多彩，人们在关心自己身体健康的同时，也越来越注意自己的精神生活。在当代人们的生活中，“心理”这个词频繁地出现在日常交往中，出现在各种媒体上。人们对心理学充满了好奇心。那么，究竟什么是心理学呢？

在几千年的历史发展过程中，不同时期、不同学者对心理学的看法始终没有得到统一，心理学本身的含义也一直在变化着。即使到了 19 世纪末期，心理学成为一门独立的科学之后，其研究内容和重点仍然在不断演化着。直到 20 世纪中期以后，心理学才有了相对统一的定义，即“心理学是研究心理现象发生、发展和活动规律的科学”。

心理学中最基础的一门学科为普通心理学，该学科以正常成人的心理现象为研究对象，总结心理活动最普遍、最一般的规律。

普通心理学的内容一般分为两大类，即心理过程和人格。认知、情绪情感和意志等是以过程的形式存在的，它们都要经历发生、发展和结束的不同阶段，所以属于心理过程。需要、动机是人的心理活动的动力，表现了人格的倾向性；能力、气质和性格是人格的特征，它们都是人格的组成部分。

二、心理过程

1. 感觉

人们认识客观世界常常是从认识事物的一些简单属性开始的，例如，我们观察一粒樱桃，看上去，樱桃是红的、圆的；拿在手上，它很轻，但有一定的重量；咬上一口，甜甜的、酸酸的。红色、圆形、甜味、酸味，都是对樱桃一些属性的反映，是人脑在接受和加工了樱桃这一客观事物的属性后所产生的感觉。

感觉是指人脑对直接作用于感觉器官的客观事物个别属性的反映。按照刺激的来源，我们可以把感觉分为外部感觉和内部感觉。外部感觉是由外部刺激作用于感觉器官所引起的感觉，包括视觉、听觉、嗅觉、味觉和皮肤感觉（皮肤感觉又包括触觉、温觉、冷觉和痛觉）。内部感觉是由身体内部来的刺激所引起的感觉，包括运动觉、平衡觉和机体觉（机体觉又叫内脏感觉，包括饿、胀、渴、窒息、恶心、便意、性和疼痛等感觉）。

人类对世界的认识是通过各种各样的感觉来完成的。但是，人们对世界的认识具有一定限度，并不是所有的刺激人们都能够觉察，过强或过弱的刺激，人们是无法觉察到的。因此，对事物的感觉有一定的感受性。感受性是指人对适宜刺激的感觉能力。人的感受性只能在一定的刺激强度的范围内产生，能够引起感觉的最小和最大刺激强度的范围可以用来显示感受性的大小。如在明亮的房间里面，视觉的感受性较强，能看见较小的物体，而在昏暗的房间里，视觉的感受性较弱，只能依稀辨认较小的物体。

2. 知觉

知觉是人脑对直接作用于感觉器官的客观事物的整体的反映。人们通过感官得到内部和外部环境的信息，这些信息经过头脑的加工，产生了对事物的整体认识，这就是知觉过程。

知觉是在人的实践活动中逐渐发展起来的。刚出生的婴儿既不能把握物体的大小和远近，也没有时间概念。这些空间知觉和时间知觉都是随着他们后天不断的生活实践才逐渐发展、完善起来的。

从不同角度出发可以对知觉进行不同方式的分类。根据知觉所反映的事物的主观特性，知觉可分成空间知觉、时间知觉、运动知觉和社会知觉。空间知觉处理物体的大小、形状、方位和距离的信息，时间知觉解决事物的延续性和顺序性，运动知觉处理物体在空间的位移，社会知觉是关于个体对客观事物社会性特征的知觉。根据在知觉中起主导作用的感觉器官的特性，可把知觉分成视知觉、听知觉、触知觉、嗅知觉等。

知觉具有整体性、选择性、理解性和恒常性等特性。

3. 记忆

人在活动中，不仅感知当前的事物，并且要记住它，有时还要回忆过去经历过的有关的事物，这就是记忆。具体来说，记忆是指在头脑中积累、保存和提取个体经验的心理过程。

人们感知过的事物、思考过的问题、体验过的情感和从事过的活动，都会在人们头脑中留下不同程度的印象，这个就是记的过程；知识经验在大脑中储存和巩固的过程叫做保持；在一定的条件下，根据需要这些储存在头脑中的印象又可以被唤起，参与当前的活动，得到再次应用，这就是忆的过程。从向脑内存储到再次提取出来应用这个完整的过程总称为记忆。

根据记忆的概念，我们可以知道，记忆包括三个基本过程，即信息进入记忆系统——编码过程，信息在记忆中储存——保持过程以及信息从记忆中提取出来——提取过程。编码是记忆的第一个基本过程，它把来自感官的信息变成记忆系统能够接收和使用的形式。保持也称储存，已经编码的信息必须在头脑中得到保存，在一定时间后才可能被提取。但信息的保存并不都是自动的，在大多数情况下，为了日后的应用，我们必须想办法努力将信息保存下来。已经储存的信息还可能受到破坏，出现遗忘。当出现外部需要时，我们还要将保存在记忆中的信息提取出来，这就是提取过程。提取有两种表现方式：回忆和再认。日常所说“记得”指的就是回忆，学生默背课文就是一种回忆过程。再认是指原刺激呈现在眼前，个体需要做的只是确定它的熟悉程度，如做选择题就是一种再认过程。

4. 意识

意识是人类所独有的高层次的心理活动，指在觉醒状态下的觉知。具体说来，意识的内容包括：对外部事物的觉知，即觉察到外部发生的事情，例如，看到美丽的油画，听到优美的钢琴声；对内部刺激的觉知，即感觉到自身内部发生的事情，例如，感到饥饿，觉得疲劳；对这些觉知内容和自身行为的评价，例如，有时与他人相比，沾沾自喜或者自愧不如，都是自我意识的表现。

有意识的反映是人反映现实的高级的和主要的形式，通常和人所面临的实践的或认识的任务有联系。当人为完成任务而必须从许多事物中区分出某一特定事物时，这一事物就都会被他意识到。例如，一个人在公园中寻找他的同伴，迎面而来的行人都会被他意识到，并加以辨别、区分。有时人对自己的行为似乎有所意识，但又不太清晰。例如，一边听课，一边做笔记时，人能够意识到自己在写字，但每个字怎么写，则又不很清楚了，人不需要费很大的努力，不需要有意识地注意每一笔每一笔地写字。这种状态下的意识是一种自动化的意识状态，它本身要求很少注意，并且不妨碍同时进行的其他活动。

意识，特别是有意识的反映，能够使人在头脑中进行活动，并且利用头脑中的概念、思想、计划等来指导个体的行为。人的行为也因此更具有目的的方向性和针对性，更有预见性，从而在和周围环境的相互作用中具有更强的主动性。

5. 注意

注意是和意识紧密相关的一个概念，是指心理活动对一定事物的指向与集中。由于这种指向和集中，人才能够清晰地反映周围现实中的一定事物，而离开其余事物。人在同一时间内，由于注意的作用，不能感知周围一切事物，只能感知其中的少数对象。例如，在星棋密布的夜空中，我们只能注意到几颗星星，而不能同时看清所有的星星。

注意有两个明显的特点：指向性和集中性。

（1）注意的指向性

注意的指向性是指由于能力的限制，心理活动不能同时指向所有的对象，而只能选择某些对象，舍弃另一些对象。在如今丰富多彩的世界中，每时每刻都有大量的信息作用于人们自身，但是，人们无法对所有的信息都做出反应，只能把意识指向其中一些事物。其中注意的对象是注意的中心，有些事物处于注意的“边缘”，有些事物处于注意的范围之外。例如，人们去小商店买醋，就很可能只注意到了醋的品种和价格，而容易忽略其他商品。由于指向性的不同，人们从外界接受的信息也不同。

（2）注意的集中性

注意的集中性是指心理活动能全神贯注地聚焦在所选择的对象上，表现在心理活动的紧张度和强度上。人在高度集中注意时，注意指向的范围缩小；反之，如果指向的范围广泛而不集中，则人的整个注意强度就会降低。人在高度集中注意时，除了注意目标事物之外，对周围其他事物都容易忽略，变得视而不见、听而不闻。

根据注意选择的方向是否明确，以及意志努力的参与过程上的差异，可以将注意分为不随意注意、随意注意和随意后注意三种。

不随意注意是指事先没有目的、也不需要意志努力的注意。例如，学生正在教室里聚精会神地听老师讲课，忽然窗户外面发出一声巨大的爆炸声，大家都不约而同地将视线转向窗户，即不由自主地产生对爆炸声的注意。在这种情况下，注意的引起不是依靠意志的努力，而是由刺激物本身的特点决定的。

随意注意是指有预定目的、需要一定意志努力的注意。例如，青年工人在开始学习机床操作的时候，对于操作过程还不熟悉，稍不注意就会生产出废品或发生事故，他要集中注意进行操作，甚至要克服一定的困难使注意指向和集中于当前的任务。这种注意便叫做随意注意。

随意后注意是指向一个对象后期所出现的一种特殊形式。它同时具有不随意注意和随意注意的某些特征。在具有自觉的目的、任务方面，它类似于随意注意；在不需要意志的努力方面，它又类似于不随意注意。例如，小孩子在家长的强迫下学习拉小提琴，刚开始孩子并不感兴趣，但迫于家长压力，不得不付出很大的努力，这个时候他的注意是随意注意；慢慢随着水平的提高，孩子体验到了音乐的美感和演奏的成就感，不需要付出努力就可以自然而然地持续练习拉小提琴，这时候的注意就是随意后注意。

6. 思维

思维和感觉、知觉一样，都是人脑对客观现实的反映，只不过感觉、知觉是对客观现实的直接反映，而思维是人脑对客观事物间接的、概括的反映，它能认识事物的本质和事物之间的内在联系，借助语言、表象或动作实现，是认知活动的高级形式。思维具有以下几个特征。

(1) 间接性

思维能以直接作用于感官的事物为媒介，对没有直接作用于感觉器官的客观事物（例如，早起看到屋顶潮湿，便推想到昨夜下过雨），甚至是根本不能直接感知到的客观事物（例如分子内部的结构）进行反映。还表现在人能对没有发生的事件做出预见（如看见天突然阴沉沉的，空气中又很潮湿，推断很快要下雨了）。

(2) 概括性

在大量的感性材料的基础上，把一类事物的共同特征和规律抽离出来加以认识就是思维的概括性。例如，从不同形状的柳树都叫做柳树，到把柳树、枣树、杨树、槐树等统称为树，再到把花、草、树木等一类事物概括为植物，这是不同水平的概括。思维的概括性使人的认识活动摆脱了对具体事物的局限性和对事物的直接依赖性，扩大了人们认识的范围和深度。概括性的水平反映着思维的水平，它也是人们形成概念的前提，是思维活动得以进行的基础。

思维是一个心理过程，它是通过一系列复杂的心理操作实现的，这些思维操作主要有以下几种。

1）分析和综合。分析是在头脑中把事物的整体分解为各个部分或各个属性。例如，把一台计算机分解为主机、显示器、键盘、鼠标等。综合指在头脑中把事物的各个部分、各个属性、各个特征结合起来，了解它们之间的联系，形成一个整体的过程。例如，把文章中的各个段落综合起来，把握其中心思想。

分析与综合是思维的基本过程，它们相互联系、相互制约。分析是为了了解事物的特征和属性，综合则是通过对各部分、各属性的分析实现的。任何思维活动既需要分析，也需要综合。

2）比较和分类。比较是把各种事物或同一事物的不同部分、个别方面或个别特点加以对比，确定它们的共同点和不同点以及它们之间的关系，实质上是一种更复杂的分析和综合。人们认识事物都是从通过比较开始的，例如，只有把彩电和空调的不同之处和相同之处找出来后，才能真正认识这两种电器。

分类是把具有共同点的事物归为一类的过程，即在思想上把它们分成组或小组。例如，动物、植物、矿物，都可以按一定的特征加以分类。分类的前提是比较，比较事物之间的异同，并据此在思想上加以划分。

3）抽象和概括。抽象是在头脑中抽出各种事物与现象的共同特征和属性，舍弃个别特征和属性的过程，即分出本质的特性，而舍弃非本质的特性的过程。例如，“可以写字”是笔的本质属性，这一结论就是通过抽象得到的。人在思想上依据高出海平面这一特征把山联合起来的时候，所思考的不是某一个山具体的高度，而是山的一般特点。

概括是在头脑中把从各种事物中抽象出来的共同特征联合起来的过程，又可以分为初级概括与高级概括。前者指在感觉、知觉和表象水平上的概括，后者指根据事物的内在联系和本质属性进行的概括。给某个事物下定义就是一个概括过程。

思维的种类有很多。根据思维过程所凭借的中介不同，可以把思维划分为直觉动作思维、具体形象思维和抽象逻辑思维。根据思维活动探索目标的不同方向，可以划分为聚合思维和发散思维。根据是否有创造性，可以划分为常规思维和创造性思维。

7. 情绪情感

人类在认识外界事物时，会产生喜与悲、乐与苦、爱与恨等主观体验。情绪情感是伴随着认识活动和意志行动而出现的，具有极为复杂的神经生理、生化的机制，包括有机体在心理和生理的许多水平上的整合。为了区别于认识过程，人们把对客观事物态度的体验称为感情。为了区别出感情发生的过程和在这一过程中产生的体验，人们采用了情绪和情感的概念。

情绪是指感情反映的过程，也就是脑的活动过程。从这一点来说，情绪这一概念可以用于人类，也适用于动物；情感则是指具有深刻而稳定的社会意义的感情，如爱国之情、对美的欣赏等。和情绪相比较而言，情感具有更大的稳定性、深刻性和持久性。

情绪本身是非常复杂的，因此很难对情绪进行准确的分类。在此介绍两种颇具代表性的分类方法。

（1）从情绪内容来分——基本情绪和复合情绪

人类具有四种基本的情绪：快乐、愤怒、恐惧和悲哀。快乐是一种追求并达到目的时所产生的满足体验。愤怒是由于受到干扰而使人不能达到目标时所产生的体验。恐惧是企图摆脱、逃避某种危险情景时所产生的体验。悲哀是在失去心爱的对象或愿望破灭、理想不能实现时所产生的体验。

在以上四种基本情绪之上，人们可以派生出众多复杂情绪，而且可以赋予各种社会内容，如羞耻、悔恨包含着不愉快、痛苦、怨恨、悲伤等复杂因素，它们又由于包含的内容和对人的意义的不同而有着不同的组合。

（2）从情绪状态来分——心境、激情和应激

依据情绪发生的强度、速度、紧张度、持续性等指标，可将情绪分为心境、激情和应激。

1）心境。心境是一种具有感染性的、比较平稳而持久的情绪状态。当人处于某种心境时，会以同样的情绪体验看待周围事物。如人伤感时，会见花落泪，对月伤怀。心境体现了“忧者见之则忧，喜者见之则喜”的弥散性特点。平稳的心境可持续几个小时、几周或几个月，甚至一年以上。

心境对人的生活有很大的影响。积极、良好的心境有助于积极性的发挥，提高效率，克服困难；消极、不良的心境使人厌烦、消沉。因此，克服消极的心境是有意义的。它与性格、意志的培养有关，是个性修养的组成部分之一。

2）激情。激情是一种爆发快、强烈而短暂的情绪体验。如在突如其来的外在刺激作用下，人会产生勃然大怒、暴跳如雷、欣喜若狂等情绪反应。在这样的激情状态下，人的外部行为表现比较明显，生理的唤醒程度也较高，因而很容易失去理智，甚至做出不顾一切的鲁莽行为。因此，在激情状态下，要注意调控自己的情绪，以避免冲动性行为。

3）应激。应激是指在意外的紧急情况下所产生的适应性反应。当人面临危险或突发事件时，人的身心会处于高度紧张状态，从而引发一系列生理反应，如肌肉紧张、心率加快、呼吸变快、血压升高、血糖增高

等。例如，当遭遇突如其来的自然灾害时，人们就可能会产生上述的生理反应，从而积聚力量以进行逃避。值得注意的是，人体的应激状态不能维持过久，因为这样很消耗人的体力和心理能量。若人体长时间处于应激状态，可能导致适应性疾病的发生，必须及时就医。

情感是与社会性需要相联系的高级主观体验，通常将其归结为道德感、美感和理智感。

道德感是根据一定社会的道德标准，对人的思想、行为做出评价时所产生的情感体验。当自己或他人的言行符合道德规范时，对自己会产生自豪、自慰等情感，对他人会产生敬佩、羡慕、尊重等情感；当自己或他人的言行不符合道德规范时，对自己会产生自责、内疚等情感，对他人会产生厌恶、憎恨等情感。

美感是根据一定的审美标准评价事物时所产生的情感体验。它是人对自然和社会生活的一种美的体验。如对优美的自然风景的欣赏、对良好社会品行的赞美。美感的产生受思想内容及个人审美标准的制约。不同人的审美标准不同，也会使不同个体的美感产生差异。

理智感是人在智力活动过程中所产生的情绪体验。它是和人的认识活动、求知欲、认识兴趣的满足和对真理的探求相联系的。如发现问题时的惊奇感、分析问题时的怀疑感、解决问题后的愉快感、对认识成果的坚信感等。理智感常常与智力的愉悦感相联系。

一切高级情感所共有的特点在于，引起高级社会性情感的东西都是与一定的原则和标准、一定的社会要求相联系的。人们的道德感、美感、理智感越完备，越符合他们所生活的社会、阶级的要求，社会生活和个人生活的一致性就大些。

情绪和情感在人的心理生活中有着广泛的作用，并在人的生活活动中起着十分重要的作用。情绪情感的功能主要表现在影响动机、认知、健康和信息交流等方面。

情绪情感与动机的关系十分密切。一方面，它具有激励作用，能够以一种与生理性动机或社会性动机相同的方式激发和引导行为。快乐、热爱、自信等积极增力的情绪会提高人们的活动能力，而恐惧、痛苦、自卑等消极减力的情绪则会降低人们活动的积极性。另一方面，它还被视为动机的指标，直接反映个体内在动机的强度与方向。当面临危险时，有的人头脑清晰，沉着冷静地离开；而有些人则惊慌失措，浑身发抖，不能有效地逃离现场。这些情绪指标可以反映出人们动机潜能的个体差异。

情绪情感对于人们的认知过程具有影响和调控作用，有积极作用，也有消极作用。大量研究表明：适当的情绪情感对人的认知活动具有积极的组织功能，而不当的情绪情感对人的认知活动具有消极的瓦解功能。情绪的好坏与唤醒水平会影响到人们的认知操作效能。

情绪情感调控的好坏还会直接影响到身心健康。我国古代医书《内经》中就有“怒伤肝，喜伤心，思伤脾，忧伤肺，恐伤肾”的记载。有许多心因性疾病与人的情绪失调有关，如溃疡、偏头痛、高血压、哮喘、月经失调等。有些人患癌症也与长期心情压抑有关。所以，积极而正常的情绪体验是保持心理平衡与身体健康的条件。

情绪是人们社会交往中的一种心理表现形式。情绪的外部表现是表情，表情具有信号传递作用，属于一种非言语性交际。人们可以凭借一定的表情来传递情感信息和思想愿望，也可以通过表情去辨认对方的态度和内心世界。表情是比言语产生更早的心理现象，婴儿在不会说话之前，主要是靠表情来与他人交流的。所以，表情作为情感交流的一种方式，被视为人际关系的纽带。

三、人格

1. 人格概述

人格是各种心理特征的总和，也是各种心理特征的一个相对稳定的组织结构。在不同的时间和地点，它都影响着一个人的思想、情感和行为，使个体具有区别于他人的、独特的心理品质。人格具有独特性、稳定性、整体性、功能性以及自然性和社会性的统一等特性。

人格是一个复杂的结构系统，它包括各种成分，最主要是人格的倾向性和人格的心理特征两个方面。前者是指人格的动力，后者是指个体之间的差异。

需要和动机是人格的动力系统，表现了人格的倾向性，是人格中最活跃的因素，是人格积极性的源泉。人格的倾向性决定着人对现实的态度，决定着人对认识对象的趋向和选择。

人格的心理特征是人的多种心理特点的独特的结合，构成了人的心理面貌的独特性。人格的心理特征包括人的能力、气质和性格。

2. 人格倾向性

(1) 需要

需要是对有机体内部不平衡状态的反映，表现为有机体对内外环境条件的欲求。需要是推动有机体活动的动力和源泉。

人的需要是多种多样的。按照需要的起源，可以分为天然需要和社会性需要。空气、食物、水、运动或休息等维持有机体生存的外部条件是天然需要，是人和动物所共有的，是在种族发展过程中形成的。而社会性需要则仅仅为人所独有。按照需要的对象，可以分为物质需要（如水、食物等）和精神需要（如友谊、亲情等）。

美国心理学家马斯洛 1968 年曾提出著名的需要层次理论，把人的需要分为五个层次，即生理的需要（对食物、空气、水、性和休息的需要）；安全的需要（对生命财产的安全、秩序、稳定的需要）；归属与爱的需要（如结交朋友、追求爱情的需要等）；尊重的需要（包括自尊和受到别人尊重的需要）；自我实现的需要（即希望最大限度发挥自己的潜能，不断完善自己，实现自己理智的需要），如图 10—1 所示。

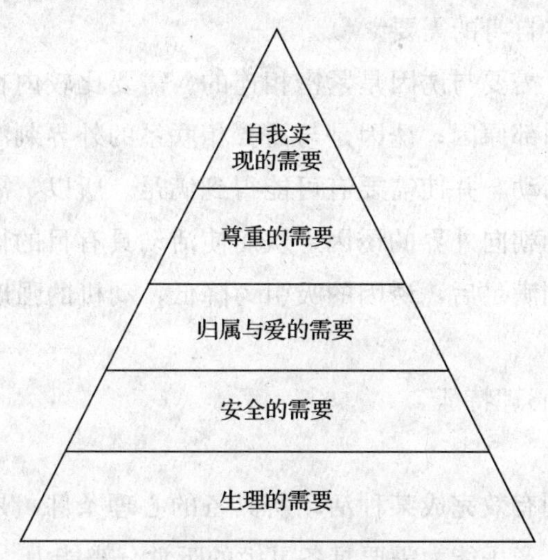

图 10—1　需要层次图

(2) 动机

动机是指激发个体朝着一定目标活动，并维持这种活动的一种内在的心理过程或内部的动力。它是一种内部心理现象，人们只能从观察表面行为的变化来推测背后的动机。我们经常看到的是动机所驱动的行为，如好朋友们经常在一起玩、学习，但友谊行为背后的交往动机是无法直接观察到的。

动机的产生受内外两种因素的共同影响。个体内在的某种需要是动机产生的根本原因，而外在环境则作为诱因，引导个体趋向于特定的目标。

动机是在需要的基础上产生的。当人意识到自己的需要时，它就会推动人去寻找满足需要的对象，这时活动的动机便产生了。当一个人渴了的时候，体内便会出现一系列与渴有关的生理不平衡状态，在这种不平衡状态的驱使下，这个人会四处寻找解渴的东西。此时，内在的生理需求成了他寻求解渴物品这一行为的直接推动力量。除需要之外，内驱力和情绪也都可激发活动的动机。

除了有机体内部的需要外，外在的诱因也可能成为行为的驱动力量。所谓诱因是指能够激起有机体的定向行为，并能满足某种需要的外部条件或刺激物。在一般情况下，诱因作为一种外在刺激物，能够吸引有机体的活动方向，有助于他寻求需要的满足。如口渴的人急于寻求一个解渴的水源，有水源的地方便作为一个诱因存在，引导着口渴的人做出相应的行为来满足自身的需要。

在动机中，需要与诱因是紧密相连的。需要比较内在、隐蔽，是支配人们行动的内部原因；诱因是与需要相联系的外界刺激物，它吸引有机体的朝向性活动，并使需要有可能得到满足。所以，需要推动人们去活动，并使活动朝向外界的诱因，从而使活动具有目的性和方向性。当人们的需要得到满足后，诱因的吸引力降低，动机的强度也随之减弱或消失。

3. 人格的心理特征

(1) 能力

能力是顺利有效完成某种活动所具备的心理条件，是个体的一种心理特征。例如，音乐能力需要具备灵敏的听觉分辨能力、音乐的想象力、音乐的记忆力和音乐的感染力等心理条件，不具备这些心理条件就很难从事音乐活动。

智力是指人的认知能力，这种能力是人从事任何活动都必须具备的最基本的心理条件。例如，观察力、理解力、记忆力、思维力、想象力等，思维力是智力的核心和支柱，代表着智力发展的水平。正常发展的智力是人认识客观事物并运用知识解决实际问题的基础（见图 10—2）。

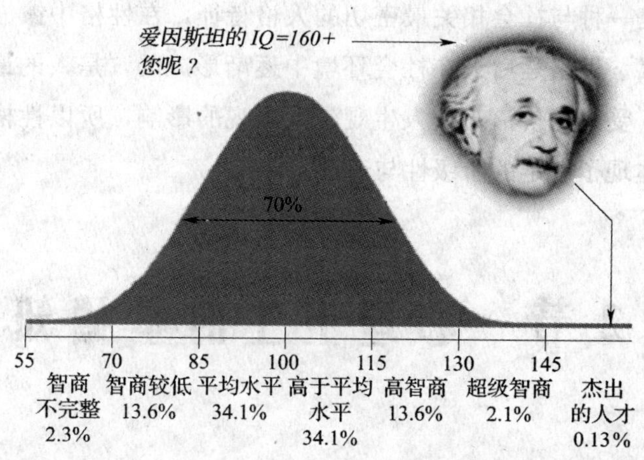

图 10—2　智力水平

人的能力种类很多，可以按不同的标准对能力进行分类。如按照倾向性可划分为一般能力和特殊能力，按照功能可划分为认知能力、操作能力和社交能力，按照在活动中产生的结果与原有知识经验的关系可划分为模仿能力和创造能力等。

（2）气质

气质是心理活动表现在强度、速度、稳定性和灵活性等方面动力性质的心理特征，就是我们平常所说的脾气禀性。如李逵情绪爆发快、外倾；林黛玉情绪深刻持久、内倾；燕青思维灵活、动作敏捷；林冲稳重、坚毅等，这些心理差异就是气质差异。这四位典型人物的人格差异体现了心理活动的动力特征，它给每个人的整个心理活动蒙上一层独特的色彩。

气质学说最先源于古希腊医生希波克里特的体液说。他认为人体内有四种液体：黏液、黄胆汁、黑胆汁、血液，这四种体液的配合比率不同，形成了四种不同类型的人。约 500 年后，罗马医生盖伦进一步确定了气质类型，提出人的四种气质类型是胆汁质、多血质、黏液质、抑郁质。虽然，依照体液来对气质进行分类缺乏科学依据，但是气质及四种气质类型分类的名称一直被研究者们所沿用，因为在现实生活和文学作品中经常可以看到这四种气质类型的典型人物。

（3）性格

性格是一个人在对现实的稳定的态度和习惯化了的行为方式中所表现出来的人格特征。

性格是一种与社会相关最密切的人格特征，在性格中镶嵌了许多社会道德含义。性格是后天在社会环境中逐渐形成的，是人的最为核心的人格差异，受人的价值观、人生观、世界观的影响，所以性格具有好与坏之分，体现了一定的阶级性与道德。

第 2 节　心理卫生的基础知识

一、心理健康的含义与标准

1. 心理健康的含义

从传统意义上理解，健康是指人的身体健康。但是随着社会竞争的加剧，心理压力的增大，人们越来越认识到心理因素对人体的健康发挥着日益重要的影响。1984 年，联合国卫生组织把健康定义为：“不但没有身体的缺陷和疾病，还要有生理、心理和社会适应能力的完满状态。”

由此可见，健康包括身体和心理两个方面，缺一不可。衡量一个人是否健康，必须从生理、心理、行为等因素方面分析，不仅要看他有没有身体上的器质性或功能性异常，还要看他有没有主观不适感，有没有社会公认的不健康行为。

心理健康的含义主要包括两个方面，一方面是指心理健康状态，个体处于这种状态时，不仅自我情况良好，而且能够与社会保持和谐；另一方面是指维持心理健康、减少行为问题和精神疾病的原则及措施。

心理健康还有狭义和广义之分。狭义的心理健康，其目的主要在于预防心理障碍或行为问题的发生。广义的心理健康，则以促进心理调节、使人发挥更大的心理效能为目标，个体能够在环境中健康地生活，并且不断地提高心理健康的水平，才能更好地适应社会生活，更有效地为社会作贡献。

2. 心理健康的标准

心理健康的标准目前没有一个公认的、一致的标准，因为在心理健康与心理不健康之间并没有一个量化的界限。下面主要讲述一下我国心理学家曾提出的 8 条心理健康标准。

（1）智力正常

正常的智力是人一切活动的最基本的心理前提，是心理健康的重要标准。智力是人的观察力、注意力、想象力、记忆力、思维力的综合。如果智力有缺陷，则社会化的过程难以进展，心理发展水平必然受到障碍，难以独立生存。心理健康的人能在工作、学习、生活中保持好奇心、求知欲，能发挥自己的智慧和能力，获取成就。

（2）协调与控制情绪

心理健康的人能经常保持愉快、开朗、乐观、满足的心境，对生活和未来充满希望。他们虽然也有悲、忧、哀、愁等消极体验，但能适当发泄、主动调节和控制情绪，不为情绪所控，不因为情绪影响正常的生活，在社会交往中既不妄自尊大，也不退缩畏惧。

（3）人格完整和谐

心理健康的人，平衡发展其人格结构，并能够完整、协调、和谐地表现出来；能够适中合理地思考问题，采取恰当灵活的态度待人接物，对外界的刺激不会有偏颇的情绪和行为反应；能够与社会的步调合拍，也能和集体融为一体。

（4）心理行为符合年龄特征

在不同的年龄阶段，人都应具备相对应的不同的心理行为表现，从而形成不同年龄阶段所独特的心理行为模式。心理健康的人应具有与同年龄多数人相同的心理行为特征。

（5）了解自我，接受自我

心理健康的人对自我有适当的了解和恰当的评价，并且能够很好地接纳自己的现状，知己所长所短，愿意扬长避短，自信乐观，而不是过于自卑或过分自负。

（6）接受他人，善与人处

一个人的人际关系状况最能体现和反映他的心理健康水平。心理健康的人乐于与他人交往，不仅能接受自我，也能接受他人，能以尊重、信任、理解、宽容、友善的态度与人相处，能分享、接受和给予爱和友谊，有稳定的人际关系，拥有可信赖的朋友，从而在社会生活中有较强的适应能力和较充足的安全感。

（7）正视现实，接受现实

心理健康的人能够面对现实，接受现实，并能主动地适应现实，进一步地改造现实，而不是逃避现实；对周围事物和环境能做出客观的认识和评价，并能与现实环境保持良好的接触；既有高于现实的理想，又不会沉溺于不切实际的幻想与奢望。

（8）热爱生活，乐于工作

心理健康的人珍惜、热爱并积极投身于生活和工作之中，并在其中尽情享受人生的乐趣，而不会认为是重负；能积累、存储各种有用信息、知识和技能，随时提取使用，以解决可能遇到的新问题。

二、心理健康与压力

压力是现代社会人们最普遍的心理和情绪上的体验。压力是人们不可避免所遇到的事情，存在于社会生活的各个方面。面对压力，人们常会焦虑不安，内心体验到巨大的压力。承受压力是生活中不可避免的，例如，中考高考、亲人患病或死亡、工作变动或丧失。过度的压力总是与紧张、焦虑、挫折联系在一起，久而久之会破坏人的身心平衡，造成情绪困扰，损害身心健康。

1. 压力及其来源

压力也叫应激，这一概念最早于 1936 年由加拿大著名的生理心理学家汉斯·薛和（Hans Selye）提出。他认为压力是表现出某种特殊症状的一种状态，这种状态是由生理系统中因对刺激的反应所引发的非特定性变化所组成的。

心理压力产生的原因是复杂的，人们将那些具有威胁性或伤害性并因此带来压力感受的事件或环境称为压力源。压力源可能存在于人们自身，也可能存在于环境之中。心理学家提出了四种类型的压力源。

（1）躯体性压力源

躯体性压力源是指通过对人的躯体直接发生刺激作用而造成身心紧张状态的刺激物，包括物理的、化学的、生物的刺激物。如过高或过低的温度、变质食物、酸碱刺激等，这一类刺激是引起生理压力和压力的生理反应的主要原因。

（2）心理性压力源

心理性压力源是指来自人们头脑中的紧张性信息，如心理冲突与挫折、不切实际的期望以及与工作责任有关的压力和紧张等。这种压力源直接来自人们的头脑中，源于人们内心对压力的认知。这也就是为什么面对同一件事情，有的人无动于衷，有的人却耿耿于怀。

（3）社会性压力源

社会性压力源主要指造成个人生活方式上的变化，并要求人们对其做出调整和适应的情境与事件。社会性压力源包括个人生活中的变化，也包括社会生活中的重要事件。

（4）文化性压力源

文化性压力源最常见的是文化性迁移，即从一种语言环境或文化背景进入到另一种语言环境或文化背景中，使人面临全新的生活环境、陌生的风俗习惯和不同的生活方式，从而产生压力。人们应尽快改变原习惯，适应新的变化。

2. 压力的影响因素

压力是由压力源的刺激引起的。不良的刺激会引起压力，愉悦的刺激也会带来压力。生活中压力是自然的、不可避免的，但每个人感受到的压力是不同的，即使是同样的刺激，不同人承受的压力感也不同。为了生存、成长和发展，人们必须学会有效地处理压力，以减轻过度压力给人们身心所带来的伤害。

影响不同的人压力感有很大差异的主要因素可以归结为以下几个方面：

（1）经验

当面对同一事件或情境时，经验会影响人们对压力的感受。对两组跳伞者的压力状况进行调查发现，有过100次跳伞经验的人不但恐惧感小，而且会自觉地控制情绪；而无经验的人在整个跳伞过程中恐惧感强，并且越接近起跳越害怕。同样的道理，一帆风顺的人一旦遇到打击就会惊慌失措，不知如何应付；而人生坎坷的人，同样的打击却不会引起重大伤害。可见，增加经验能增强抵抗压力的能力。

（2）准备状态

对即将面临的压力事件是否有心理准备也会影响压力的感受。心理学家曾对两组接受手术的患者做实验。对其中一组在术前向他讲明手术的过程及后果，使患者对手术有了准备，对手术带来的痛苦视为正常现象并坦然接受；另一组不做特别介绍，患者对手术一无所知，对术后的痛苦过分担忧，对手术是否成功持怀疑态度。结果手术后有准备组比无准备组止痛药用得少，而且平均提前三天出院。因此，有应付压力的准备也是减轻伤害的重要因素。

（3）认知

对压力的认知评估在压力感的产生中有着重要作用。当一个人面对压力时，如果把压力的威胁性估计过大，对自己应对压力的能力估计过低，那么压力反应也必然大。例如，你在安静的书房看书，忽然听到走廊里响起一串脚步声，如果认为是将要入室抢劫的坏人来了，就会惊慌恐惧，如果认为是朋友全家来拜访，就会轻松愉快。正如一位哲学家所说："人类不是被问题本身所困扰，而是被他们对问题的看法所困扰。"

（4）性格

不同性格特征的人对压力的感受不同。那些竞争意识强、工作努力奋斗、争强好胜、成就动机高、时间紧迫感强的性格特征的人，在面对压力时，性格中的不利因素就会显现出来，而且此种性格与冠心病有密切的关系。研究发现，此种性格者患心脏病的人数是那些具有个性随和、生活悠闲、对工作要求不高的性格特征的人的2～3倍。

（5）环境

一个人的压力来源与他所处的周围环境有直接关系，主要指工作单位或学校及家庭。工作过度、角色不明、支持不足、沟通不良等都会使人产生压力感，家庭的压力常常来自于夫妻关系、子女教育、经济问题、家务劳动分配、邻里关系等。如果人们工作称心如意、家庭和睦美满，则来自周围环境的压力必然小，人们也就自然会心情舒畅、身心健康。

3. 压力的应对策略

所谓压力应对，是指当压力对人们可能造成伤害时，用一些方法与技巧去应对，以降低压力带来的消极影响。为了有效地应对压力，应该了解面对压力时解决问题的过程和策略。

个体从面对压力到解决问题往往要经过三个不同的阶段：

第一阶段为冲击阶段，发生在压力来临之时。如果刺激过强过大，会使人感到眩晕、麻木、呆板、不知所措。比如，突然听到亲人过世，大多数人发愣、惊慌，甚至歇斯底里。

第二阶段为安定阶段。此时，当事人在经历了震惊、冲击之后，努力想恢复心理上的平衡，设法控制焦虑和情绪紊乱，恢复受到损害的认知功能，运用心理防卫机制或争取亲友的帮助。

第三阶段为解决阶段。当事人将自己的注意力转向产生压力的刺激，冷静分析压力产生的原因。他们或逃避、远离产生压力的情境事件，或提高自己的应对能力，直接面对压力去解决问题。

一般而言，应对压力的策略有两类：处理困扰与减轻不适感。

处理困扰指直接改变压力来源或改变个人与压力来源的关系，即通过直接的行为反应解决问题或想方设法解决问题，例如，可能会采取攻击、逃避、商讨、妥协、预防未来压力等方法处理困扰。

减轻不适感不直接解决问题，而是调节自己，消解不良反应，即通过使自己觉得较舒服的活动，调节情绪，但并未改变压力来源。这种策略主要包括使用药物、放松等以身体为主的活动和分散注意力等以认知为主的活动。

三、心理健康与挫折

挫折也像压力一样无所不在，关键要看人们是否承受得住。有不少各方面都非常优异的高中生在进入大学后，由于在强手如林的新环境里一下子失去了绝对优势，不再是最出色的学生，因而意志消沉，出现了各种各样的心理问题，这便是一个承受不了挫折的例子。

1. 挫折及其产生原因

挫折是指个体在通向目标的过程中遇到难以克服的障碍或干扰，使目标不能达到或需要无法满足时，所产生的不愉快情绪反应。挫折既包括挫折情境，又包括挫折感受，两者关系密切。挫折情境导致挫折感受。挫折感受是一种复杂的内心体验，常常是烦恼、困惑、焦虑、愤怒等各种负面情绪交织在一起。

导致挫折的原因有很多，一般可以概括为外在因素与内在因素。

外在因素主要指环境方面的，常常是个人意志或能力所不能左右的，包括自然条件和社会条件，如个人无法预料的天灾人祸、意外事件、社会动乱等。

内在因素主要指人们自身条件的限制，包括个人的生活条件、人格特点、心理状态、经济水平等。例如，一个身材矮小的人，一心想成为职业篮球运动员，这个很难实现的愿望使他体验到挫折感。自我估计过高的人常因设定不现实的目标，而经常受到挫折打击。

2. 挫折的应对策略

既然挫折是不可避免的，那么就有必要学会如何面对和应对挫折，提高挫折承受力。

（1）正确认识挫折

要提高承受挫折的能力，首先要正确认识挫折，建立一个正确的挫折观。在现实生活中，考试不理想、人际关系困难、生活不适应等挫折几乎每个人都曾遇到过。有的人也因此悲观抑郁，甚至丧失了生活的勇气。

事实上，我们应该认识到，任何事情都有两面性，挫折也并不全都是坏事，处理得好的话，它也可以成为奋起拼搏、争取成功的动力。生活中许多优秀人物就是在挫折磨炼中成熟，在困境中崛起。相反，过于一帆风顺的生活反而会使人耽于安逸、丧失斗志，在挑战到来时措手不及。因此，挫折也是一种机会。只要能坦然面对挫折，树立战胜挫折的勇气和信心，就可以适应变化的环境。

（2）改变不合理观念

心理学研究表明，强烈挫折感的产生更在于受挫者对所受挫折的看法以及所采取的态度。常见的不合理观念有以下几种。

1）此事不该发生。有些人把生活中的不顺利，学习、交往中的挫折、失败看做是不应该发生的。他们认为，生活应该是愉快的、丰富的，人际关系应该是和谐的、互助的。一旦生活中出现诸如人际之间的冲突、成绩滑坡、好友负心、评不上优秀等事件，就认为它不应该发生，而变得烦躁易怒、痛苦不堪。

2）以偏概全。有些人常常以片面的思维方式看待事物，简单地以个别事件来断言全部生活。例如，一次失恋就认为自己对异性没有吸引力等，从而导致自卑自弃的心理；一次考试不尽如人意，就认为自己彻底失败，不是读书的材料。以偏概全不仅表现在对自己的认识上，也表现在对他人、对社会的认识中。例如，因一事有错而对他人全盘否定；因社会有缺陷，存在阴暗面，就看不到光明，而彻底丧失信心。

3）无限夸大后果。有些人遇到的是一些小挫折，却把后果想象得非常糟糕、可怕。夸大后果的结果是使人情绪越来越恶劣，难以自拔。例如，一门功课考试不及格，就认为自己能力不行，学不下去，毕不了业，找不到工作，人生没前途，生命没价值。

只有改变不良的认知方式，纠正错误的观念，才能实事求是地评价挫折带来的后果，从而最终做出有利的决定。

（3）加强修养，勇于实践

为了提高挫折承受力，就应该主动地将自己置身于充满矛盾的、复杂的社会环境中去磨炼，从生活中积累应对挫折的经验。同时，要提高自身的思想道德修养和文化知识素养，养成冷静思考的习惯，经常自我分析、自我反省、自我激励。积极主动地适应、勇敢顽强地拼搏、反复不懈地磨炼，会使人心理更趋成熟，增强承受挫折、化解冲突的能力，促进心理朝着健康积极的方向发展。

(4) 优化自身人格品质

提高承受挫折的能力应从培养良好的人格品质入手，从细微小事中严格要求自己，努力在实践中锻炼，使自己的心理得到充分、有效的发展，心理健康达到高水平的状态。重点应培养自信乐观、自强不息、宽容豁达、开拓创新等品质。

第 3 节　环境心理学基本常识

"不少建筑师很自信，以为建筑将决定人的行为"，但他们"往往忽视人工环境会给人们带来什么样的损害，也很少考虑到什么样的环境适合于人类的生存与活动"。以往的心理学"其注意力仅仅放在解释人类的行为上，对于环境与人类的关系未加重视。环境心理学则是以心理学的方法对环境进行探讨"，即在人与环境之间是"以人为本"，从人的心理特征来考虑研究问题，从而使人们对人与环境的关系都应具有新的更为深刻的认识。

一、环境心理学的概念

环境心理学是一门新兴的综合性学科，是研究个体行为与其所处环境之间的相互联系，研究物理环境和人类行为及经验之间的相互关系，关注人与环境相互作用和相互关系的学科。它更多地强调物理环境，还特别强调主体与环境作用的相互性，即一方面强调人们怎样受环境影响，另一方面也关注人类对环境的影响和反应。

二、环境知觉与认知

1. 环境知觉

环境知觉主要是指个体或群体直接地和真实地感知环境信息的过程。这种感知是紧接着刺激产生的，并和过去的知识经验密切相关。因此，环境知觉是由感觉信息和来自过去经验的预期综合而成，其机制包括由上而下的处理和由下而上的处理。例如，面对一座宏伟的建筑物，画家知觉到的是形状、色彩和气势；而建筑师可能重视建筑材料、结构和功能。日常经验告诉我们，寄信时寻找的邮局，饥饿时寻找的饭店，困倦时寻找的旅馆都特别引人注意，从而特别容易为人所感知。

2. 环境认知

环境认知是有机体适应环境的基础，对于有机体的重要性不言而喻。环境认知是比环境知觉更为复杂的概念，换言之，环境知觉仅仅是环境认知的一个方面。

环境认知是指人对环境刺激的储存、加工、理解以及重新组合，从而识别和理解环境的过程。环境认知包括环境中的实质要素及其中的事件、个人和群体情感属性及象征意义，如城市和建筑物的表象、环境中的认知地图和探路等都是环境认知的主要研究内容。

任何有机体只有识别和理解周围的生存环境，才能了解在何处实现需求及如何到达目的地，把握共享环境的象征意义，进行群体性的社会沟通。环境认知对有机体的生存和发展具有重要价值。研究表明，许多动物都具有环境中探路的认知能力，例如，绿海龟能从巴西横越 2 413.5 km 海洋，毫无错误地游到南大西洋的一个小岛上产卵。

三、潜在环境的认知

1. 潜在环境及其对情绪的影响

潜在环境指环境中的声音、温度、气味和照明等非视觉部分所构成的环境。声音、温度、气味等潜在因素作为稳定的环境特质，人们可能未曾明确意识到，但它对人们的心理和行为都有深刻的影响，对人类的行为和感受起着强烈而可预测的作用。个体的心情、工作业绩，甚至生理健康都与来自潜在环境的感受输入有关。特别是人们的情绪情感与潜在环境有着千丝万缕的联系。

设想一下在一位亲友的追悼会上，追悼会在殡仪馆中举行，参加追悼会的所有人员都穿着黑色衣服，胸前别着一朵小白花，主持人的声音单调、低沉而悲痛。在这个空旷的房间中只有安放遗体的灵床前放有唯一的装饰——花圈和挽联。此时此刻，人的情绪反应是强烈的，这显然是潜在环境的产物。

2. 潜在环境的类型和性质

（1）温度

温度对人的生活极端重要，有研究表明，温度与攻击行为有关。夏日的高温可以引起攻击行为增加。但是，当温度达到一定点时，即使温度再升高也不会导致攻击行为，反而导致嗜睡。温度与人际吸引也有关，在高温状态下的人比在常温状态下的人易于对他人做出不友好的评价。

（2）噪声

环境心理学把噪声作为研究课题，主要是研究噪声与心理和行为的关系问题。环境心理学家认为，与强噪声有关的生理唤起会干扰工作或学习，但人们能很快适应引起身体损害的噪声；如果人们认为能控制噪声，那么噪声对其工作或学习的破坏性影响就较小，反之，会使人注意力狭窄，对他人的需要不敏感。

（3）气候与高度

尽管日常生活中的气候、地形和高度非常重要，但迄今为止，研究者对其效果所知甚少。不过气候确实对人类行为有预测效果。长期生活在干燥热风地区的居民可能会更多出现疼痛、易怒、暴躁和攻击行为，甚至大气中的电荷也会影响人的行为和感受。如有研究表明，当大气中的电荷数目较多时，自杀、意外和犯罪都变得较为频繁。同样，高度也会产生某些效应。有人曾研究发现，居住在气压较低、空气稀薄的草原高山上会使人心脏扩大、红血球数目增加、肾上腺活动加剧，而视网膜对光的敏感性会降低，甲状腺活动下降。

（4）拥挤

拥挤与密度既有联系，又有区别。拥挤是主观体验，密度则是每个空间单位中人数的客观数值。拥挤是导致负面感受的主观心理状态。虽然密度是拥挤的重要成分，但是拥挤的知觉会受到其他情境和人口变项的影响，例如，建筑结构、作业的必要条件，以及个人的年龄和性别。持续接触高密度毫无疑问地会对人类的健康和社会行为造成严重的负面后果。

（5）颜色

颜色会影响个人的感受和表现，这是人们在日常生活经验中得出的结论。颜色有三个维度：明度、色调和饱和度。有关研究已表明，明度和饱和度都和愉快正相关；人们偏好较浅、较饱和以及光谱偏向寒冷的颜色（绿、蓝）。

有关的研究表明，颜色和心情具有一定的相关性，具体表现为：

蓝色——安全、舒适、温和、镇定、平静、冷静；

红色——刺激、保护、反抗；

橙色——烦恼、沮丧；

黑色——消沉、有力；

紫色——高贵；

黄色——快活。

当然，这也不是绝对的，但确隐含着人们知觉环境的方式。同时，不同颜色所造成的激发能力也各不相同。

每一种色彩都是有魔法的，可以用来改善人的情绪，缓解压力或者增强信心。

红色：能促进血液流通，加快呼吸并能治疗忧郁症，对人体循环系统和神经系统具有重大作用。

黄色：是色谱中最令人愉快的颜色，它被认为是知识和光阴的象征，可以刺激神经系统和消化系统，改善大脑功能，加强逻辑思维和判断力，激发人的朝气，令人思维敏捷。

橙色：是新思想和年轻的象征，令人感到温暖、活泼和热烈，能启发人的思维，可有效地激发人的情绪和促进消化功能。

蓝色：可以使人精力集中、明察善判、理性而且沉着，能抑制兴奋心情和极度紧张，使心情平缓下来，还可降低皮肤温度，减少脉搏次数，降低血压，减轻心脏负担。蓝色具有类似镇静作用在于，它对大脑的副交感神经起着舒缓、抑制的作用。当人们情绪急躁、生气发怒、激动流泪时，不妨接触一下蓝色物件。

蓝色对减肥有奇效。医学研究表明，蓝色有减少唾液分泌、减缓胃肠蠕动的功效。

绿色：是最具生命力的色彩，可创造放松、从容、积极、自然的气氛，给人以宁静的感觉；可以降低眼内压力，减轻视觉疲劳，安定情绪，使人呼吸变缓，心脏负担减轻，降低血压，对身心受压者有益。人们心情糟糕时，绿色可使人感觉一切问题都会得到解决。

绿色还可使人消化顺畅，分泌平衡。自然的绿色对缓解疲劳与消除消极情绪均有一定作用。

紫色：代表柔和、退让和沉思，给人以宁静、镇定和幻想，可以治疗大脑疾病及精神紊乱。紫色在色光中光波最短，人眼对紫色的知觉度最低，容易引起疲劳。

白色：因为白色是全部可见光均匀混合而成的，所以白色称为全色光，是光明的象征色。人们面对一面雪白的墙壁，有助于清空大脑内纷繁复杂的信息。

灰色：原意是灰尘的色。它对眼睛的刺激适中，既不眩目，也不暗淡，属于视觉最不容易感到疲劳的颜色，具有抑制情绪的作用。

(6) 建筑和布局方式

环境心理学对建筑和布局的研究主要以环境和行为的相互联系为基础。环境明显地制约行为。在某些时候提供了某些选择，而在另外一些时候它对行为则起着更加微妙的影响。例如，高层公寓式建筑和四合院布局会产生不同的人际关系。在一个办公室内，某种空间布局很可能影响雇员们的社会交往。改变相互作用的一个办法是调整家具的位置，从而也相应地改变了环境对雇员的效应。

四、环境形式

人类在工作、学习、生活中必须同各种环境打交道，这些环境会对人类产生各种各样的影响。

1. 自然环境

人自古以来就是在自然环境中利用自然而生存下来的。为了使生活更加丰富多彩，人类一方面改造自然环境，另一方面又在破坏自然环境。

(1) 自然环境的概念

自然的定义是：天然，非人为的。自然环境的定义是：通常指环绕人类社会的自然界，包括作为生产资料和劳动对象的各种自然条件，是人类生活、社会存在和发展的物质基础和经常必要的条件。它可加速或延缓社会发展的进展，但无决定性作用。

环境心理学家认为，对自然环境美好的体验可以减轻人们的精神压力，使人们产生一种美的、积极向上的、健康的体验。自然环境有利于病人的康复，甚至可以治疗某些疾病。例如，都市化的西方人逐渐转向追求雷切尔·卡普兰（Rachel Kaplan）所谓的“绿色经验”——与自然环境的接触。如卡普兰所描述的那样，在装配线上工作了4小时的工人们，一到午饭时间，便带着午餐赶到附近的小山坡或池塘边，边进午餐，边欣赏自然景色，以减轻工作的疲劳。

(2) 自然环境的物理特征

美好的自然环境可以使人心身愉悦、精神饱满，但不是任何自然环境都可以使人产生深刻的美好体验。首先，要看人有没有户外活动的愿望，是否对自然环境感兴趣。如果人自身有强烈的户外运动的愿望，这种期待和好奇会给自然环境蒙上神秘感和美感；反之则相反。其次，要看自然环境的物理特征。例如，一片矮树林旁边是一片绿草如茵的草地，人们从矮树林中一条小路穿过，坐在草地上玩耍，会产生一种摆脱都市枯燥、乏味、紧张工作压力的感觉，心情愉快；而在另一种情况下，一片杂草丛生的荒地、无法通过的灌木林，这类自然景色往往失去吸引力，使人厌烦。

2. 工作环境

工作，不仅是人类谋生的一种手段，也是人类寻找自身价值的一种方式。工作环境是人们生活中的重要组成部分。因工作的性质、种类等不同，工作环境可分为室内工作环境和室外工作环境，这里主要讲述室内工作环境。

房间和室内陈设是室内工作环境的基本成分。

首先，房间应使人感到与其进行的活动相适宜。人们对房间大小的感受受到许多因素的影响：长方形的房间比同样面积的正方形的房间显得大一些；浅颜色的房间比深颜色的房间显得明亮、宽敞。

室内的自然光线对人来说也非常重要。人们大都不喜欢没有窗户的房间。因此，在没有窗户的房间里，经常要用一些自然风景画来装饰，以弥补因没有窗户而无法与外界沟通的缺陷。房间越小，窗户显得越重要。通过窗户投射进来的自然光线会给房间增加舒适感。

其次，室内陈设的布置会影响到人们的感情和行为。室内陈设可以促进交谈，确立交往范围和适当的人际距离。教堂室内陈设布置就是一个典型的例子。牧师所站的圣殿位置远离教徒，通常超过正式交往距离。

圣殿的位置比较高，教堂内的其他位置固定在地板上，面向前方，使教徒们不易进行交往。高高的天花板，引人注目的绘画、雕像、照明装置及染色玻璃窗，构成了一种正式的、严肃的气氛，通常激发起人们的敬畏感和服从感。教堂的这种物理环境明确地告诉人们：他们在这里不能进行交谈，不能大声喧闹，不能到处走动，应该静静地坐着，注意前面的活动和说教。同样的空间也可见于法庭、音乐厅或其他正式场所。

3. 居住环境

作为人类生存的基本要素，住宅已经伴随人类走过了漫长的历史，从最早的构木为巢、挖穴到现代的高楼大厦，从西方的洋房到中国的四合院，可以排列出住宅形式的无穷系列。各种各样的住宅样式都具有一个共同性质——一方面防寒御热、遮风避雨，另一方面调节人与人之间的关系。因此，住宅具有一定的社会意义，可以说住宅是人与环境的“调节器”。

人控制着环境，但也不自觉地适应环境；人是环境的产物，但也无意识地控制着环境。这种长期相互作用的结果，把单纯的自然环境转化成人们所说的“风土”，把单纯的居住场所转化成了具有文化的“社会”。我们越是往前追溯，发现住宅的自然属性越强；而越是靠近现代，社会属性的色彩越浓。

（1）居住地

无论住宅的大小或是形状有多么不同，每个人对自己的居住地都有一种强烈的依恋感。这种依恋可以是自然性质的，如对属地、地理位置的依赖性，也可以具有社会性质。“家”的含义不仅仅是“房屋”，它代表了人们与住所的一种关系、一种情结。

热爱生命是人类的天性，其中一个重要的证据是对居住环境的选择。环境心理学的研究得出如下结论：人们喜欢居住在自然的环境中，特别是热带稀树大草原或是公园般的环境中。他们喜欢较宽广的视野，希望接近水，无论是海洋、湖泊、河流还是小溪。他们试着把居住地安放在一个较高的位置，这样可以安全地欣赏热带稀树大草原和水环境的风光。相比之下，人们不喜欢视野有限、植被杂乱无序、结构粗糙的地方，简而言之，就是那些树木矮小、浓密、发育不良的林地。

人们喜欢从安全的、半封闭式的住宅中眺望他们想象中的景色。如果可以随意选择房屋和环境，人们选择的一定是既可以作为安全的庇护所，也可以将人类引入探索境界且视野广阔的环境。不同的人群可能有一些细微的差异，至少在西方风景画画家中，女性强调视角空间小的庇护所，而男性则强调视角空间大的庇护所。另外，女性喜欢在房屋周围画些人物，而男性更喜欢把人物画在开阔空间的远处。

另外，邻近地区在如今的环境生活中也日益突现其重要性。邻近地区是家和城市之间的社会组织单位，使人们具有社区意识。团结的邻近地区促进联合的领域控制，不仅保障安全，而且为居民提供社会性宣泄的渠道。当城市越来越大时，邻近地区也越来越重要。如果可以避免，许多人宁愿选择不住在都市。虽然城市环境带来许多好处，但是其中强烈的物理和社会刺激以及潜在压力源，却使人精疲力竭。郊区人口的成长，反映出许多人希望同时拥有两个环境中最好的部分。

（2）公寓和公共住宅

有自己的独栋房屋是大多数人心中的理想。房屋可以强化自我意识，向他人表达屋主的品味，界定团体成员的资格，并彰显社会地位。不过，由于经济、社会等多种因素，大部分人还是生活在公寓式住宅里。公寓给每个家庭有限的空间，但由于隔音效果差而缺少听觉私密性。一栋公寓式楼房里，往往生活着几十户而显得拥挤。

公共住宅是许多国家存在的另一种房屋形式。改革开放前，中国城镇居民95%以上居住在公共住宅里，就连美国这样住房高度私有化的国家，也有3%的公共住宅。公共住宅是各国政府为中、低收入家庭提供的一种住房。

（3）居住环境的心理评价

对居住环境的质量评价既可以从主体角度，从建筑设计、施工质量、物业管理等硬指标评价，也可以从受体心理上评价。其中时间的推移可能是对居住地留恋的关键，所以，老年人对生活了一生的地方一般都怀有强烈的依恋感。这种情绪既包含了强烈的区域感，也反映了他们与这个区域的人们之间关系的密切程度，还为过去、现在以及将来提供了心理上的延续性。

居住环境的心理标准是安全感、健康度、私密性、开放性、自主性、灵活性、方便性、趣味性、自然回归性和舒适性。“使用方便、感觉舒适”是人们对居住环境的基本要求。在使用方便、感觉舒适的基础上，再赋予环境以某种意境，使之成为“使用方便、感觉舒适、寓以意境”的环境，成为现代人理想的居住环境。

第4节　服务心理学基本常识

一、对芳香保健服务的理解

1. 服务的基本含义

在人们的心目中，“为他人（在抽象意义上指社会）做有益的事”叫服务。这里服务基本上指的是一种活动，或是一种职业。在日常生活和商业活动中，人们又经常把为了在经济上获得利益而提供的方便做法也叫服务。由此可以说，“服务”一词是一个非常广义的概念。

服务通过人际沟通形成，行动则是服务最基本且具体化的一步，服务的意义在于借由传递服务的过程，附加于产品最高的无形价值，以促进良好互动的顾客关系。

2. 芳香保健服务的内容

芳香保健服务不同于一般的服务，它是有形的物与无形的服务行为的综合体。具体说，芳香保健服务是服务人员通过各种设施、设备、方法、手段、途径和“热情好客”的种种表现形式，在为顾客提供能够满足其生理和心理的物质和精神的需要过程中，创造一种和谐的气氛，产生一种精神的心理效应，从而触动顾客的感情，唤起顾客心理上的共鸣，使顾客在接受服务的过程中产生惬意、幸福之感，进而乐于交流，乐于芳香保健消费的一种活动。

具体看来，在芳香保健服务过程中，芳香保健师在向顾客进行着以下两种服务。第一，功能服务，即芳香保健师在为顾客芳香保健的过程中提供他们所必需的帮助，解决顾客自己难以解决的身体健康、疲倦等问题。芳香保健师所提供的保健项目都属于功能服务。第二，心理服务，即芳香保健师在为顾客提供功能服务的同时，还要使顾客得到心理上的满足，这就是心理服务。心理服务的好坏，直接体现芳香保健师本人的道德、文化素养和敬业精神等。在心理服务中，芳香保健师要保持和蔼礼貌的态度，与顾客进行亲切愉快的谈话，以专业精神来体现对顾客的尊重。

功能服务是心理服务的基础，顾客来做芳香保健是希望解决实际问题的，芳香保健师有过硬的真本领才能做好服务工作。心理服务是建立在具有良好功能服务基础上的更高层次的服务。它不仅满足顾客的具体要求，同时又给予顾客一种心理的满足，使其认为物有所值。由此可见，作为一名合格的芳香保健师，只有将两者有机、紧密地结合在一起，才能使服务更上一层楼。芳香保健师在工作中必须注意不仅要提高自身的业务能力，还要努力提高自身的职业修养，使芳香保健真正成为一种优质、高品位的服务。

3. 芳香保健服务的特点

芳香保健服务人员与顾客的关系本应是对等的，但由于两者的关系是服务与被服务的关系，因此两者之间也就形成一定的不平等关系，这种不平等的关系是针对两种社会角色而言的。社会角色从心理角度上讲是“非个性的”，不管充当这种角色的人是谁，他们必须按照现实社会为这种角色所制定的规范去行动，对于从事服务行业的人员来说必须主动热情地提供服务。例如甲是售货员，乙是理发员，乙去买东西，甲必须热情地为乙服务，反之，甲去理发，乙必须恭恭敬敬为甲服务。芳香保健中心是为顾客而开设的，就应该为顾客服务好，服务就意味着迎合顾客的心理，满足顾客的需要，只有顾客满意，他们才会愿意花钱，甚至为保健中心做宣传。反之，如果芳香保健中心未能满足顾客的需要，顾客就不会满意，甚至还会为保健中心做反面宣传。因此，芳香保健服务具有其一系列自身的特点。

（1）不稳定性

芳香保健服务是人对人的活动，它与一般“商品”截然不同，具有不稳定性的特征。比如人们购买获得好评的商品，结果发现名不副实；去吃人们称赞的饭馆，结果发现服务并不佳。这两种情况是性质不同的问题。前者商品相同，评价各异；但后者服务是否相同是个大问题，即使做法相同，评价也会有个人的差异。因此，芳香保健服务很容易出现“1＋1＝0”这种特殊现象，即一般的顾客接受芳香保健师的一般服务，其结果是没有冲突，也没有美好的回忆。

（2）有利性

芳香保健服务人员同顾客的交往不同于与一般人的交往。绝大部分顾客的消费动机是十分明确的。比如放松、休息、减肥、美容等。

（3）主观性

由于芳香保健师和顾客心理上的差异，往往在一些问题的处理上出现意见不一致的情况。如何处理这些问题，交往主体常常会根据自己的经验和已掌握的资料进行主观假设，这就容易违背客观实践性原则。另外，在研究分析一些问题时有可能掺入一些非真实性的东西，也会影响交往的效果。

二、顾客的消费心理

对于所有的商家而言，顾客是他们的经济来源，是他们的衣食父母。芳香保健的服务对象也是顾客，所以，芳香保健师只有熟知顾客的心理，掌握他们的需求，才能更好地为他们提供满意的服务，才能赢得更多的顾客。

1. 顾客常见的消费心理

从事服务行业的人员必须了解顾客常见的消费心理，这在某种程度上决定了所从事的服务行业是否能够取得成功。日常生活中常见的消费心理有以下几种：

（1）求廉的心理

人们在消费实践活动中，都希望用最少的付出换取最大的效益，获得更多的使用价值。追求物美价廉是最常见的消费心理。买主在消费活动中，对商品或服务的价格反应最为敏感，在同类以及同质量的商品或服务中，消费者总会选择价格较低的商品。

（2）求实的心理

这种消费心理讲究消费行为的实效，着重于消费行为对顾客带来的实际效果。芳香保健是不是达到了预期的效果，是不是可以帮助顾客缓解疲劳、放松，都成为顾客消费行为实效价值的评价标准。

（3）安全的心理

这里包含两层意义：一是获取安全，二是避免不安全。顾客在购买商品或者享受服务过程中，不会给顾客本人和家人的生命财产或身心健康带来危害。人们之所以选择去医院看病或接受芳香保健，是为了预防和治疗疾病，促进身体健康和安全。是否安全就决定了顾客投资的取向。

（4）从众的心理

从众心理是指顾客在消费过程中，通过消费与他人相同的服务而求得安心的心理因素。在消费过程中，顾客主观地推测消费群体最集中的服务一定是最好的服务，认为不好的服务项目不可能得到那么多人的认可。因此，顾客是在跟随大众消费过程中寻求一种安心和放心。

（5）求新、求美的心理

追求和使用新产品，接受新的服务项目是顾客普遍具有的一种心理。人们总是在求新求美，芳香保健项目的创新和开发，就是为了迎合顾客这一心理。减肥、抗衰老等芳香美容方法，在很大程度上满足了顾客求美的心理。一般来说，年轻人求新、求美的欲望比老年人更强烈。

（6）自尊和表现自我的心理

人人都有自尊心，顾客也不例外。顾客更期望自己的消费能得到社会的承认和其他顾客的尊重。顾客喜欢听好话，喜欢受人恭维，从而觉得自己有成就，并希望能够通过某种消费形式予以表现。

（7）追求“名牌”的心理

消费者对名牌产品有着强烈的追求欲望和信任感。在服务领域，这种名牌效应更强烈，比如说拥有某芳香保健店的金卡，有时候就是身份的一种象征。顾客往往认为买到名牌消费品才能保证使用期，提高消费效果。

2. 如何判断顾客是否具有消费意向

在与顾客接触的过程中，顾客在言语或行动中总会有意无意地做出一些反应，芳香保健师需要及时捕捉有效信息，判断顾客是否具有消费意向。

（1）非言辞讯号

1）顾客在听芳香保健知识或其他健康知识的过程中眼睛发亮、注意倾听。

2）顾客谈话间点头示意的次数增加，表情放松而面带笑容或安详地思考。

3）顾客原先坐姿是后仰，后来逐渐采取前倾或略为挺直的姿势。

4）顾客停止翻弄手指，停止摇摆，停止抽烟。

5）顾客注意查看相关资料，或注视特定的重点。

（2）言辞讯号

1）顾客询问价钱、优惠条件等。

2）顾客探询服务条件、治疗效果等。

3）顾客开始说明自己的情况。

4）顾客向其他人或朋友亲戚等探询意见等。

芳香保健师注意捕捉顾客发出的讯号，加以引导，通常可以成功地促成顾客的消费行为。

三、服务初始阶段与顾客心理

“良好的开端是成功的一半”，这句话说明了开始阶段的重要性。它在芳香保健服务初始阶段也同样重要。实际情况就是这样，如果芳香保健师在初次见到刘女士时，态度恭谨地道声“刘女士，欢迎光临”，刘女士会因自己的名字被芳香保健师所知而万分感动，并进而对该芳香保健师或保健中心的整体服务产生良好的印象。

1. 顾客的心理活动表现

顾客初来乍到，面临着环境的变化，急切期待的心理是普遍存在的，主要表现在三个方面。

（1）对服务态度的期待

顾客初到芳香保健中心若能遇到一位面带笑容、热情寒暄、殷勤接待、主动介绍保健中心服务项目与各种设备的服务员，顾客一定会倍感亲切，乐于接受其服务。可见，良好的服务态度在服务初始阶段是非常重要的。

（2）对方便、安全的期待

来到芳香保健中心的顾客都期待着在这里能够方便、安全地接受服务。这对芳香保健服务人员来说，就意味着要精通业务，能够预测顾客可能遇到的困难，通过多种渠道为顾客提供信息和解决难题。

（3）对服务效果的期待

初到保健中心的顾客对服务效果等都有一种朦胧的想象，期望能够通过享用该中心所提供的服务，实现自己的消费目的。如果顾客期待的服务效果与实际的效果一样，顾客就会感到心满意足。若实际服务效果低于自己的想象，他们则会感到失望。在实际的服务工作中，芳香保健师工作效率的高低，服务态度是否热情，企业的环境、设施等都会影响到顾客对接待服务效果的期待。

2. 良好第一印象的确立

创造良好的第一印象是服务初始阶段的主要工作目标。这一印象至关重要，它不仅能在服务工作一开始就给顾客一个好印象，还为以后各阶段的服务打下坚实的基础。在与顾客的初次接触中，芳香保健师的一张笑脸、一句亲切的话语会使顾客倍感安慰。为了创造良好的第一印象，芳香保健师应做到以下几点。

（1）具有明确的角色意识

芳香保健师必须意识到自己在服务工作中扮演的是服务者的角色，即要摆正自己的位置。芳香保健师是为顾客服务的，不管在什么情况下，他都要尊重顾客，要让顾客比自己“高一点”。

每个人都有三个“自我”，即家长自我、儿童自我和成人自我。“家长自我”是一个人在童年时期，把家长的言行印在自己的脑子里，形成的一个“自我”，是一个以长者自居的自我。“儿童自我”是一个天真的、幼稚的自我，是一个人在童年时期就有的自我。“成人自我”是在家长自我和儿童自我、积累了许多生活经验的基础上，逐渐形成的一个成熟的自我，是个深思熟虑的、通情达理的自我。

顾客有三种“自我”。他们想到自己出钱是来享受的，所以他们往往会以家长自我来对待芳香保健师，一般一开口就会是“你应该……”“你必须……”“你一定……”“我认为……”等。所以，芳香保健师在服务中要针对不同类型的顾客做好服务，满足顾客要求，实现优质服务。

同样，芳香保健师也有三个不同的“自我”。但是在工作岗位上、在顾客面前，芳香保健师只能从自己的行为“仓库”中提取明智的、协商的成人行为，顺从的儿童行为和宽容的家长行为。例如，顾客对芳香保健师说：“请你给我拿些冰块来好吗？”而芳香保健师说：“等一会儿，我正忙着呢！”顾客问芳香保健师：“纸巾放在哪里了？”而芳香保健师说：“下边。”这些都是不对的家长自我行为。如芳香保健师遇到爱挑剔的顾客说：“就你事多，别没事找事儿，真是鸡蛋里挑骨头。”这是儿童自我行为。如顾客说：“请给我拿些冰块来好吗？”芳香保健师说：“好的，请稍等。我马上给你送到房间。”这才是明智的成人行为。

在日常工作中，芳香保健师常常因为顾客的“不讲理”而感到气愤。所谓“不讲理”，实际上是指顾客不听芳香保健师“讲理”。要避免这种情况，顾客就不能急于同顾客“讲理”。如顾客讲总机转电话，实际上他才等了几分钟，他夸大说等了一刻钟，在这种情况下，没有必要去讲清顾客到底等了多少时间，否则除了起到火上浇油的作用外，毫无一点裨益。芳香保健师要根据顾客心理来妥善处理问题。

(2) 敏锐的观察力和准确的辨别力

由于顾客的职业、身份不同，他们来做芳香保健的动机各异，芳香保健师应通过运用敏锐的观察力和准确的辨别能力，在与顾客接触的较短时间内从顾客的着装、表情、物品、口气、气质等方面做出准确的判断。判断其是新客还是熟客，其身份和地位如何，以便做相应的接待和服务。例如，如果顾客是政治家，芳香保健师则应将音量放大，以使周围的人都能听到他的名字。如果顾客是演艺人员，因其不愿曝光，所以芳香保健师就要注意在私下里接待服务。

(3) 出色的表现能力

芳香保健师与顾客的交往是短暂的，不可能指望“日久见人心”。因此，要想在接触的初期给顾客留下好的印象，芳香保健师就必须具有较强的表现能力，把自己对顾客的关心、体贴通过自己的言语、行动和表情表达出来。

(4) 较强的感染力

要想在服务初始阶段能在顾客心目中创造一个良好的形象，芳香保健师在情绪上必须持续稳定，精神饱满，时刻保持乐观精神，应酬自然，面部表情和蔼可亲，言语精炼，动作轻盈，用真挚的情感去感染顾客。

芳香保健师除了要具有良好的素质外，还必须具备如下一些条件以影响顾客：

第一，端庄的仪表、优雅的姿态。

第二，和蔼的笑容。

第三，热情、诚恳、耐心、体贴的服务言语。

第四，高效、公正、准时、主动的服务精神。

总之，芳香保健师要站在顾客的立场上，思考问题，处处为顾客着想，以便在同顾客的短暂接触中，迅速、准确地把握顾客的心理。

四、服务中间阶段与顾客心理

服务中间阶段是芳香保健工作的重点阶段。在这一阶段中，顾客和芳香保健师开始相互了解，双方由不太适应到逐渐适应，再到适应。主客之间的矛盾冲突的发生和解决，心理差异的协调，芳香保健师对顾客的关怀、照顾，优质服务的提供等，都要在此阶段进行。因此，该阶段的服务是复杂多样而高品质的。

1. 微笑服务

心理学家研究认为，在人的所有笑中，微笑是最坦荡和最具有吸引力的。它是芳香保健师心灵美的外化，是诚恳态度的体现，是促进顾客消费的添加剂。芳香保健师若能以笑脸面对顾客，那么顾客必然会报以赞赏的目光。另外，一般说来，亲切、愉快、甜蜜的微笑能够使主客之间的矛盾关系得到和解，使大多数顾客尽兴而归，使少数沮丧的顾客忘记烦恼和忧愁，使老顾客再次光临，使新顾客有宾至如归之感。

2. 尊重顾客的服务

（1）用姓名称呼顾客

顾客在接受芳香保健服务过程中，听到芳香保健师直接称呼自己的名字，可能会感到奇怪，但他们内心却是感到亲切和非常满意的。如果在服务中，芳香保健师只用“先生”“小姐”“太太”或“您好”“欢迎光临”等之类的套话称呼顾客，难免会过于呆板，缺乏人情味。如果芳香保健师用“汤姆先生”“汤姆夫人”或“王主任”来称呼顾客的话，顾客就会感到在无形中被“突出”了，会感到自己是一个“举足轻重”的人。同时，也会使顾客有一种“宾至如归”的感觉。但直呼顾客的名字也应因人、因地点而异。因为有些顾客是不愿意在某一个地方让别人知道自己姓名的。

（2）保护顾客的自尊心

保护顾客的自尊心其实就是对顾客的尊重。顾客的虚荣心实际上也是自尊心的一种表现。在芳香保健服务工作中，常见到一些有虚荣心的顾客，他们本来经济不富裕，但遇到有好的服务项目，却以“不喜欢”等冠冕堂皇的话来掩饰内心的欲望。在此情况下，芳香保健师若以“消费不起”把顾客不愿说的话说出来，或变相说“那个项目价不高”“这个项目价更低”等，相当于揭穿了顾客的老底，顾客会不满意的，因此，芳香保健师应该能看穿，但不要“说穿”。如果芳香保健师再巧妙地用“那个项目更有利您的身体”之类的话为顾客解脱的话，顾客会感谢芳香保健师保住了他的面子，而用别人的话或在其他场合对其表示感谢，即便不表示感谢，他也会对芳香保健师的服务留下一个好印象。

（3）要礼貌地接待顾客

对顾客的礼貌就是对顾客的尊重，是通过芳香保健师的言行在各个服务环节上表现出来的。比如说有顾客来了，打不打招呼，让不让座；让顾客转换体位，要不要向顾客说明，得不得到顾客的允许；对顾客的风俗习惯和宗教信仰要不要尊重；对顾客带来的顾客要不要热情接待；对顾客的询问要不要耐心倾听和重视等，都能表现出对顾客的礼貌和尊重。

3. 谈令顾客愉快的话题

在为顾客提供芳香保健服务时，芳香保健师要谈一些令顾客愉快的话题，从而创造一种融洽的气氛。要为形形色色的顾客服务，就必须要有适合各种顾客的丰富话题，每次都提供一个具有魅力的话题并非易事。话题可以是多种多样的，健康、气候、季节、近况、爱好、新闻、食物、传说、电视、电影、家庭、艺术、技能、趣味、家常等话题比较合适而且有效。然而，闲话并非无话不谈，下列话题不能谈：顾客深以为憾的缺点，竞争者的坏话，上司、单位、同事的坏话，其他顾客的秘密等。

值得注意的是，芳香保健师在选择话题时必须选择对方感兴趣的话题。在服务中，最重要的是顾客满意而不是芳香保健师自己满意。在交谈过程中芳香保健师不能夸夸其谈，要注意顾客发出的每一个细小的讯号，做到适可而止。比如，在谈论某些话题时，有的顾客脸色会变得阴暗起来，这时芳香保健师就应及时发现并立即转换话题。

4. 认真倾听顾客谈话

如果一个芳香保健师口若悬河，滔滔不绝，顾客几乎没有表达意见的机会，这是错误的。认真倾听顾客谈话，才是制胜的秘诀之一。

倾听顾客谈话，能够赢得顾客好感。芳香保健师如果能成为自己顾客的忠实听众，顾客就会引为知己。反之，芳香保健师对顾客谈话心不在焉，顾客就会觉得自己没有得到足够的重视。另外，芳香保健师从顾客的述说中，能很好地把握他们的心理，知道顾客需要什么，关心什么，从而投其所好，适应和满足顾客的需要，给顾客留下好印象。

认真倾听需要技巧。芳香保健师在专注芳香保健的同时，根据顾客的谈话，要适当地运用一些表示恳切的微小动作，如点头、微笑、轻声附和。

5. 赞美顾客

由衷地赞美顾客，就会使顾客的自尊心得到满足，从而获得顾客的好感。芳香保健师应该学会真诚地赞美别人，把赞美作为最佳礼品送给顾客。

芳香保健师在赞美顾客时要注意的是：赞美要发自内心，诚恳；赞美要实事求是，不可言过其实；赞美贵乎自然，千万不可做作；赞美要具体而不可抽象笼统；间接的赞美比直接的称赞更有效；赞美要适可而止，不可无限拔高。

6. 尽量为顾客提供方便

每一位顾客都希望自己是受欢迎的。在芳香保健场所，很可能因为某些客观原因，芳香保健师需要让顾客等待一些时间。这个时候芳香保健师必须向顾客说明真实情况，请其稍候，并尽量别让顾客长时间等待。在一个人应付不了的时候，不要勉强，可向同事们请求帮助。

有些顾客可能是第一次接受芳香保健服务，或者是接触新项目，他们可能会遇到不懂的事情，或者不知道如何来配合芳香保健师。对此，芳香保健师要和蔼地告诉顾客，尽量避免让顾客难堪。

另外，作为一名芳香保健师，绝对忌讳“势利眼”。不能因为顾客的身份、地位等原因，让他有“受了歧视”的感觉。

7. 合理化解冲突和投诉

在工作中，芳香保健师应力争避免与顾客发生冲突，或被顾客投诉，但冲突和投诉又是客观存在的，这就要求尽快合理化解冲突和投诉，如果不化解，冲突可能会进一步升级，从而造成极其恶劣的影响。

引起顾客冲突和投诉的原因很多，可能是客观上的技术事故、药物过敏等原因，也可能是主观上的不尊重顾客、不热情，服务不周到，用语言冲撞顾客等。而顾客与芳香保健师发生冲突或投诉的一般心理不外乎三种。

（1）求尊重的心理

顾客采取投诉行动，总希望别人认为他的投诉是对的和有道理的，渴望得到同情、尊重，希望芳香保健师能够向自己表示道歉并立即采取相应的补偿行动等。

（2）求发泄的心理

顾客利用投诉的机会把自己的烦恼、怒气、怒火发泄出来，以维持其心理上的平衡。

（3）求补偿的心理

顾客采取投诉行动，是希望芳香保健师能补偿他们的损失。

对于顾客投诉的处理，芳香保健师一般要经过耐心倾听、弄清真相，以诚恳态度向顾客道歉和征得顾客同意后恰当处理三个阶段。

1）耐心倾听、弄清真相。顾客投诉时应有礼貌地接待，决不能辩解和反驳。作为接待服务人员，为了弄清顾客投诉的真相，一定要耐心倾听，并设法使交谈轻松，使投诉人感到舒适。芳香保健师还应对顾客表示同情，争取在感情、心理上与投诉者保持一致，切不可还没有听完顾客的意见就为自己辩解。

2）以诚恳的态度向顾客道歉。芳香保健师切忌不要对顾客的投诉置之不理和与顾客发生争吵。顾客投诉是相信芳香保健中心能处理好这件事，也是在帮助中心改进工作。因此，芳香保健师要热情而诚恳地欢迎顾客投诉，尊重他们的意见，向他们表达歉意。

3）区别不同的情况，做出恰当的处理。芳香保健师对一些看来明显是自己服务工作的过错，应马上向顾客道歉，在征得顾客同意后做出补偿性的处理。对一些较复杂的问题，芳香保健师在弄清真相之前，不得急于表达处理意见，应当有礼、有理，在顾客同意的基础上处理。对待一时不能处理的问题，要注意让顾客知道事情的进展情况，避免顾客误会。

芳香保健师在处理顾客投诉的时候，一定要以“宾客永远是对的”为座右铭，凡事要让着顾客。

五、服务终结阶段与顾客心理

服务终结阶段是指顾客即将离去，服务者与顾客交往即将结束的这一段时间。该阶段对顾客来说是心理紧张再次高涨阶段；对企业和服务人员来说是创造完美形象，对顾客的后续行为产生重要影响的服务阶段。

1. 服务终结阶段顾客的心理

在服务终结阶段，顾客会对在接受服务期间所接受的服务进行回顾和评价。如果顾客在接受服务时得到的是标准化的服务，即一切正当的服务都得到了满足，顾客就会对所接受的服务产生满意的评价。如果在接受服务期间大部分服务顾客都得到了满足，只是在某些小事或某些服务环节上欠周全的话，顾客会给予比较满意的评价。如果顾客在接受服务期间，服务员态度不好，或提供的产品质量差，由此所发生的矛盾和冲突得不到解决，某些服务得不到满足，使顾客的利益受损失等，顾客则会给予不满意的评价。

顾客美好的回忆容易使顾客产生留恋之感。优异的评价会激励顾客再次惠顾。所有这些都为终结阶段的服务提出了新的课题。

2. 服务终结阶段的服务

结束芳香保健服务，并非服务就此结束。在某种意义上，如完善企业形象、招徕更多顾客等方面使终结阶段服务显得更为重要。那么，在服务终结阶段如何消除顾客在前一阶段接受服务时造成的不悦情绪，感化和安慰那些对前一阶段服务不满意的顾客，转变顾客对企业或服务者的不良印象和态度就成为服务终结阶段的主要任务。

服务终结阶段时间是短暂的，在较短的时间内，如何使服务起到补正作用，进一步完善企业形象，强化顾客的后续行为呢？实践证明，有三种对策：

(1) 与顾客说好最后一句话

为消除顾客的不良感受，说好最后一句话是十分重要的。这句话不仅要把芳香保健师对顾客的歉意和欢迎再次光临之情表达得淋漓尽致，还要把芳香保健师对顾客的诚挚友好祝愿说得感人肺腑，更要能唤起将要离去的顾客对该芳香保健中心的“留恋之情”。

(2) 送别顾客时的灵活性

为消除顾客的不良感受，进一步创造良好的形象，在送别顾客时要灵活采用送别形式。常见的做法是，对老弱病残和携带物品较多的顾客，芳香保健师可以帮助提拿物品，对有特殊情况的可以送到车站。对一般顾客可以送至门口，热情话别，让他们带着余温返回。

(3) 认真做好善后工作

顾客离去之际，常有一些“遗留问题”需要服务人员协调处理。服务人员若能尽职尽责、一丝不苟地处理好这些问题，顾客就会对接待服务工作产生尽善尽美之感，并且还能把这种美好的感受扩散给他们的亲朋好友，为企业扩大社会影响。

第 11 章 营养学基础知识

第 1 节 营养与营养素

一、营养与营养素的定义

1. 营养

机体摄取、消化、吸收和利用食物中营养素的整个过程，就是营养。实际上，营养也就是人在吃进食物到最终排泄出废物的全部阶段中，食物成分的变化作用过程。

2. 营养素

人类为维持生命必须从外界摄取食物。营养素是维持机体健康以及提供生长、发育和劳动所需的各种食品中所含有的营养成分。

为了维持生命，人每天要吃进各种食物。要保证人体健康，更要注意所吃食物的数量、质量及其合理搭配。如果半天到一天不进食，人就感到饥饿无力，机体会受到损失。吃得适量、吃得合理，人就长得健康，抵抗力就增强，就不易生病，即使有了病也会很快康复；人偶尔有外伤或动手术，伤口也会很快长好。这些都是食物中所含的各种“营养素”所起的作用。

从营养素的作用的角度来理解营养素的概念，所谓“营养素”即为：能为人们提供“热量”，能维持人体正常生理功能，增强抵抗力、免疫力，能维持与促进身体生长、发育，能帮助伤口愈合的物质。

3. 营养价值

在营养学领域，人们将食物中各种营养素的含量及其被机体消化、吸收利用程度高低的相对指标称作营养价值。特别是在人们的饮食文化生活中，“食品的营养价值”是常被人们谈论的内容。一种食品，如果富含某一种或某几种营养素，且易被消化、吸收利用，那么这种食品就具有较高的营养价值。但是，食品的商业售价，往往与食品本身具有的营养价值不构成直接比例关系。

二、营养素的分类

除水外，营养素主要是指 6 种物质，即蛋白质、脂质、碳水化合物、维生素、无机质和食物纤维，也称为六大类基本营养素。这六大基本营养素与水共同称为人体所需七大类营养素。

1. 按营养素摄入量分类

中国营养学会膳食营养素参考摄入量委员会，以营养素摄入量的不同为主，将营养素进行了如下分类（见图 11—1）。

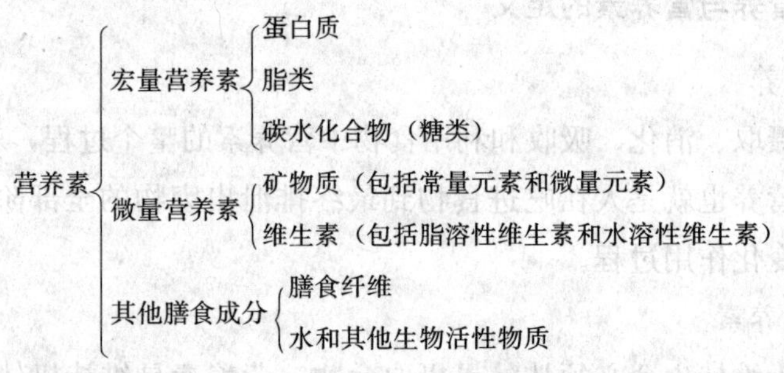

图 11—1　营养素分类

（1）宏量营养素

宏量营养素包括蛋白质、脂类、碳水化合物（糖类）。

（2）微量营养素

微量营养素包括矿物质（包括常量元素和微量元素）、维生素（包括脂溶性维生素和水溶性维生素）。

（3）其他膳食成分

其他膳食成分主要包括膳食纤维、水和其他生物活性物质。

2. 按营养素不同功能分类

蛋白质、脂类、碳水化合物从分类上来讲，是化学上更为接近的化合物种类，可以认为它们是由各成系列的一组近似化合物所组成的三大类别。但是，无机质、维生素和食物纤维化合物在化学上则是千差万别的，只是从生理作用这一点上看，它们代表了三个不同的分类类别。各类营养素均具有独特的功能，但在代谢过程中又密切联系。

各类营养素在人体中的比例和功能（见图 11—2）。

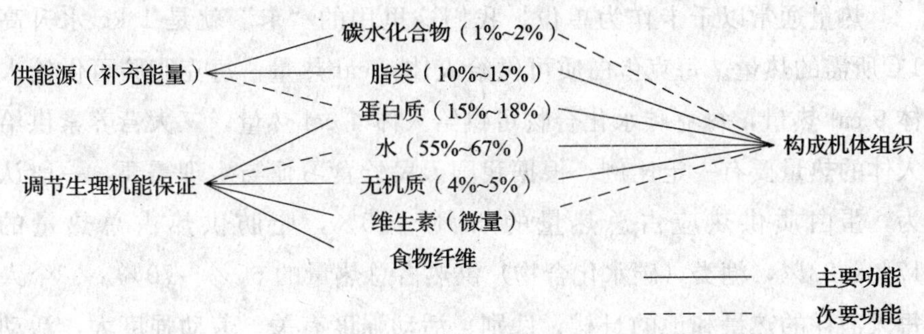

图 11—2　各类营养素在人体中的比例、功能和分类

（1）能源类

作为人体的供能源，为人体不断补充能量。主要包括碳水化合物、脂类和蛋白质。

（2）构成类

构成机体组织，维持人体的构成。主要包括脂类、蛋白质、水、无机质、碳水化合物和维生素（微量）。

（3）保证类

对机体的生理机能和行为给予保证和调节。主要包括蛋白质、无机质、维生素（微量）、食物纤维和水。

图 11—2 只是一种近似的概念性划分。有时，很难明确地指定这种关系。例如，脂类虽然具有补给能量的功能，但是它与身体构成以及调节方面也有关系。所以，图 11—2 所考虑的情况只是一种简化了的模式。

碳水化合物、脂类、蛋白质是补给能量的成分，所以有人称其为热量素。同样，相对应的蛋白质、无机质、维生素（微量）、食物纤维和水五种物质又有保证素之称。其中，蛋白质是既被称为热量素，又被称为保证素的化合物。

三、营养与健康

1. 营养素与热能消耗

在六种营养素中，蛋白质、脂肪、碳水化合物，都是供给人体热量的营养素。

热量通常以千卡作为单位。我们这里用的“卡”就是 1 kg 水升高 1℃所需的热量。每克蛋白质可供给人体 4 cal 热量，每克脂肪可供给人体 9 cal 热量，每克碳水化合物可供给人体 4 cal 热量，三大营养素供给人体的热量要有一定比例，根据我国人民饮食习惯与生理需要，一般认为，蛋白质供热应占总热量的 10%～15%，脂肪供热占总热量的 17%～23%，糖类（碳水化合物）供热占总热量的 65%～70%。一个人每天消耗的热量和他的身材、性别、活动强度有关。劳动强度大，活动时间长，消耗能量就多。

2. 中间代谢原理与中间代谢

从人体对食品的本质需求来讲，能量与组织替代材料或构成材料是最主要的方面。而取得能量与组织材料，都必须经过机体的中间代谢过程。

（1）中间代谢

中间代谢是机体吸收营养素成分或消化产物以后，所经历的代谢过程的主要内容。它实质上是机体内营养素成分或消化产物在这一代谢阶段所经过的一系列化学反应或生化反应的总和。许多中间代谢的反应需要对应的酶参与。反应的过程也大多包括多重步骤，并在每一步骤中都会产生相对应的代谢中间产物，简称为代谢物。

对于高等动物，包括我们人类，我们知道仅仅只有食物或营养素成分在消化道系统中发生的物理性变化和化学分解，是不能为机体提供能量甚至于机体构成所需要的“原材料”的。营养素的外代谢，只是将营养素成分转化为了可以进一步反应或利用的前提物质，就好像是为中间代谢正常进行所完成的一种准备。

中间代谢也称为细胞内代谢。在中间代谢过程中，机体借助于各种反应从营养素或消化产物中获得能量，以及机体构成所需要的“原材料”。整个中间代谢可以划分为两个过程，即分解代谢和合成代谢，其中分解代谢主要完成获取能量和“原材料”的工作，而合成代谢则主要完成利用储能和“原材料”构成机体组成成分的任务。

在分解代谢和合成代谢过程中，将包括有一系列的酶催化反应。这种生化酶反应，不仅可以保证机体代谢的正常进行，而且十分有利于反应过程中能量的释放和接受。

（2）分解代谢

分解代谢，主要是指碳水化合物、脂肪和蛋白质，从各种比较大的分子降解为比较小的简单分子，如乳酸、乙酸、二氧化碳、氨、尿素等。随着这种降解过程的不断进行，显然，会有大量的化学能量释放和产生。这种能量发生现象，依物理化学规律，是理所当然的伴随过程。在机体中，可以用高能磷酸键化合物三磷酸腺苷（简写 ATP）来储存或接受分解代谢中产生的能量。

可以大体上将分解代谢过程中的一系列反应分为三个阶段。其中：

第一阶段，碳水化合物由多糖降解为己糖和戊糖等单糖；脂类降解为脂肪酸、甘油和其他的成分；蛋白质降解为氨基酸。这一反应阶段，实际上应该是外代谢过程中的消化反应，当然，这种所谓的消化实质上是分解反应。因此，就整个分解代谢来讲，它应该是既存在于外代谢中，也存在于中间代谢中的。只有这样，整个分解代谢的三个反应阶段才能够成立。

分解代谢的第二个阶段，是将第一阶段的简单化合物转变为更简单的代谢中间物，如己糖、戊糖和甘油降解为丙酮酸，然后继续变化生成乙酰辅酶 A（简写乙酰 CoA）。脂肪酸和氨基酸在这个阶段也将降解为乙酰辅酶 A 和另外一些末端产物。

分解代谢的第三个阶段，是乙酰辅酶 A 和其他第二阶段生成物进一步氧化生成水和二氧化碳。

一般来讲，分解代谢在开始进行时，处于一种比较散乱的状态。这主要是由于代谢起始物杂乱不一造成的。从第一阶段反应物质的变化开始，分解代谢将逐渐地形成比较一致的代谢物，到第三阶段最终出现了共同的代谢途径。

（3）合成代谢

合成代谢，是指从简单的前体合成机体构成成分，如核酸、蛋白质、脂肪等。合成代谢与分解代谢相反，刚好经历一个由分解代谢的第三阶段向第一阶段发展的反向三阶段过程。随着合成代谢的进行，机体的有序度逐渐减小。整个合成代谢过程所需要的能量，一般由分解代谢过程中所产生的 ATP 提供。

四、食物的营养价值

1. 基本营养素的能量值

(1) 能量单位

营养学惯用“kcal”这个单位，直到今天仍然如此。大多数营养学方面的书籍或数据，还一时适应不了国际单位制（SI），所以，有必要在这里叙述有关的单位问题。

国际单位制（SI）规定的能量或热能单位为焦，符号为 J，1 J 是指用 1 N 的力把 1 kg 质量的物体移动 1 m 所需要的能量。1 000 J 为 1 千焦，符号为 kJ。1 000 千焦为 1 兆焦，符号为 MJ。

兆焦在营养或食品学领域中，是一个经常使用到的单位。其主要的原因，是由于在能量计算处理方面，经常涉及兆焦级的能量供求问题。

为了与现有领域及文献相适应，这里也将两种能量单位并存使用。如果需要进行数据换算处理的话，以下关系式是一种正式推荐：

1 kcal＝4. 184 kJ

1 000 kcal＝4 184 kJ＝4. 184 MJ

1 kJ＝0. 239 kcal

1 000 kJ＝239 kcal

1 MJ＝239 kcal

大多数情况下，可以取 1 000 kcal＝4. 2 MJ，1 MJ＝240 kcal。

(2) 热量与功的等值性意义

我们知道，热量与功的单位都是焦，所以热量与功在实质上可以认为是等值能量。这种等值性对于我们计算人的能量需要量具有重要的实际意义。

一个人的能量需要量，必须是包括维持机体恒温、对外做功、机体代谢过程中所需的能量等全部功和热的总和。这种和的计算，是确定人体必需能量摄入量的基础，存在着热量和功在概念上相加的困难。热量与功的等值性，圆满地解决了这个加和值的问题。

人体摄入多少食品（营养素）后才能满足能量需要量，也存在着一个热量与功等值比较的问题。我们在判断食品营养素的燃烧值（体外燃烧）与人体利用代谢反应保持恒温和做功的总能量值（体内生化反应）是否处于平衡时，必须借助于热量与功等值的关系。这直接关系到我们合理设计膳食、配制食品的需要。

（3）营养素的能量值

1）能量源。在食品的所有构成成分中，原则上讲，只有碳水化合物、脂肪和蛋白质对食品的能量构成具有实际意义。大多数的其他成分，一是在代谢过程中，本身就不产生能量（无分解变化或反应过程中产能很少或需要能量），如水、无机质、维生素等；二是在食品中的含量很小，没有实际产能意义，如乙醇、呈味成分等。

但是，在一些特殊的摄食情况下，由于食品的构成发生反常，从而会出现一些新的食物能量源，例如大量饮酒，使得乙醇的成分在总进食量中占有很大的比例。通过对绝大多数的人类饮食活动的分析和观察发现，在这些反常情况中，只有乙醇具有能改变食物能量构成的能力。因此，在食品与营养学领域，常将碳水化合物、脂肪、蛋白质和乙醇作为真正的能量构成成分，而忽略其他所有成分的能量贡献。碳水化合物、脂肪、蛋白质三种基本营养素被称做三大类营养素。

2）能量值。营养素的燃烧过程与营养素在机体内的代谢反应有着本质的不同，但是只要终极产物相同，它们的全部反应过程的能量变化就应该相等。由于燃烧过程是一步性的极端激烈的氧化反应，所以如果要求能量变化相同，则必须保证相对应的营养素的全部代谢反应的每一步骤都不发生物质量的损失，全部参加最终生成终极产物的反应。这显然过于苛刻了。

已有的研究表明，3 个月内的婴儿一般只能利用食物中能量的 85%，其余 15%则以不能消化吸收的营养素成分被排泄掉了。对于成年人来讲，一般情况下，将会有 5%左右的食物能量以不能消化和吸收的形式被排泄掉。在成人的进食食物中，随着碳水化合物比例的增加，这种能量损失量将减小；而随着蛋白质摄入量的增加，这种能量损失量将会增加。

这样，营养素在机体内的能量变化结果，由于其在机体内的代谢损失，肯定会低于营养素在体外氧化反应的能量变化值。对于营养素的这种在体外、体内氧化过程中所产生的有差别的能量变化值，在食品与营养学领域中采用了两种概念加以区别，这就是所谓的食物粗卡价值和生理卡价值。

①食物粗卡价值。食物粗卡价值是指食物在体外完全氧化反应（燃

烧）所释放出的热能。这种能量变化值一般是使用弹式量热计测定的。

对于完全氧化反应来讲，蛋白质、脂肪和碳水化合物将生成终极产物二氧化碳、水和二氧化氮。食物粗卡价值，也即 1 g 蛋白质、脂肪和碳水化合物燃烧以后所释放出来的热能值，分别为 0.021 MJ，0.040 MJ 和 0.017 MJ，或 24 kJ，40 kJ，17 kJ。由于蛋白质、脂肪和碳水化合物是三大类化合物种类十分丰富的有机物，因此，上述粗卡价值是平均取定值。

②食物生理卡价值。显然，食物在机体内经过氧化反应后所释放出来的热能值就是食物生理卡价值。由于不包括营养素成分的消化吸收损失，以及蛋白质被排泄出体外的未达到终极产物的成分所具有的可以进一步氧化而释放出来的能量损失，因此，食物生理卡价值要低于粗卡价值。

对于脂肪和碳水化合物，其消化吸收损失率分别为 5%和 2%，这两类化合物在机体内部都已被完全氧化。

蛋白质的消化吸收损失率约为 8%，要比脂肪和碳水化合物高些。蛋白质在人机体内的氧化反应情况，也与脂肪和碳水化合物不一样，它不能产生终极产物，而是以生成尿素、肌酸苷、尿酸等含氮化合物的形式随尿排泄。所有这些含氮化合物在体外仍然可以进一步地氧化分解，生成二氧化碳、水和二氧化氮。测定结果表明，每 1 g 蛋白质所产生的含氮化合物在完全被氧化时，将产生热能 5.43 kJ。

2. 食物的能量值与能量需要

对人体的能量平衡进行研究，实际上是对摄入机体的食物提供的能量与机体的能量需要量之间的差值趋向于零的程度的讨论。当机体的能量平衡时，即能量差值接近于零时，说明代谢过程是正常的；反之，就意味着摄入的食品营养不足或者营养过度。

用数字对能量平衡程度进行表示，需要计算食物能量和值与人体能量需要量和值。这样，就将解决问题的主要工作转移到了对两个能量值的计算方面。

关于食物能量值的计算，需要知道食物摄入量以及营养素成分含量值，然后，根据营养素的粗卡价值，或生理卡价值就可以得出食物的能量值。全部食物能量值的和，即为人体在一定时间里所获得的全部能量。

目前，绝大多数常用食品的单位能量值都已经有了标准的食物成分表可供查问，只要得到了摄入的食物量，就可以很容易地计算出摄入食物的能量。

第 2 节　营养素的摄入及其作用

一、蛋白质

蛋白质是构成一切生命现象的物质基础，成年人体内约含蛋白质 17%，蛋白质与核酸是生命活动最重要的物质基础。人的任何一种细胞、组织和器官都由蛋白质构成，人体内的蛋白质有 10 多万种。

1. 蛋白质的生理功能

（1）参与人体肌肉收缩。

（2）催化作用。人体内的化学反应是通过生物催化酶的参与而完成的，而酶的重要组成部分就是蛋白质。

（3）组成结缔组织。软骨、肌腱、毛发、皮肤等结缔组织都是以蛋白质作为主要成分。

（4）构成人体的免疫系统。蛋白质是人体免疫系统，即激素和抗体的组成部分，如甲状腺、性激素、促生长激素、催乳激素。

（5）“运载”作用。血液运输脂肪时由蛋白质与脂肪结合形成脂蛋白形式输送。

（6）遗传。任何生物都有自我复制的能力，这种复制称为遗传，蛋白质是遗传因子的主要组成部分。

（7）供能源。当人体能量摄入不足时，蛋白质可以氧化分解释放出能量。每克蛋白质在体内完全氧化分解，可以释放出 4.1 kcal 热能。

2. 蛋白质的质量与人体需要量

（1）蛋白质的质量

蛋白质的需要量取决于蛋白质的质量，与人体蛋白质组成越接近的食物蛋白，质量越好，蛋白质的组成状况决定蛋白质的质量。

动物蛋白质的主要来源是瘦猪肉、牛肉、鸡肉、鸡蛋黄及水产品等，这类蛋白质所含必需氨基酸种类齐全，数量充足，不但能维持人体的健康，并能促进生长发育，属于完全蛋白质。

植物蛋白质的主要来源有各种豆类、杂粮及米、面等，这类蛋白质所含氨基酸的种类比较全，但含量不均，可以用于维持生命，但不能促进生长发育，属于半完全蛋白质。

（2）人体需求量

人体对蛋白质的最低需求量是每日 30～45 g，但是需求量并不等于供给量。因为有蛋白质质量和人体吸收利用等问题。中国医学科学院推荐的供给量是：成人每千克体重每日供给 1～1.5 g。一般男子每日应供给 75 g，女子每日应供给 70 g。

（3）蛋白质摄入量与人体关系

1）蛋白质供给量不足。当蛋白质摄入量长期不足，人体会出现生长缓慢、体重下降、贫血等现象，皮肤也会相对松弛，缺乏弹性，容易产生皱纹。

2）摄入过量。蛋白质摄取过多，在体内也会以脂肪的形式储存起来，使人发胖，加重消化系统、肝脏及肾脏的负担。

二、碳水化合物

碳水化合物是由碳、氢、氧三种元素组成的一大类化合物。

碳水化合物是构成机体的一种重要物质，并且是人体最主要的供能源泉。含碳水化合物最多的是食糖（白糖、红糖、果糖）和淀粉类食物。

1．碳水化合物的功能

（1）供能

碳水化合物被消化后，主要以葡萄糖的形式被吸收。在正常情况下，人体首先从葡萄糖中得到热能。

（2）是合成蛋白质和脂肪的碳架

蛋白质、氨基酸、脂肪的合成都是由一个个碳原子连接起来的，这些碳链来源于碳水化合物的转换。

（3）是体内重要物质的组件

核酸是人体内重要的遗传物质，含有大量的核糖；糖可以和蛋白质组成糖蛋白，具有重要的生理功能，如某些抗体、酶、激素等；糖和脂类结合形成脂糖是组成神经组织的成分，也是构成软骨、眼球角膜、玻璃体的成分之一。

(4) 具有解毒作用

糖对酒精的解毒能力很强，可以起到保护肝脏的作用。

(5) 促进肠蠕动

糖大部分来源于谷物、蔬菜和水果，含有粗纤维，能促进肠蠕动，增进消化腺的分泌。

2. 摄入量与人体的关系

糖类摄入不足，可导致机体发育缓慢，体重下降，摄入量过多则可致肥胖及动脉硬化。

三、脂类

脂类包括油脂和类脂。

油脂即日常食用的植物油，如花生油、豆油、菜籽油及猪油、牛油等。

类脂是磷脂、糖脂和固醇等化合物的总称。脂类是人体重要的组成部分，成年男子体内平均脂肪含量在 13%以上，成年女子的平均数值则更高一些。

1. 脂肪的功能

(1) 储存能量

1 g 脂肪在体内彻底氧化，可以释放出 38.9 kJ 的热能。

(2) 保护机体

人体的脂肪在体温下呈液态，起到保护机体和内脏器官的作用，避免外部撞击和震动的伤害。

(3) 构成细胞组织的成分

人体任何细胞都含有类脂，主要集中在外膜和细胞内的各种细胞器上，统称为生物膜。

(4) 促进脂溶性维生素的吸收

某些维生素不溶于水，只溶于脂肪。只有人体内摄入脂肪时，食物中的脂溶性维生素才能被吸收。

(5) 调节生理功能

人体生理需要的脂肪中有两种不饱和脂肪酸，人体自身不能合成，必须由食物脂肪供给，这些在营养学上称为必需脂肪酸。必需脂肪酸有降低血中胆固醇，防止动脉硬化的作用，脂肪中的必需脂肪酸含量越多其营养价值越高，必需脂肪酸在植物油中含量比较高。

（6）增强食欲

脂肪能调节口味，增强食欲，给人以饱腹感。

（7）滋润皮肤和毛发

通过皮脂腺分泌皮脂，能滋润皮肤和毛发，使皮肤光泽具有活力。

2. 脂类摄入量与人体的关系

（1）脂肪酸缺乏

当人体内必需脂肪酸缺乏时，轻度使皮肤变得粗糙，常会出现鳞屑状皮炎，抵抗力减弱，抵抗疾病的能力下降；严重者可使人体发育迟缓，生长停滞。

（2）摄入过量

脂肪过多储存于体内，则会使人体态臃肿，加重心脏负担，对心血管不利。

四、维生素

维生素不是构成人体组织的原料，也不是供应能量的物质，但它却是维持机体正常生命活动所必需的营养素，是人体生长和健康必不可少的物质。多种维生素不能在人体内合成，需要从食物中摄取。维生素范围很广，按其溶解性质可分为两类：脂溶性维生素和水溶性维生素。

1. 维生素 A

维生素 A 属于脂溶性维生素，耐热、在空气中容易氧化，也能被紫外线破坏。

（1）维生素 A 的生理功能

维生素 A 的生理功能为：维持呼吸道、消化道、泌尿系统以及性腺等上皮组织的健康；保护视力，维持正常视觉，防止夜盲症和干眼病；促进人体的生长发育，尤其是婴幼儿；增强人体免疫力，并能防止多种类型上皮肿瘤的发生和发展。

（2）维生素 A 的主要来源

1）动物肝脏。如羊肝、鸡肝、牛肝、猪肝。

2）禽蛋类。如鸭蛋蛋黄。

3）蔬菜。如胡萝卜、苋菜、菠菜、韭菜、芥菜等。

（3）维生素 A 摄入量与人体的关系

1）维生素 A 缺乏。当维生素 A 缺乏时，易患夜盲症和干眼病，还会出现皮质干燥、粗糙和形成棘状毛囊化丘疹，有的甚至头发枯槁、脱落，指（趾）甲边脆。

2）摄入过量。维生素 A 摄入过量也会引起中毒，主要是指化工生产的维生素 A。如果长期服用化工生产的维生素 A 就会出现头晕、头痛、厌食、腹泻、皮肤粗糙、毛发脱落，甚至出现肝脏肿大、肌肉僵硬等现象。

2. 维生素 D

维生素 D 又称抗佝偻病维生素，属于脂溶性维生素。

（1）维生素 D 的功能

维生素 D 对皮肤的新陈代谢能起良好作用，可增强对湿疹、疥疮的抵抗力；能促进人体对钙、磷的吸收，利于钙、磷的沉着，促进骨组织钙化。

（2）维生素 D 的主要来源

维生素 D 是由植物油、藻类植物和酵母中的物质经紫外线照射而形成的。维生素 D 在人体中只有转变为活性才能发挥作用。维生素 D 在鱼肝油和蛋黄中含量丰富，但来源主要不是食物，而是人体皮肤内的脱氢胆固醇，此物在紫外线的照射下能转变为维生素 D。

（3）维生素 D 摄入量与人体的关系

1）维生素 D 缺乏。维生素 D 缺乏可使肠道吸收钙、磷能力下降，血液中碱性磷酸活跃性增高，从而使骨样组织不易转化为骨质，儿童易出现佝偻病，成年人易骨质疏松，严重时手足抽搐。

2）摄入过量。维生素 D 摄入过多也会导致中毒，出现厌食、恶心、腹泻、尿频、烦渴等症状。并能引起钙磷含量过多，造成肾小管及其他软组织钙化和肾功能减退。

3. 维生素 E

维生素 E 又称生育酚，属于脂溶性维生素，具有耐热、耐酸、耐碱的性能。

（1）维生素 E 的生理功能

维生素 E 能加强血管弹性，维持毛细血管正常通透性，改善血液循环；维持机体正常生育机能，促进胚胎生长和发育，延长细胞活性，具有抗衰老的作用。

（2）维生素 E 的主要来源

维生素 E 主要来源于植物油、硬壳类果品、籽仁食品及蛋黄和大豆。

（3）摄入量与人体的关系

1）维生素 E 缺乏。皮肤会变得干燥、粗糙、加速衰老。

2）摄入过多。摄入过多是指化工生产的维生素 E 摄入过多，会使人的淋巴细胞容易坏死，免疫力下降。并能降低凝血能力，使血凝时间延长。还会阻碍骨中钙的利用。

4. 维生素 B 族

（1）维生素 B_1

维生素 B_1 又称硫胺素，属于水溶性维生素，在酸性环境中稳定，遇热、碱容易变质。

1）维生素 B_1 的功能。是人体吸收糖的辅酶，能维持神经系统、消化系统、循环系统和肌肉的正常机能。

2）维生素 B_1 的主要来源。维生素 B_1 主要来源于谷类、豆类及硬壳类食品。维生素 B_1 存在于谷类的谷皮和谷胚中。酵母、豆类、白菜、芹菜、动物内脏、瘦肉和蛋黄里也含有较丰富的维生素 B_1。

3）缺少维生素 B_1 对人体的影响。维生素 B_1 缺乏影响机体的整个代谢过程，引起代谢和机能紊乱。轻则使人易疲劳、抵抗力下降、皮肤干燥、易生皱纹；重则引起心悸、气急、胸闷、心动过速以及水肿等。

（2）维生素 B_2

维生素 B_2 又称核黄素，属于水溶性维生素，耐热，在酸性环境中较稳定，遇碱和紫外线则遭到破坏。

1）维生素 B_2 的功能。是人体多种酶的组成部分，维持机体健康，促进生长发育。

2）维生素 B_2 的来源。动物内脏如肝、肾，奶类，蛋类，绿叶蔬菜，豆类以及酵母中含量较高。

3）缺少维生素 B_2 对人体的影响。维生素 B_2 缺乏可发生口角湿白、口腔溃疡、唇舌发炎、口角炎；严重者可引发白内障和脂溢性皮炎。

在 B 族维生素中与皮肤有直接关系的还有维生素 B_6，维生素 B_6 对年轻女性尤其重要，有些年轻女性在来月经前往往脸上长粉刺，严重的还会形成暗疮皮肤，研究表明，适当服用维生素 B_6，对这种皮肤状况会有所改善。

5. 维生素 C

维生素 C 又称抗坏血酸，属于水溶性维生素。在酸性环境中稳定，遇碱则遭到破坏，遇金属则变质，尤其是与铜接触损失更快。

(1) 维生素 C 的功能

维生素 C 是还原性物质，参与机体生理氧化还原过程，是机体新陈代谢不可缺少的物质。维生素 C 具有如下功能：

1) 促进细胞间质的形成，维持牙齿、骨骼、血管、肌肉的正常功能并促进伤口愈合。

2) 促进抗体的形成，提高白细胞的吞噬能力，增强机体免疫力。

3) 具有解毒作用，当铅、苯、砷等有毒物质进入人体时，服用大量的维生素 C 可解毒。

4) 促进肠道内铁的吸收，因而也常用作治疗缺铁性贫血的辅助药。

5) 增加血管弹性，减轻皮肤色素沉着。

(2) 维生素 C 的主要来源

维生素 C 的广泛来源是水果和蔬菜，尤其是柑橘、番茄、柠檬、山楂、酸枣、辣椒、豆芽、菜花、雪里蕻及苦瓜等各种果蔬中都含有较丰富的维生素 C。

(3) 缺少维生素 C 对人体的影响

1) 维生素 C 缺乏时，食欲减退、身体乏力。

2) 维生素 C 缺乏时，皮肤会出现血管变脆，碰撞后易出现青、紫斑及色素沉着等。

3) 严重缺乏维生素 C 时会出现牙龈出血、牙床溃烂、牙齿脱落，甚至出现尿血、便血病等。

五、无机盐

无机盐也称矿物质，其元素在体内少于 0.01% 的称为微量元素。

人体内的无机盐有 60 多种，总量约为体重的 4%，其数量虽少却是维持人体正常生理功能不可缺少的物质。

1. 钙

(1) 钙的概念

1) 钙。化学元素，符号：Ca。原子序列数 20。像银白色轻金属。

2）钙是人体内含量最丰富的矿物质，人体中的钙99%存在于骨骼和牙齿中，钙是骨骼和牙齿的主要成分，其余1%的钙存在于体液和软组织中。

3）钙化。病理学名词，是局部组织中的钙盐沉积。

①钙盐沉积在骨骼和牙齿中称为生理性钙化。

②钙盐沉积在骨骼和牙齿以外的组织中称为病理性钙化。

（2）钙的生理功能

1）钙是血液凝固的必需要素，是许多酶的致活剂。

2）钙能促进骨骼、牙齿的正常生长和正常的生理功能。

3）钙能调节心脏和神经的活动，维持心脏的功能。

4）钙能帮助肌肉收缩，维持肌肉的收缩力。

5）钙参与蛋白质形成RNA（核糖核酸）和DNA（脱氧核糖核酸）结构过程。

（3）钙的功效

1）缓解失眠症，有利于皮肤恢复健康状况。

2）可以降低血压。

3）预防和治疗更年期骨质疏松症。

4）防止肌肉痉挛。

5）保护骨骼及牙齿免受铅毒。

6）维持强健的骨骼和健康的牙齿。

7）有助于预防结肠癌。

8）预防女性更年期暴躁、燥热、夜间盗汗、腿部抽筋等症状。

9）有利于神经镇静。

（4）钙的主要来源

1）海产品。如虾、蟹、蛤蜊、海米、虾皮、海带等。

2）蛋、奶类产品。如鸡蛋、奶制品（牛奶、羊奶、马奶、奶粉、奶酪）等。

3）肉类。如羊肉、鸭肉等。

4）果蔬类。如芝麻、杏仁、芦笋、甘蓝、无花果、芥菜叶、李子、芹菜、香菜、大蒜、荔枝、山楂、沙果等。绿叶菜和豆荚类蔬菜钙含量比较高。

5）干果、谷物类。如榛子、燕麦、大豆、花生、胡桃、葵花子、荞麦、玉米、绿豆、蚕豆等。

尽管食物中含有较丰富的钙，但是大部分不能被人体吸收。

（5）钙的吸收

影响钙吸收的主要原因有：

1）体内缺少维生素 D。

2）体内草酸和植物酸过多。

3）体内磷酸盐过多。

（6）钙缺乏对人体的影响

1）由于钙参与神经刺激的传导，因此，当钙缺乏时，神经无法松弛下来，因而疲劳无法缓解，并易失眠，长期钙缺乏，会导致皮肤衰老。

2）人体钙缺乏会患佝偻病、软骨症和骨质疏松。

3）血浆中含钙量若低于正常含量的 10%，就会使心跳加快、心律不齐，并产生手足抽搐等现象。

4）钙缺乏还会导致下列症状的发生：肌肉痉挛、心悸、脆指甲、湿疹、高血压、关节炎、胆固醇量升高、风湿性关节炎、蛀牙等。

2. 铁

（1）铁的概念

1）铁。化学元素，符号：Fe。原子序列数 26。

2）铁是血液中含量最高的矿物质。成年人体内的含铁量大约为 3～5 g，其中有 1/3 集中在血红蛋白中。

（2）铁的生理功能

1）铁是维持生命的主要物质，是血液的重要组成部分；铁是人体内制造血红素、红细胞和血红蛋白的主要物质。

2）铁是细胞色素氧化酶、过氧化酶、组织呼吸酶的组成部分。

3）健康的免疫系统以及能量的制造需要铁。

另：行经的女性每月所流失的铁大约是男性的两倍，因此需要大量补充铁。

（3）铁的功效

1）改善精神状态，使注意力集中。

2）防止缺铁性贫血。

3）促进发育，增强抗病力。

4）防止疲劳，促使皮肤恢复良好的弹性。

（4）铁的主要来源

1）瘦肉，动物肝脏、肾，奶制品，蛋黄，蜂蜜等都含有丰富的铁。

2）籽壳类、干果。如南瓜子、花生、杏仁、芝麻等。

3）谷物、豆类。如大豆、豌豆、全麦面包、糙米、燕麦片、荞麦、玉米、小麦胚芽等。

4）果蔬类。如葡萄（葡萄干）、草莓、枣、桃、梨、水果干以及深绿色蔬菜（菠菜）、南瓜、甜菜、香菜、葱等。

5）海产品。如海带、绿紫菜、沙丁鱼、鲈鱼、蚌等。

（5）铁的摄入量与人体的关系

1）体内缺少铁。体内缺少铁会影响造血器官的造血功能，产生缺铁性贫血。

2）人体内摄入过量。长期铁摄入过量会使肌体组织损坏，肝、脾功能发生障碍，并使皮肤产生色素沉着。

3. 钾

（1）钾的概念

钾：化学元素，符号：K。原子序列数 19。

（2）钾的生理功能

1）钾是维持生命不可缺少的主要物质。

2）钾与钠共同作用，可调节体内水分的平衡。

3）钾与钠共同作用（钾在细胞内作用，钠在细胞外作用）可使心跳规律化。

4）钾对细胞内的化学反应起着很重要的作用，协助并维持稳定的血压及神经活动的传导。

（3）钾的功效

1）协助正常的肌肉收缩，保持肌肉弹性。

2）有助于对过敏症的治疗。

3）有助于防止中风。

4）输送氧气到脑部，保持头脑清醒，思路清晰。

5）有助于处理体内废物。

6）抑制摄入盐分（钠）过多的危害，有助于预防高血压病。

（4）钾的主要来源

1）乳制品、鱼、瘦肉、禽肉、蜂蜜类。

2）籽壳类、干果。如无花果、水果干（葡萄干等）、葵花子、花生等。

3）谷物、薯类、豆类。如全谷、大豆、糙米、马铃薯、番薯、芋头、麦芽等。

4）果蔬、干鲜菜类。如杏、香蕉、柑橘、香瓜、番茄、甘蔗、苹果、枇杷以及深绿色蔬菜、薄荷叶、大蒜、海带、黄花菜、茼蒿、卷心菜、莴苣、银耳、裙带菜、干香菇、毛豆、萝卜叶等。

（5）钾的摄入量与人体的关系

1）钾缺乏会导致副肾皮质机能亢进，减少肌肉的兴奋，使肌肉的收缩和放松无法顺利进行，容易倦怠。

2）钾缺乏会妨碍肠的蠕动，引起便秘，结果会导致浮肿，引发色斑、半身不遂以及心脏病。

3）钾缺乏对心脏造成的伤害最严重。据研究，冠状动脉缺钾，有可能是人类因心脏疾病致死的最主要原因。

（6）钾与钠的平衡

1）钾和钠失衡。钾摄入不足时，钠会带着许多水分进入细胞之中，严重时会造成细胞破裂，形成水肿。

2）体内钾和钠的平衡失调，会损害神经和肌肉组织，加速皮肤衰老。

（7）导致体内缺少钾的因素

1）低血糖症、厌食症（不当的节食减肥）、严重的腹泻、不当的服用利尿剂和通便剂、肾脏病等，都会导致钾的流失。

2）精神和肉体的紧张，会导致钾的不足。

3）钾的摄入量不足，也与高血压、心律不齐有关。

4．钠

（1）钠的概念

钠：化学元素，符号：Na。原子序列数11。

（2）钠的生理功能

1）钠是血液中的重要元素，与钾合作帮助身体维持正常体液平衡。

2）钠是保持人体适当水分平衡及血液正常酸碱值的重要元素。

3）钠是保持人体胃、神经、肌肉正常功能不可缺少的元素。

（3）钠的功效

1）维持肌肉弹性。

2）协助神经正常工作。

3）防止因过热而疲劳和中暑。

（4）钠的主要来源

1）食盐。

2）腌肉、干牛肉、动物脑、动物肾、奶酪、乌骨鸡、甲壳类等。

3）胡萝卜、甜菜、海带、马铃薯、冬季南瓜、杏干、香蕉、烤番薯等。

（5）钠的摄入量与人体的关系

1）体内缺少钠

①体内缺少钠的情况很少见，但缺钠会引起头脑不清、低血糖、体弱、脱水、昏睡、心悸等症状。

②缺钠时不同程度的症状。体内缺钠时会产生从轻微的疲劳，气候炎热时的倦怠，到酷热时的抽筋、热衰竭或中暑等症状。

2）人体内摄入过量的钠。钾钠的平衡对健康是必要的。长期摄入过量的钠（食盐），会导致钾不足；经常过量摄入钠会导致血压升高。

5．硒

（1）硒的概念

1）硒。化学元素，符号：Se。原子序列数 34。

2）作为人体必需的微量元素，人体只需极少量的硒，但是硒对人体是极其重要的。

（2）硒的生理功能

1）硒是主要的抗氧化剂，与谷胱甘肽共同作用消除自由基，以防止因氧化而引起的老化、组织硬化，降低其变化的速度。

2）硒能与有毒金属（如汞、镉、砷等）或其他致癌物质结合而排出体外。

3）硒具有解除过氧化油脂的毒性的作用，使其不能促进恶性肿瘤的生长。

4）硒和维生素 E 协力帮助抗体的制造，并维持心脏健康，两者配合起来所发挥的作用大于两者分别作用之和。

5）男性需要更多的硒。

（3）硒的功效

1）防止自由基形成以保护免疫系统，抗衰老（延缓皮肤衰老），防止皮肤色素沉着。

2）有助于防止癌症。

3）治疗女性更年期的发热潮红及更年期的其他疾病。

4）可以预防心脏及血液循环方面的疾病。

5）有助于防治头皮屑。

（4）硒的主要来源

硒主要来源于碘盐、海鲜、咸水鱼、海带、芦笋、大蒜、芝麻、大豆、菠菜、甜菜、芜菁叶、洋葱、紫菜、柿子、鸡蛋、鱿鱼、海蜇、海参、海盐等。

（5）硒的摄入量与人体的关系

1）体内缺少硒，是导致中风的诱因之一。

2）体内缺少硒，是未老先衰的重要因素之一。

3）患癌症、心脏病与硒缺少有关。

6．碘

（1）碘的概念

1）碘：化学元素，符号：I。原子序列数 53。

2）碘是一种微量营养素，人体内的碘有 2/3 存在于甲状腺中。

（2）碘的生理功能

1）碘是甲状腺素的重要组成部分。

2）碘能维持健康的甲状腺及帮助甲状腺正常工作。

3）甲状腺素——甲状腺分泌的激素叫甲状腺素，能调节许多人体机能：

①调节人体的热能代谢，有助于代谢过多的脂肪。

②调节人体营养素的合成与分解，促进肌体的生长发育。

③碘对人体身心发育起着十分重要的作用。

（3）碘的主要功效

1）预防甲状腺肿大及机能衰退。

2）提高反应的敏捷性，增强人体活力。

3）代谢多余的脂肪，减轻体重。

4）促进毛发、指（趾）甲、皮肤、牙齿的健康。

（4）碘的主要来源

碘主要来源于海产品，如海带、紫菜、虾、蟹、海鱼、鱿鱼、海蜇、海参、海盐等。碘盐、芦笋、大蒜、芝麻、大豆、菠菜、甜菜、芜菁叶、洋葱、紫菜、柿子、鸡蛋中也含有碘元素。

（5）碘缺乏对人体的影响

1）人体内缺碘会给甲状腺素的合成带来困难，造成甲状腺组织增生，即甲状腺肿大及甲状腺机能衰退。其症状是嗜睡、颌下浮肿、体重增加及怕冷等，同时还会使皮肤干燥、毛发脱落。

2）孕妇碘缺乏会使胎儿生长迟缓，造成胎儿智力低下或痴呆。

3）碘缺乏儿童缺碘会造成智障及侏儒症，严重时甚至引起小儿头大，缺碘还会引起贫血、低血压症、脉搏缓慢等症状。

7. 铜

（1）铜的概念

1）铜。化学元素，符号：Cu。原子序列数 29。

2）铜是一种微量矿物质，它对许多酶系统和核糖核酸的制造都有重要的作用，也是细胞核的一部分。

（2）铜对人体的生理功能

1）铜能促进铁组成血红蛋白，是许多氧化酶的辅助因子。

2）铜有助于骨骼、大脑、神经和结缔组织的发育，并能促进大脑及神经的功能。

3）人体需要铜来将铁转变为血红素，并且它能促使酪氨酸被利用，成为毛发和皮肤色素的要素。

4）铜有助于血红蛋白及红细胞的形成，且它与锌、维生素 C 均衡运作以形成弹性蛋白。

5）铜还在伤口愈合过程中有辅助作用。

（3）铜的主要功效

1）铜有助于铁的吸收，提高人体的活力。

2）佩戴铜手镯是治疗关节炎的民间偏方。

（4）铜的主要来源

1）铜主要来源于饮用水。

2）在杏仁、大麦、甜菜、糖蜜、绿花椰菜、蒲公英叶、蒜、扁豆、香菇、核果、燕麦、柳橙、胡桃、萝卜、葡萄干、鲑鱼、海鲜、大豆、绿叶菜、全麦、干李、动物内脏、虾、海带、贝类、坚果、种子、小牛肉、牛肝、蜂蜜、卷心菜、莲子等食物中含有铜元素。

(5) 铜的摄入量与人体的关系

1) 铜缺乏对人体的影响

①人体内铜缺乏会减少铁的吸收，缩短红细胞的寿命，因而导致贫血。

②铜不足会影响血红素的形成。

③缺乏铜的早期症状之一是骨质疏松。

④缺铜可能引起浮肿、骨骼疾病及风湿性关节炎。

⑤血铜含量减少会引起白癜风。

2) 铜过量对人体的影响。血铜含量过高会引起色素沉着及湿疹、牛皮癣等皮肤病。

8. 锰

(1) 锰的概念

锰。化学元素，符号：Mn。原子序列数 25。

人体对锰这种微量元素需求量极小，但锰却发挥着许多重要的作用。

(2) 锰的主要生理功能

1) 锰是激活必要的酶来充分利用维生素 C、B 族维生素、维生素 H 及生物素的重要元素。

2) 蛋白质及脂肪的代谢、健康的神经与免疫系统，以及血糖的调节等，均需少量的锰。

3) 锰被用以制造能量，且是正常骨骼生长及再生所需要的元素。

4) 在食物的新陈代谢及脂肪酸、胆固醇的制造上锰起着重要的作用，而且是氧化脂肪及代谢嘌呤（一种有机化合物，在人体内氧化而成尿酸）所需酶的要素。

5) 在制造甲状腺的主要激素——甲状腺素时，是非常重要的物质。

此外，在细胞再生、神经系统的正常功能和性激素的制造方面都少不了锰。

(3) 锰的功效

1) 是缺铁性贫血者必备的矿物质。

2) 锰与 B 族维生素合作，使全身舒畅，消除疲劳。

3) 协助制造母乳。

4) 缓解神经过敏和烦躁不安，增强记忆力。

5) 协助肌肉的反射作用。

6) 预防骨质疏松症。

（4）锰的主要来源

锰主要来源于核果、种子、海藻、全谷类、蓝莓、蛋黄、豆科植物、干豆类、菠萝、坚果类、绿叶蔬菜、豌豆、甜菜、海带、蜂蜜、芥菜、莲子等食品。

（5）锰的摄入量与人体的关系

体内缺少锰可能导致严重的肌无力症、发育不全、骨骼退化、运动失调、平衡感不完全、红斑病、血糖值上升等症状。

9. 锌

（1）锌的概念

1）锌。化学元素，符号：Zn。原子序列数 30。

2）锌属于微量元素。

（2）锌在人体内的主要生理功能

1）锌能促进肌体生长发育。

2）细胞的分裂、生长及修复都少不了锌元素，因此，在伤口复原需要迅速制造新细胞时，锌元素就变得非常重要了。

3）锌可使皮肤光滑细嫩、富有弹性。

4）锌具有生血功能，参与体内酶的合成，参与蛋白质、脂肪、糖的代谢。

5）锌对于维持生长和健康很重要。锌执行指挥和监督躯体各种功能的有效运作以及酶系统和细胞的维护等作用，它是合成蛋白质和胶原蛋白的主要物质。

6）锌保护肝脏免受化学物质的伤害。

7）锌可以指挥肌肉的收缩。

8）锌能帮助形成胰岛素，并促进免疫系统的健康。

9）锌也是稳定血液状态、维持体内酸碱平衡的重要物质。

10）锌对性的成熟有影响，它是使前列腺正常运作及生殖器官正常发育的重要元素。

11）锌能使人产生辛辣刺激的味觉和嗅觉。

（3）锌的主要功效

1）增强人体免疫力，提高人体抵抗感染和疾病的能力。

2）加速人体内部和外部伤口的愈合。

3）改善胰岛素的效用。

4）减少胆固醇的积蓄。

5）可能是治疗感冒最有效的处方。

6）防止味觉、嗅觉消失。

7）有助于治疗精神失常。

8）调节前列腺内睾丸酮的新陈代谢，有助于预防老年男性的前列腺肥大；有助于治疗生殖功能障碍。

（4）锌的主要来源

大白菜、黄豆、白萝卜等富含锌。另：牡蛎、牛奶、全麦面包、海产品、芝麻、栗子、大豆、小鱼干、沙丁鱼、大虾、牛肝、蛋黄、脱脂奶粉、干香菇、芜菁叶、萝卜干、芹菜、裙带菜、红花、可可、动物肝脏、海鲜、麦芽、啤酒酵母、南瓜子、蛋、芥末粉、未精制谷类、海带、坚果类、羊肉、蚝、猪肉、蟹、蜂蜜、南瓜、莴苣、蕨菜、苹果、葵花子、羊排、胡桃、各类种子、大豆卵磷脂等食品中也含锌元素。

（5）缺锌对人体的影响

1）缺锌会使人体出现生长发育迟缓、皮肤粗糙及色素沉着等现象。

2）锌摄取不足会引起身材矮小、创伤愈合不良、青少年性发育迟缓等现象。

3）缺乏锌还可能有食欲下降和味觉迟钝等症状。在大脑发育的各个阶段，若缺锌则会损害记忆和神经功能。

4）锌摄取不足可能使年轻人患有类似痤疮的皮肤病。

5）锌摄取不足会导致精子数量太低，成为男性不育症的原因之一。

6）缺锌还可以导致前列腺肥大（非癌变性的前列腺肥大）以及动脉硬化。

10. 磷

（1）磷的概念

磷是一种化学元素，符号是 P，原子序列数为 15，比重为 7.86。

（2）磷的主要生理功能

1）磷存在于人体所有的细胞中，它几乎参与所有生理上的化学作用。

2）磷有助于骨骼和牙齿的形成、细胞生长、心肌收缩，保持正常的肾脏功能。

3）磷协助人体内的食物释放能量、有效利用维生素以及形成遗传原料、细胞膜和多种酶。

4）磷是使心脏有规律地跳动、传达神经刺激的主要物质。

(3）磷的主要功效

1）保持体液的中性。

2）促进牙齿的健康生长和牙龈的健康发育。

3）协助脂肪和淀粉的代谢，供给能量与活力。

4）减少关节炎的痛苦。

5）促进成长及身体组织器官的修复。

(4）磷的来源

磷可来源于酵母、谷类、南瓜子、鱼、蛋、禽肉、牛奶、坚果、芦笋、玉米、乳制品、水果干、大蒜、核果、芝麻、葵花子、鲑鱼、牛肉、各类种子、紫花苜蓿、海带、马奶、燕麦、荞麦、大豆、绿豆、蚕豆、蜂蜜、马铃薯、蕨菜、百合、枸杞子、桂圆、苹果、樱桃、菠萝、猪肉、狗肉、兔肉等。

(5）磷的摄入量与人体的关系

1）大部分的食物都含有磷，人体缺磷的情况相当少见。

2）缺磷会导致新陈代谢受阻、骨骼变得脆弱、发育不全，形成佝偻病及牙龈脓瘘等症。

磷的正常机能需要维生素 D 和钙来维持，体内的钙和磷应保持一定的比例，才能运作良好。

六、水

水，是一种稳定的化合物，化学反应活性比较差。但是，在机体内，水作为一种溶剂和介质，对于绝大多数化学和生物化学反应具有不可缺少的重要作用。在机体内，水可以促进营养素成分的吸收和转运，有时还对机体功能有增进作用。同时，在机体内，也由于水的作用，无机质才可以在细胞膜上进行扩散，更容易发生各种反应。所以，水对于生命体十分重要。

1. 水的存在和存在状态

(1）水在食品中的存在

所有的动植物性食品都含有水，特别是天然食品。只有极少数经过加工处理后的食品，如植物油、白砂糖等基本上完全不含水。表 11—1 总结出了部分食品的含水量。游离存在的水，则是一种比较特殊的必需食品成分。虽然可以近似地将其看作是一种完全纯粹的食品成分，但是，实际饮用的水往往并不是单一的 H_2O 化学成分。

（2）水的存在状态

在生物组织或食品中，水的存在状态有两种形式，即自由水和结合水。但是，这种划分只具有相对的意义。

表 11—1　　　部分食品的含水量　　　质量分数％

食　品	水分含量	食　品	水分含量
水	99.5	猪肉（瘦）	52.6
冬瓜	97.0	千张	41.2
菠菜	93.4	虾米	30.0
牛乳	87.0	油条	20.8
苹果	84.6	黄油	14.0
马铃薯（白皮）	79.9	小麦粉（标准粉）	12.0
鲫鱼	78.8	花生仁（生）	8.0
鸡	74.2	芝麻	2.5
米饭	68.5	植物油	0

大部分食品中的水是与蛋白质和碳水化合物等相结合而存在的结合水。测定结果表明，每 100 g 蛋白质中所含水（分）平均达 50 g 之多，每 100 g 淀粉则含水 30～40 g。组织或食品中所含的自由水在冰冻保藏时，容易形成冰结晶，破坏组织的细胞结构。因此，当组织或食品解冻后，将会加速腐败。所以，解冻后的食品，一般要求马上进行加工。

2. 水的吸收和代谢

（1）水的吸收

水的吸收主要发生于小肠部位，大肠每日仅吸收约 300～400 mL 的水分。吸收主要是依靠渗透压差进行的。当肠道内存在有难于吸收的溶质时，可能会影响水的吸收速度。在氨基酸被吸收时，水也可以以与它相结合的形式被吸收，但是，这时氨基酸的吸收是主动性的，水的吸收则完全是被动性的。

（2）水的代谢

水在机体内的代谢实质上是水的运行和交换过程。

1）水在细胞内外的交换。由于水分子很小，所以它可以自由地通过细胞膜，不受限制。水在细胞内外的交换方向，由细胞内外液的渗透压决定。当细胞内外液的渗透压一致时，水的交换将处于一种平衡状态。水的这种交换作用可以改变细胞内外液体中组分的浓度值，从而影响到代谢反应的进行。

2）水在细胞间液与血浆之间的交换。水还可以在细胞间液与血浆之间发生交换。在机体内，虽然细胞间液与血浆之间相隔着一层毛细管壁，但是水与小分子化合物的通过都不受影响。水的渗出和回流，主要由血压和血浆胶体渗透压决定。当静脉压升高或血浆胶体渗透压降低（患有肝功能下降、心力衰竭等疾病）时，将发生细胞间液回流障碍，从而导致细胞间液增多，机体出现水肿。

3. 水在人体中的平衡

（1）水的摄入

水的摄入或获取有两条途径。一般正常成人每日摄入的水总量计为2 000～2 500 mL。

1）由摄入的食物中获取。由于食物的含水量互不一致，所以必须进行确定的计算，才能够得出由此途径摄入的水量。一般的计算估计值为1 700～2 000 mL。

2）由机体内的代谢过程中获取。在机体的代谢过程中，碳水化合物、脂肪和蛋白质的最终氧化产物之一就是水，这种水，也被称为代谢水或氧化水。一般正常成人每日大约可产生300 mL的代谢水。

（2）水的排出

每日以各种方式排出机体的水分总量合计约为2 000～2 500 mL。

1）从皮肤排出。通过蒸发和汗腺分泌，每日由皮肤排出的水分大约为550 mL。在暑期，这个数值可以高达2 500 mL。

2）从肺排出。一般状态时，由于呼吸，每天可以失去大约300 mL的水。在空气比较干燥的时候，由此失去的水分还会增加。

3）从消化道排出。消化道分泌的消化液，其中所含水量每天大约可高达8 L。在正常情况下，消化液会随时在小肠部位被吸收，所以每日仅有 150 mL 的水随粪便排出。但是，在腹泻、呕吐等病态时，由于大量消化液不可能被正常吸收，所以将会丢失大量的水分，从而造成机体脱水状态。

4）从肾脏排出。肾脏的排水量不定，一般随体内水的多少而增减，从而调节并保持机体内水的平衡。

（3）水的平衡

1）平衡的原则。在正常情况下，水的摄入与水的排出，在机体内应大致相等，即水的平衡值趋于零。当水的摄入与水的排出不相等时，一般就意味着机体发生了异常情况。

2）水的欠缺和必需量。不吃食物，人可以生存几个星期，但是如果不喝水，却只能维持 2～3 天。因此，水对于机体是十分重要的。一般当机体内的水分失去 10％时，生命就会有危险；当失水达到 20％～22％时，将会是致命的。

正常情况下，成人每天需要摄入的水分为 2 000～2 500 mL。但是，当外界环境温度升高或机体活动量加大时，摄入的水量必须同时加大，否则，由于近似自然的水分的排出量增加，而仍保持原摄入量，就会发生缺水的症状。

4. 水的主要功能

水是体液的组成部分，是构成人体的重要物质，也是维持人体正常生理活动的物质。人体各个部位都含有水，年龄越小体内含水量越高。新生儿体内水分含量高达 80％，一般人体内含水量约为 70％。水不仅是体内含量最多的成分，而且也是维持人体健康不可缺少的成分。

（1）水是代谢反应的基础

人体内所进行的一切反应从本质上讲都是以水为基础的，没有水，人就不能生存。

（2）运输养料、代谢废物

水是体内良好的溶剂，人体需要的许多营养是以不同的形式通过水来运输的，人体的废物也是通过水来运输的。

（3）调节体温

水能吸收较多的热量，使人体的温度不发生明显的波动。人体通过体液交换和血液循环，将人体代谢产生的热量运送到体表散发，使全身各部分保持温度的均衡。

（4）润滑作用

水是眼睛、口腔、体腔、关节、呼吸道等器官良好的润滑剂。

（5）柔软作用

水对皮肤的柔软度和弹性起着重要的作用。皮肤的角质层水分不足10%，就会出现干燥甚至干裂现象。

水的质量对人体的健康至关重要，比如，水的硬度与心血管疾病有关。长期饮用软水的人，其心脏、血管疾病的发病率普遍高于饮用硬水的人。

人们渴望皮肤有光泽、有弹性，希望青春常驻，这就特别要注意水的补充。皮肤获得水主要有两个途径：一是饮水；二是通过洗面、浸浴等方法从外部补充水分，使皮肤柔软细腻，并延缓皱纹的出现。

七、膳食纤维

1. 膳食纤维的概念

膳食纤维是一般不易被消化的食物营养素，主要来源于植物的细胞壁，包含纤维素、半纤维素和木质素等。它们虽不能被机体消化和吸收，但近年来的研究结果证明，膳食纤维对维持身体健康有重要的作用，是人体必需的营养物质之一。

2. 膳食纤维的生理功能

膳食纤维虽然在人体不能构成组织，也不能氧化供能，但却有下面的重要作用。

（1）促进肠蠕动，利消化、防便秘。

（2）预防癌症。

（3）降低血胆固醇水平，预防胆结石症和冠心病。

（4）减少能量摄入，防止能量过剩。

（5）降低龋齿和牙周病的发病率。

3. 膳食纤维的供给量

正常成人每日膳食纤维的供给量约为4～12 g。

4. 膳食纤维的主要来源

膳食纤维的主要来源是植物性食物。蔬菜和水果是富含膳食纤维的食物，是人类膳食纤维的主要来源。谷类和豆类的种皮中膳食纤维的含量也较高，薯类、菌类和藻类等食物中也含有膳食纤维。

第 3 节　合理的膳食结构

一、平衡膳食

平衡膳食又叫合理膳食，是由多种类食物良好搭配而成。在平衡膳食中所含的营养素，不仅种类齐全、数量充足，并且各种营养素之间的比例适当，使人体对营养素的需求与膳食供给之间具有良好的平衡关系，保证人体对各种营养素的需要。

1. 膳食类型及其评价

（1）膳食类型

膳食类型是一个人在长期时间里，经常进食食品的组成及其烹调方式的类型。在食品的组成中，首先包括质的构成，即食品种类和食品成分；其次是量的构成，特别是对应于机体生长、发育、对外做功和治疗时期所需要加以满足的能量数量。对于膳食类型中的烹调方式，除了公共饮食业或特别饮食业中各种有名的类型外（这些类型大多与地区或民族有直接的联系。如我国的川味膳食和清真膳食等），还有千百万家庭单位结构中的纯粹是一种个人饮食制备的各种各样的烹调类型。这种个人式的烹调类型，大多与人们自身所拥有的饮食习惯相关联，一般都比较适合于以个人或家庭为单位的少数人们的口味和饮食观点。

具体的膳食类型，可以从膳食构成及饮食对象两个方面进行分类。一般划分方法如下：

1）从膳食构成上划分，将膳食区分为两大类，即组合膳食和素食。

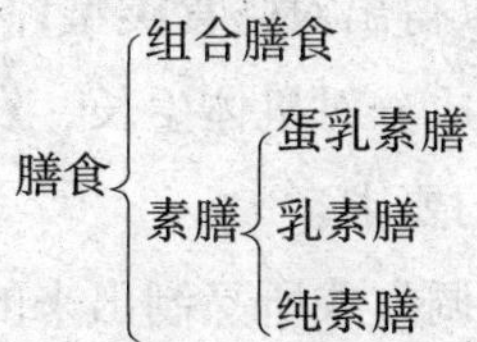

对于素膳中的蛋乳素膳和乳素膳，虽然其主要构成原料为素膳性的（植物性食品），但是由于其中包括有乳和蛋类食品，所以从广义角度上也称其为组合膳食。

2）从饮食对象上划分，可以大体上将膳食区分为健康人膳食和病弱者膳食。对于病弱者膳食，其内容十分丰富，很难一一列举，因此我们这里只是选取了那些具有典型意义的部分，将其分列在保护性膳食和治疗性膳食名目之下。

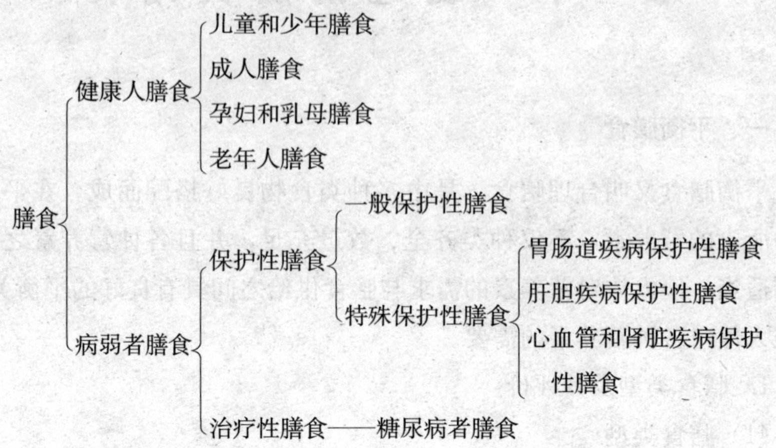

（2）膳食类型的评价

我们已有的各种膳食类型，一部分是无意识地在漫长的社会发展过程中建立起来的；一部分是在各种知识基础上有意识地创造的，包括医生、营养学家们的推荐和提倡、有识之士的自我设计；还有一部分是在宗教及民族背景下所产生的。

因此，从食品与营养学的观点来看待各种膳食类型，就会出现一种比较、评价的客观问题，这实际上是营养学家们站在已有营养学知识的高度上，对各种膳食类型的一种鉴别和推荐，这样的工作，目前受到了人们广泛的关注和欢迎。

对膳食类型的评价，必须基于对膳食构成的质量分析与具体烹调方式的审查两方面的综合考虑。最高的准则是：由某种膳食类型所制作出来的膳食，必须是容易消化的、具有完全营养价值的安全食品。加上对食品其他方面的要求，可以得出对膳食类型评价的下述具体内容。

1）膳食构成中，食品成分对机体生长、发育以及其他特殊要求的满足；包括质和量两个方面的要求。

2）运用膳食类型的烹调方式所烹制出来的食品，在吸引人们进食方面的作用效果。

3）膳食的饱腹程度和消化的难易程度。

4）出于对吸引人们进食的作用效果考虑，膳食类型对特定区域人们的已有饮食习惯、认知观点、宗教信仰以及气候等因素的吻合程度。

2. 食品的合理组合

(1) 组合原则

食品的合理组合是营养角度正常饮食的基本要求。人们的一日三餐，很少饮食单一组分的食品。无论从质还是量的角度考虑，食品实际上是一种摄食上有先后次序差别的组合品，也可以认为是一种广义上的组合膳食。

作为一种基本的膳食标准，完全的营养价值、持久的饱腹感和组合成分的容易消化性是主要的原则要求。对所有食物进行合理选择，以构成对机体最终适应的组合膳食，是满足这种膳食标准的最基本的先决条件。在大多数情况下，组合膳食也是普通健康人采用最普遍的膳食类型。

在一般情况下，组合膳食的制作可以通过根据物质组合原则而制定的食品组合操作程序来完成。这种操作程序可以对人们具体的合理组合工作提供有益的指导和借鉴。这就是：

1) 必须有确定的食品组合目的。例如，普通组合膳食需要达到全价、饱腹和容易消化这三大要求。

2) 确定接受对象是哪些人，对这些人的食品有什么特别要求，所适用的营养成分的比例关系如何等。接受对象的各种信息资料可以很容易检索出来。需要充分利用各种人的营养素必需量表。在涉及为某个人制定标准时，应考虑个体性的差异。

3) 关于各种食品成分，已有现成的食品成分表可以利用。

4) 在确定了营养素的比例关系以及组合食品的量比关系后，使用比较好的加工方法制成可直接食用的成品。

(2) 营养原则

在具体的饮食制作过程中，还必须遵循一些公认的基本营养原则。一般性的比较细致和恰当的具体要求如下：

1) 每日进食全麦粉制品。

2) 少吃糖和精细糕点。

3) 脂肪摄入量要适当。

4) 植物性脂肪要多于动物性脂肪。

5) 每日进食适量的蛋白质。

6) 动物性蛋白质要多于植物性蛋白质。

7) 每日食用新鲜蔬菜和水果。

8）变换食品花色品种。

9）选择最能避免营养成分损失的烹调方法。

10）限制嗜好品的消费。

11）不滥用药物。

这些是合理组合膳食的基本要求。从本质上讲，膳食的完全营养价值要求是最重要的，但是这种所谓的膳食全价性，并非自然形成的，必须按照一定的营养原则有意识地去努力创造。获得最佳的营养价值，必须注意以下几点。

1）要在机体能量需求处于平衡状态时，保持各种活动所需要的能量值。能量的提供有赖于三大营养素。在组合食品的一般性选择中，碳水化合物是主要的能量构成成分，并且组合食品大多强调不要使用过于精细的原料，从而既可以获得能量，又能在营养素的其他方面得到有益的补充。

在对具体的产热食品进行选择时，一般要求限制使用含糖食品（如糖、糖果、巧克力、糕点、甜食品、甜饮料、露露等）、高脂肪食品（如肥肉、香肠、黄油、奶油蛋糕、蛋黄酱、含脂肪调味汁等）以及含乙醇食品（如白酒、葡萄酒、果酒等）。

2）脂肪的摄入量要适当。大多数情况下，必须控制脂肪的摄入量在每千克体重 1 g 以下。并且要防止一些“隐蔽的”脂肪来源，如奶糕点、巧克力制品、肉肠制品等。

在对具体的脂肪品种进行比较选择时，提倡动物性脂肪与植物性脂肪同时取用，但是以植物性脂肪为主。

3）蛋白质的供给量要求适当。对机体来讲，蛋白质或氨基酸是必不可少的需要提供的成分，并且有量的要求，但是，蛋白质的供给也不是越多越好。一般来讲，对于蛋白质的供给量，在我国要求达到每千克体重 1.0～1.5 g 的标准。选择蛋白质时，要求以动物性蛋白质为主，如鱼、肉，大豆蛋白质则是值得推荐的少数植物性蛋白质品种之一。

4）维生素供给要适当。大多数情况下要求维生素的供给量能够达到基本值。在日常的膳食制作中，主要是以水果和蔬菜来提供所需要的各种维生素。对于那些难以从水果和蔬菜中得到充分供给的维生素，需要通过各种替代性原材料或纯制品加以补充。在供给维生素的纯制品时，需要防止过量。

膳食的制备过程要合理，并能尽快地将其提供给摄食者，保证膳食中的维生素损失达到最低水平。

5）无机质供给量要适当。对于无机质，需要区分不同对象的不同需要量。对特殊对象，如孕妇、乳母等，各种无机质的供给量要明显地高一些，因此，可能要通过非食品制作以外的强化法进行补充。

大多数情况下，无机质的供给主要通过食用酸性食品或内碱食品来加以保证，如水果、蔬菜、牛奶。对于特别的离子，如钙离子和铁离子，则需要更多地选用一些对应含量较高的食品，如牛奶、全麦粉制品、鱼、肝等。

在具体的加工操作过程中，要尽量地避免无机质的损失，如洗菜时间不能过长，煮菜水需要加以利用等，并且提倡多食用卫生的生冷食物。

6）食用高纤维食品。目前，已经认定纤维为第七大类营养素。虽然纤维对能量和组织原材料没有贡献，但是它对于机体的正常生长以及发育都有许多重要的作用。

二、合理烹调

1. 营养素损失的途径

食品中的营养素，可因加工烹调方法不当而受到一定的损失，使其原有的营养价值降低。如维生素 C、维生素 B_1，可因高温而破坏；水溶性维生素和无机盐，可因在加工生产过程中溶于水而损失。就一般的加工烹调方法来说，食物中的维生素最易损失，各种无机盐次之。蛋白质、脂肪和碳水化合物在通常情况下损失较少。

（1）流失

流失是指食品失去某些成分，从而破坏了其完整性的过程。在某些物理因素，如日光、盐渍、淘洗等作用下，营养物质通过蒸发、渗出或溶解于水中而被抛弃，致使营养素丢失。

1）蒸发。蒸发主要是通过日晒或热空气的作用，使食品中的水分蒸发、脂肪外溢而干枯。在此过程中，维生素 C 损失较大，食物的鲜味也受到一定的影响。

2）渗出。渗出是指食物的完整性受到损伤，或人工加入食盐，改变了食物内部的渗透性，使其水分渗出，某些营养物质也随之外溢，从而使营养素如脂肪、维生素等不同程度地损失。

3）溶解。溶解是指食物在初加工、调配烹制过程中，不恰当的切洗、搓洗，或因长时间炖煮等，使水溶性的蛋白质、无机质和维生素溶解于水中，这些物质将随淘洗水或汤汁被抛弃，因而造成营养素的丢失。

（2）破坏

食物中营养素的破坏，是指食物因受物理、化学等生物因素的作用，使营养物质分解、氧化腐败、霉变等，从而失去了食物原有的特性。其破坏的原因主要是食物保管不善或加工方法不当等，致使其霉变、腐烂、生芽。蛋品的胚胎发育，烹调时的高温、加碱、煮沸时间过长以及菜肴烹制好后搁置时间过长等，都可使营养素受到破坏。

1）高温作用。食物在高温环境加工烹制时，如油炸、油煎、熏烤或长时间炖煮等，食物受热面积大、受热时间较长，使某些营养素受到破坏。例如，油炸食物，维生素 B_1 损失 60%，维生素 B_2 损失 40%，尼克酸损失 50%，维生素 C 几乎损失 100%。

2）化学因素。化学因素主要为配伍不当，如将含鞣酸、草酸多的食物与含蛋白质、钙类高的食物一起烹制或同食，则可形成鞣酸蛋白、草酸钙等不被人体吸收的物质，降低了食物的营养价值。生产烹调过程中，不恰当地使用食碱，可使食物中的 B 族维生素和维生素 C 受到破坏。动物类脂肪在光、热的作用下会发生氧化酸败，失去其脂肪的食用价值，同时还能使脂溶性维生素受到破坏。

3）生物因素。生物因素主要是指食物自身生物酶的作用和微生物的污染。如蛋类的胚胎发育、蔬菜的呼吸作用和发芽及食物的霉变、腐败变质等，都可造成食物食用价值的改变。

2. 家庭烹调与营养素保护

（1）主食

我国膳食中谷类占很重要的地位，人类每天总热量的 60%～70%取自谷类食物，所以保存谷类食物中所含的营养素非常重要。谷类包括稻米、面粉及玉米、小米、高粱等杂粮。杂粮中除含丰富的碳水化合物外，还含有无机质和大量的维生素，这些维生素最容易溶解于水，其中维生素 B_1 最易在碱性环境中被加热破坏。

1）米饭。米饭烹调以前，稻米要用水淘洗，这样使某些溶于水的营养素，如水溶性维生素、无机质、蛋白质等，因溶于水而流失。此外，粮食表面有些不溶于水的营养物质，也会因搓洗或搅拌而流失。

在淘米时，对大米搓洗次数越多，浸泡时间越长，淘米水温越高，各种营养素损失也就越多。所以，对未被霉菌污染的稻米，应尽量减少淘米的次数，最多不要超过三次，淘米时不宜强力揉搓，水温也不宜过高，不要在流水中冲洗。

此外，米饭的制作方法不同，营养素损失的多少也不一样，如把米放在水中煮到半熟后将米捞出蒸熟、剩下的米汤大部分弃掉的捞饭，就是一种很不科学的烹调方法。因为米汤中含有大量的维生素、无机质、蛋白质和糖类。一般捞饭可使维生素 B_1 的 67%、维生素 B_2 的 50%损失掉。所以应该用焖煮的方法做米饭，若吃捞饭，米汤不应弃掉。此外，熬粥时要盖上锅盖，开锅后改用小火，以免水溶性维生素和其他营养素随水蒸气蒸发。

2）面食。面食的种类很多，有面条、馒头、面包、烙饼等，不同的制作方法，其营养素的损失差别也不同。做面食时应注意以下两点：

①发酵面加碱不要太多，碱多了会破坏维生素，同时影响外观和口味。

②火温不宜太高，炸油条、烤烧饼、烤点心等食物时，火温太高会破坏许多维生素。做面食时，以蒸、烙为佳；制作油条时由于加入碱、矾以及高温烹调，维生素损失很大；制作面条、水饺时，部分水溶性维生素、无机质等营养素会溶入汤汁中。

（2）副食

1）蔬菜类。蔬菜可供给人体丰富的无机质、维生素及纤维素，这些都是人体生长和调节体内生理机能所不可缺少的营养素，而烹调加工可使这些营养素受到不同程度的损失和破坏。

①不合理的洗菜方法，能使大量维生素丢失。蔬菜先切后洗，水溶性维生素和无机质可通过切口溶解到洗菜水里而损失。菜切得越碎，冲洗的次数越多，用水浸泡的时间越长，则水溶性维生素和无机质损失也越多。

②炒菜前先用开水将菜稍煮一下，捞出来挤去菜汁，然后再炒的烹调方法，会损失菜中大部分的维生素和无机质。如白菜切后煮 2 min，捞出来挤去菜汁，菜中的维生素 C 可损失 77%。另外炒菜时加水过多，又不喝汤汁时，溶解在菜汤里的维生素和无机质就会损失掉。

③加热可使维生素分解而受到破坏。加热的温度越高，时间越长，

维生素损失就越多，特别是维生素C。如果炒菜时加少量醋则对维生意B_1、维生素C都有保护作用，但加醋不宜过多。炒菜要现炒现吃，炒菜用的盐及酱油，最好在菜起锅前加入，免得破坏营养素。熬菜时最好等水开后再把菜下锅，然后盖上锅盖，防止溶解在水里的维生素B、维生素C和其他营养素随水蒸气蒸发。

2）动物性食品。动物性食品烹调后，蛋白质、脂肪等营养素含量一般变化不大，而且容易消化吸收。动物性食品可用多种烹调方法烹制，不同烹调方法，加热的温度和时间有很大的差别，对一些营养素的破坏程度也不同。肉类食物，如鸡、鸽、鱼、肉类等，都含有维生素B_2和铁，易溶于水，所以烹调时应先洗后切，且最好连汤一起食用。

为了减少肉类或其他动物性食物中营养素的损失，最好用急火快炒的烹调方法。炒肉丝和炒猪肝时，维生素B_1和维生素B_2损失较少；煮鸡蛋和炒鸡蛋，维生素损失得更少。在烹调时加入适量淀粉，如挂糊上浆、勾芡浇汁，除使汤汁稠浓外，还可保护各种营养素不受损失，又能使色、香、味、形俱佳，促进食欲，增加营养价值。

三、特殊条件人群的营养与膳食

1．健康人膳食

（1）儿童和少年膳食

儿童（1～12岁）和少年（13～18岁）是人生中朝气蓬勃、生长旺盛的黄金发育时代，他们对能量和各种营养素的需要量，虽然说在总量上要少些，但是，如按每千克单位体重进行计算，则普遍地都要高于成人。因此，为他们提供单位质量营养价值更高的食品是首要的问题。对于那些进入学龄阶段（6～18岁）的儿童、少年们，则还要求能有比较好的烹调技术来保证色、香、味俱佳的食品供给，这对于改善和提高他们的食欲，具有很重要的意义。

一般来讲，儿童和少年的膳食，要求做到蛋白质、维生素和无机质丰富，能量适宜。有意识地提供给儿童和少年足够的天然食品，例如，水果和蔬菜，加上足够的动物性蛋白质，大多数情况下，可以满足儿童和少年们对营养成分的需要。

需要指出的是，随着社会经济的进一步发展，儿童和少年的营养过度问题也变得更加突出。儿童和少年的肥胖症，对于他们健康成长是一种威胁，因此，必须在保证营养成分和能量足量供给的情况下，防止过量。

（2）成人膳食

成人膳食有着在满足机体对基本营养素要求的前提下，更注重能量需要量的特点。大多数情况下，要求提供足量的普通膳食，而这些膳食是采用组合膳食原则进行制作的。

成人的能量需要量，与其工作活动情况有着直接的联系。按照劳动强度划分的能量需要量值，是经常采用的标准量值，也是十分简便、实用的现实数据。

在确定成人的食品能量供给量时，一般反对长期性的偏高倾向。能量供给过剩，将会导致体重明显过重，出现肥胖症，并且由于成人这一阶段生长时期的特殊性，很容易出现相关的不易治疗的疾病。

摄食普通膳食时，成人的进餐次数一般要少于儿童和少年，大多数情况下，建议每日 3～5 次。当然，进餐次数的最终确定，还需要考虑成人自身的工作特点和生活节律以及其他因素的影响。

（3）孕妇和乳母膳食

怀孕和哺乳时期，妇女除了本身的需要外，还必须为胎儿和婴儿提供全部或部分营养素，因此，孕妇和乳母的能量和各种营养素的需要量，均要高于一般的成年女子。

一般而言，孕妇对能量的需要，比成年女子只是稍微高些；而乳母对能量的需要，要比孕妇更高些。一般情况下，哺乳期妇女每日的能量需要量要比正常女子多 4 185 kJ。在逐渐地给婴儿掺喂代乳食品时，乳母的能量需要量要开始逐渐减少，直到慢慢地恢复到成年女子的正常量。如果不这样的话，由于供能过多，就很容易使乳母肥胖起来。

在整个怀孕和哺乳时期，一般要求孕妇和乳母每日分 5 次进餐，并且使能量的分配平均一些。这样，一方面可以减少代谢负担，另一方面也能够使进食变得容易些。

孕妇和乳母膳食一般要求花色多样、味道鲜美，这样有利于改善和提高食欲。但是，在烹制过程中，则要少用或不用辛辣刺激性调味料，如辣椒、胡椒、辣椒油等，也不要使用料酒。此外，保持精神愉快和心情开朗，对于孕妇和乳母的进食也是十分重要的。

（4）老年人膳食

一般情况下，从50岁开始，人的机体就逐渐地出现生理衰老现象，各种腺体的分泌功能下降，新陈代谢主要成为分解代谢过程，代谢的速度也逐渐地变慢，同时机体的抵抗能力降低，容易患病。但是，目前这一情况的发生年龄正在逐步地后移，一般认为，良好的生活方式和合适的营养保健可以补偿、阻止或缓解机体的生命自然衰退现象。

在实际生活中，老年人的能量供给量应按照各人的具体活动情况确定。一般来说，老年人的能量供给量以低于正常的供给标准为合适，切忌过量，否则容易出现肥胖病，从而影响寿命。

由于老年人的胃肠道功能正在逐渐地下降，因此，对于老年人的进食安排，一要少食多餐；二要定时定量。由于老年人的膳食制备大多数要求容易消化，所以，如何保护维生素，尽量减少损失，是食物加工或烹调过程中需要加以注意的问题。

2. 病弱者膳食

病弱者膳食分为保护性膳食和治疗性膳食两大类。对这些膳食的基本要求是，全价和容易消化吸收，因此，病弱者膳食一般采用组合膳食。有时候，为了照顾病弱者的特殊情况，需要忌食大多数的动物性食品，对于这些人们，精心烹制的素膳将会是明智的选择。

下面着重讲解保护性膳食。保护性膳食又可分为一般保护性膳食和特殊保护性膳食。

（1）一般保护性膳食

一般保护性膳食具有保护机体健康的作用，它能够减轻整个机体，尤其是消化器官部分的代谢负担。大多数场合下，一般保护性膳食适用于有轻微内脏器官疾病、消化不良、代谢不正常和有一般疾病的人。

一般保护性膳食，往往要求容易消化，所以，对原材料的选择比较讲究。一般来讲，这类食品是由那些在胃部停留时间比较短的低脂食品构成的。难以消化的食品，如动物性脂肪、肉皮等，在胃中停留时间长的食品，以及对胃肠道有刺激作用的食品成分，如辣椒、香辛调味料等，均不宜选用。

制作一般保护性膳食还必须要求有比较恰当和成熟的烹制技巧，既要使食物容易消化，又要防止加工制作时间太长。同时，要经常改变饭菜的花样，并做到造型和色香味俱佳。因此，一般保护性膳食虽然在制作方面并没有超出普通组合膳食的范围，但是这种膳食已经具有自己的一些独特内容。无论是个人或是食堂饭店，在烹制一般保护性膳食时，都要求注意到这一点。

一般保护性膳食的能量供给与健康人膳食相同。由于少食多餐可以减轻胃肠道代谢过程的负担，因此，一般保护性膳食应尽量将能量按餐次平均分配，并且将每日的进餐次数也较健康人增加，以 5～7 次为佳。

在进食水果和蔬菜食品时，要注意排除那些难以消化并且容易引起胀气的品种。

(2) 特殊保护性膳食

特殊保护性膳食是针对机体的某些病变情况而专门设计制作的膳食。比较重要的这类膳食有胃肠道疾病保护性膳食、肝胆疾病保护性膳食以及心血管和肾脏疾病保护性膳食。一般它们相对应的机体病变都具有不易治愈或治愈时间相当长的特点，因此，作为需要长期食用的特殊保护性膳食，要求能够做到花色多样、味美可口。

大多数特殊保护性膳食都对某些食品原材料设有一个禁忌范围要求。列入这种禁忌范围的食品，是不能够作为指定对象的特殊保护性膳食构成成分的。也就是说，当指定对象摄食了这些禁忌食品时，往往会产生不利的或有害的作用。

1) 胃肠道疾病保护性膳食

①胃肠道疾病。胃肠道疾病属于消化系统疾病，种类比较多。常见的胃肠道疾病有胃炎（急性胃炎和慢性胃炎）、胃黏膜脱垂症、消化性溃疡、肠结核、结核性腹膜炎、慢性结肠炎、胃肠神经官能症等。这些胃肠道疾病，并无多少相同之处，必须针对具体的病情加以分析。一般情况下，需要医生开列具体的治疗清单，并接受医生所建议的饮食忠告。

出于对胃肠道负担的考虑，一般要求患有胃肠道疾病的人一次不能进食太多。在特殊情况下，可能会要求病人禁食一段时间。禁食期间将会由医护人员安排能量供给，如静脉注射高渗葡萄糖液。

②膳食构成与禁忌要求。胃肠道疾病保护性膳食构成的基本特点是，食品要富于营养，含纤维素少，容易消化，无刺激性。大多数情况下，牛奶、面食、粥、碎肉菜、果泥等是制作膳食时需要优先考虑选用的内容。而脂肪、酒、酸、辣椒、含纤维素成分多的粗糙食物和油炸食物是被禁忌的食物。

对于那些患有肠道疾病同时伴随有腹泻或便秘的病人，其饮食往往不同。一般来讲，腹泻时需要食用容易消化且含残渣少的食物，最好少用或不用脂肪类食品，不能饮用酒和咖啡。但是，在便秘时却需要食用含脂肪高的比较粗糙的食品，最好不用或少用加工很精细的食品，如菜泥、肉泥等。由于红茶中含有比较多的单宁物质，所以便秘时不能饮用红茶。

③烹制。患有胃肠道疾病的人，食欲往往不如健康人好。因此，在制作膳食时，必须要求采用合适的烹调方法，提供味美可口、花样翻新的饭菜。推荐的烹调方法一般为蒸、炖、煮、炒，不要采用煎、炸、烧、烤。一般不要添加辛辣调味料，不要加料酒。依据不同的病人，还需要注意醋和碱的合适运用。

提供的饭菜要求温度适宜，切忌太热或太冷。热冷不当，都会对胃肠道产生刺激，加重病情。

患有胃肠道疾病的人，一般不宜摄食生食膳。

2）肝胆疾病保护性膳食

①膳食构成与禁忌要求。肝胆疾病患者的饮食，一般与病人的疾病性质有关，处于不同时期的病人，其膳食构成是有差别的。

肝脏疾病保护性膳食的禁忌要求是，一般忌用动物性脂肪（如肥肉、猪油）、辛辣刺激性食物和调味料（如辣椒、花椒、辣萝卜条、辣椒油等）、不易消化的食品（油炸或烧烤的食物和点心），对于肝硬化并伴有腹水的患者，还需要限制食盐和胀气食物。

对于胆囊和胆道疾病患者，在急性期主要采用不含脂肪的清流质食品，如米汤、果子汁、藕粉等。随着病情的逐步好转，可以随之慢慢提高食品中的油脂含量。除了对脂肪的特别要求外，膳食构成中的其他方面则与胃肠道疾病保护性膳食构成基本上相同。禁用含脂肪量高的食物（如各种肉类、蛋类、花生、黄豆以及油酥点心等）、辛辣刺激性食物和调味料（如辣椒、花椒等），限制或少用容易胀气的食物。

患肝胆疾病的人尽量不要饮酒、咖啡、茶、可可和含二氧化碳的饮料，不要吸烟。

②烹制。烹调方法主要以炖、烩、蒸、煮为主，切忌使用炸、煎、烧、烤。既要求烹调出来的食品容易消化，又要使营养素成分损失尽量少。可以用温和的香料调制，以保持食品的清淡可口，但是不能使用有辛辣刺激性的调味料，不要使用料酒。

3）心血管和肾脏疾病保护性膳食

①膳食构成和禁忌要求。心血管疾病保护性膳食和肾脏疾病保护性膳食大体上相同，只是在具体的处理方面存在一些比较小的差别。

对于心血管疾病患者，由于消化吸收等一系列代谢活动需要更多的血液循环运动给予支持，过量的饮食可以对本身就不正常的心血管系统造成更大的障碍，因此，一般要求食品的能量供给量应低于或等于标准的需要量。为了减轻心血管的负担，应同时加多就餐次数，努力提高能量平均供给程度。身体过重的病人，应力求通过减少饮食的能量值来减轻体重。

对于心血管疾病保护性膳食，有刺激性的食品，如辣椒、葱、酒等，香烟和胀气的高纤维食品属于禁止使用的膳食构成成分。大多数情况下，依据病情的变化，还要求膳食少盐、无盐或少钠。

肾脏疾病保护性膳食的构成与疾病性质存在一定关系。一般来讲，急性肾脏疾病患者多要求采用少盐或无盐、低蛋白质、低能量构成的膳食；而对于慢性肾炎的肾变性期，如果病人无氮质滞留，而且血浆蛋白质低于正常者，以及对于慢性肾病者，则可以采用高蛋白质含量的膳食。对于膳食构成的其他方面，肾脏疾病保护性膳食的要求一般都近似于或宽于心血管疾病保护性膳食。

②烹制。心血管和肾脏疾病保护性膳食一般都有少盐和不能使用辛辣调味料的要求。原则上，在食品容易消化的前提下，可以采用各种手段进行烹制。

四、营养强化

1. 食品营养强化的概念与分类

几乎没有一种完整的天然食品能满足人体对所需各种营养素的需要，而且食品在烹调、加工、储存等过程中往往有部分营养素损失。因此，为了满足人类的营养需要，维持和提高人们的健康水平，提出了食品营养强化的概念。

（1）食品营养强化的概念

根据营养需要向食品中添加一种或多种营养素，或者某些天然食品，提高食品营养价值的过程称为食品营养强化，或简称食品强化。这种经过强化处理的食品称为强化食品。所添加的营养素或含有营养素的物质

（包括天然的和人工合成的）称为食品强化剂。

我国《食品卫生法》规定：“食品强化剂是指为增强营养成分而加入食品中的天然的或者人工合成的属于天然营养素范围的食品添加剂”。1994年11月卫生部进一步颁发了《食品营养强化剂使用卫生标准》和《食品营养强化剂卫生管理办法》，这是我国第一部有关食品营养强化方面的标准法规。

（2）食品营养强化的分类

食品营养强化根据目的的不同，大体可分为如下4类：

1）营养素的强化。即向食品中添加原来含量不足的营养素，如向谷类食品中添加赖氨酸。

2）营养素的恢复。即补充食品加工中损失的营养素，如向出粉率低的面粉中添加维生素等。

3）营养素的标准化。即使一种食品尽可能满足食用者全面的营养需要而加入各种营养素。如人乳化配方奶粉、宇航食品等的生产，即是使营养素达到某一标准。

4）维生素化。即向原来不含某种维生素的食品中添加该种维生素，在对极地探险或在职业性毒害威胁下特别强调食品中要富含某种维生素（如维生素C）时应用。

以上4种情况，如不特别指明时均可统称为食品营养强化。此外，有“营养素的增补”一词，即指以一定剂量向食品中添加营养素；功能因子强化，即向食品中添加原来不含的某种或某些功能因子，使强化后的食品成为具有一定生理调节功能的保健食品，如向谷类食品中添加膳食纤维。

食品强化剂主要包括氨基酸、维生素、矿物质和功能因子4类。此外，也可包括用于营养强化的天然食物及其制品。

2. 食品营养强化的意义和作用

（1）弥补天然食物的营养缺陷

天然食品中几乎没有一种是营养俱全的，也即几乎没有一种完整的天然食品能满足人体的全部营养需要。例如，以米、面为主食的地区，除了可能有多种维生素缺乏外，人们对其蛋白质的质和量均感不足，特别是赖氨酸等必需氨基酸的不足更严重影响其营养价值。新鲜果蔬含有丰富的维生素C，但其蛋白质和能源物质欠缺。

对于居住地区不同的人，由于地球化学的关系，内地及山区的食物易缺碘，有的地区缺锌，还有的地区缺硒。这些地区的居民常可因此患有不同的营养缺乏病。因此，如果能根据各地的营养调查，有针对性地进行食品强化、增补天然食物缺少的营养素，便可大大提高食品的营养价值，改善人们的营养和健康水平。

（2）补充食品在加工、储存及运输过程中营养素的损失

许多食品在消费之前往往需要加工（工厂化生产或家庭烹调）、储存及运输，在这一系列过程中，由于机械的、化学的、生物的因素均会引起食品部分营养素的损失，有时甚至造成某种或某些营养素的大量损失。因此，为了弥补营养素在食品加工、储存等过程中的损失，满足人体的营养需要，在上述各食品中适当增补一些营养素是很有意义的。

（3）简化膳食处理、方便摄食

由于天然的单一食物仅含有人体所需的部分营养素，不能全面满足人体的营养需要，因此，人们为了获得全面的营养需要就必须同时进食多种食物，这在膳食的处理上是比较烦琐的。如果还采取一家一户的家庭烹饪，不但浪费时间，而且还消耗精力。为了适应现代化的生活方式，满足人们的营养和嗜好要求，现已涌现出许多方便食品与快餐食品。其中有的盒饭从营养需要出发，将不同的食物予以搭配，供人们进食，非常方便。

此外，对于某些特殊人群，例如，对行军作战的军事人员，他们在战斗进行时不可能自己“埋锅做饭”，而且由于军事活动体力消耗大、营养要求高，这样，既要进食简便，又要营养全面，因而各国的军粮采用强化食品的比例很高，特别是在战时，大多是强化食品。对于从事地质勘探和极地探险等工作的人们也大多食用强化食品。

（4）适应不同人群生理及职业的需要

对于不同年龄、性别、工作性质，以及处于不同生理、病理状况的人来说，他们所需营养的情况是不同的，对食品进行不同的营养强化可分别满足他们的营养需要。不同年龄段的人群对营养素的需要不同，不同职业的人群对营养素的需要也各不相同。因此，根据不同人群生理及职业的需要增补一些营养素是很重要的。

（5）防病、保健及其他

从预防医学的角度看，食品营养强化对预防和减少营养缺乏病，特别是某些地方性营养缺乏病具有重要的意义。例如，对缺碘地区的人采取食盐加碘可大大降低当地甲状腺肿大的发病率（下降率可达40%～95%），用维生素 B_1 防治食米地区的人的脚气病，用维生素 C 防治坏血病等。

此外，某些食品强化剂还可提高食品的感官质量和改善食品的保藏性能。例如，β-胡萝卜素和核黄素既具有维生素的作用，又可作为食品着色剂使用，达到改善食品色泽的目的。维生素 C 和维生素 E 具有良好的抗氧化性能，在食品加工中可作为抗氧化剂使用。此外，当它们在肉制品中和亚硝酸盐并用时还具有阻止亚硝胺生成的作用。

3. 食品营养强化的基本原则

营养强化食品的功能和优点是多方面的，但其强化过程必须从营养、卫生及经济效益等方面全面考虑，并需适合各国的具体情况。进行食品营养强化时应遵循的基本原则，归纳起来有以下几点。

（1）有明确的针对性

进行食品营养强化前必须对本国（本地区）的食物种类及人们的营养状况作全面细致的调查研究，从中分析缺少哪种营养成分，然后根据本国、本地区人们摄食的食物种类和数量选择需要进行强化的食品（载体）以及强化剂的种类和数量。

（2）符合营养学原理

人体所需各种营养素在数量之间有一定的比例关系。因此，所强化的营养素除了考虑其生物利用率之外，还应注意保持各营养素之间的平衡。食品强化的主要目的是改善天然食物存在的营养素不平衡关系，亦即通过加入其所缺少的营养素，使之达到平衡，适应人体需要。强化的剂量应适当，如若不当，不但无益，反而会造成某些新的不平衡，产生某些不良影响。

（3）符合国家的卫生标准

食品营养强化剂的卫生和质量应符合国家标准，同时还应严格进行卫生管理，切忌滥用，特别是对于那些人工合成的衍生物更应通过一定的卫生评价方可使用。

人们在食品中经常使用的营养强化剂有 10 余种。其强化剂量各国多根据本国人民摄食情况以及每日膳食中营养素供给量标准确定。由于营养素为人体所必需，往往易于注意到其不足或缺乏的危害，而忽视过量时对机体产生的不良影响。

（4）易被机体吸收利用

食品强化用的营养素应尽量选取那些易于吸收、利用的强化剂。

（5）尽量减少营养强化剂的损失

许多食品营养强化剂遇光、热和氧等会引起分解、转化而遭到破坏，因此，在食品的加工及储存等过程中会发生部分损失。为减少这类损失，可通过改善强化工艺条件和储存方法，也可以通过添加强化剂的稳定剂或提高强化剂的稳定性来实现。同时，考虑到营养强化食品在加工、储藏等过程中的损失，进行营养强化食品生产时需适当提高营养强化剂的使用剂量。

（6）保持食品原有的色、香、味等感官性状

食品大多数有其美好的色、香、味等感官性状。而食品营养强化剂也具有本身特有的色、香、味。在强化食品时不应损害食品的原有感官性状而致使食用者不能接受。如果根据不同强化剂的特点，选择好强化对象（载体食品）与之配伍，则不但无不良影响，而且还可提高食品的感官质量和商品价值。

（7）经济合理、有利推广

食品营养强化的目的主要是提高人们的营养和健康水平。通常，食品的营养强化需要增加一定的成本，但应注意价格不能过高。

4. 营养强化方法

（1）在加工过程中添加营养强化剂

在食品加工过程中添加营养强化剂是强化食品采用的最普遍的方法，此法适用于罐装食品，如罐头、罐装婴儿食品、罐装果汁和果汁粉等，也适用于人造奶油、各类糖果糕点等。强化剂加入后，经过若干道加工工序，可使强化剂与食品的其他成分充分混合均匀，并使由于强化剂的加入对食品色、香、味等感官性能造成的影响尽量小。

（2）在原料或必需食物中添加营养强化剂

此法适用于国家法令强制规定添加的强化食品。对具有公共卫生意义的物质也适用。例如，有些地方为了预防甲状腺肿大，在食盐中添加碘等。

这种强化方法简单、易操作，但存在的问题是，添加强化剂后的面

粉、大米、食盐等在供给食用者食用以前必然要经过储藏和运输，在储运过程中易造成强化成分损失。因此，在储运过程中，其保存条件及包装状况将对强化剂的损失有很大影响。目前，各国对此都有较深入的研究。

（3）在成品中混入营养强化剂

采用前两种方法强化食品时，在加工和储藏过程中会造成强化剂在一定程度上的损失。为了避免这种损失，可采取在成品中混入营养强化剂的方法进行强化，即在成品的最后工序中混入强化剂。例如，婴幼儿食品中的母乳化奶粉、军队用粮中的压缩食品等，均在制成品中混入营养强化剂。

（4）生物化学强化法

利用生物化学方法使食物中原来含有的某些成分转变为人体需要的营养成分的强化方法称为生物化学强化法。如，在豆类发芽过程中，植物凝血酸会很快消失，其中的植酸也发生分解，更多的锌、磷被释放出来，使食物中的矿物质得到充分利用，并能使其中的维生素 C 明显提高。

第12章 营销学的基础知识

第1节 营销的概念

市场营销领域从孕育、成长到发展，是营销管理理论不断创新与丰富的过程，是市场经济和现代社会化大生产的产物，是随着企业市场营销实践活动的发展而发展起来的，并且是含义较广的概念。市场营销以满足顾客为起点，是不同于“推销”“销售”的，它包括市场研究、产品开发、定价、分销、广告、宣传报道、分片访销、销售促进、售后服务等全部的活动。

一、市场营销的定义

市场营销是一个完整的企业活动，即以计划、生产、定价、推广与分销来满足人类或社会需求的一切经济活动。市场营销是一种企业活动，是企业有目的、有意识的行为，是以满足和引导顾客的需求为出发点和中心的。

对于市场营销的认识，我们可从以下几个方面来理解。

首先，顾客的需求是市场营销的起点，顾客需求的满足则是市场营销的最终目标。人的需求是不断发展变化的。人在饥饿的时候，能够吃饱就成为第一需求，但是，一旦解决温饱后就会追求更加舒适、美好的生活。心理学家马斯洛把人的需求分成五个层次，当人的低层次需求得到满足之后，就会向高一层需求努力。因此，一个成功的企业，不仅要善于发现顾客的需求，并以此作为市场营销的起点，还要能顺应社会经济发展的潮流，创造出一种新的需求，来推动社会的发展和进步，这就叫做引导消费。同时，在满足顾客需求的基础上，继续对顾客提供服务，进一步刺激顾客的后续消费，并影响其周围的顾客，这就叫做售后服务。

其次，市场营销是一项整体性的经营活动，包括市场研究、产品开发、定价、分销、广告、宣传报道、分片访销、销售促进、售后服务等全部内容。因此，它与推销和销售的含义是不同的。市场营销活动的主要内容是分析环境，选择目标市场，确定和开发产品，产品定价、分销、促销和提供服务以及它们间的协调配合，进行最佳组合。而实现企业目标是市场营销活动的目的。

最后，市场营销既是一门应用科学，又是一门艺术。市场营销与企业生产、技术、财务等诸多领域的工作不一样，不具有纯粹的数量化特征。很多营销实际问题的解决，往往是诸多不确定因素互为影响的结果。因为，营销活动的中心是购买者而不是销售者。所以，为了理解购买者，营销人员必须研究组织行为学，必须运用有关人口统计学、心理学、文化和社会的影响来理解顾客的需要、认知、偏好和行为，以便找到更有效的营销战略。因此，企业实际的市场营销活动，不仅要讲究科学性，还要讲究艺术性；不仅要遵循科学性的原则，还要从市场实际出发，灵活应变，才能在激烈的市场竞争中立于不败之地。

二、市场营销的要素

市场营销领域从孕育、成长到发展，是营销管理理论不断创新与丰富的过程。在20世纪30年代，注重市场分析，强调的是“理性营销”。之后，宝洁公司提出了“品牌营销”，创造了品牌经营体制和内部品牌竞争机制。到了60年代，温德尔·史密斯指出成功的市场营销有四个要素，即顾客需求、目标市场、协调营销和通过满足顾客需求来创造公司利润。之后，理查德·克莱维特把营销要素分为：产品（Product）、价格（Price）、促销（Promotion）、地点（Place），即4P。1960年以后，4P这一营销要素就一直作为实用概念广泛用于制造业的大量生产和销售中，其成果也得到了普遍肯定。但是，随着时代的发展和顾客需求模式的变化，也出现了一些不足之处。尤其是在服务行业里，产品的主体不是工厂或硬件，而是人和软件，销售商品的人及对待顾客的方式，决定着顾客是否会购买此产品，因此，现代营销在 4P 的基础上增加了人（People）这一要素，从而成为 5P。

1. 产品（Product）

产品要想在市场具备一定的竞争力，最重要的营销要素是确定产品的特色。首先要了解市场上竞争企业的产品定位如何，他们所提供的产品或服务有什么特点。然后比较自己企业产品以及服务与竞争对手的差别，分析顾客选择自己企业产品的原因。针对能够满足顾客需要和吸引顾客购买的产品属性进行宣传、推广。

2. 价格（Price）

首先，将市场分割成若干个部分，即进行市场细分。因为市场上有各种不同的人，他们有着不同的生活方式和不同的需求特点。其次，确定哪些人群对本企业最重要，因为任何一种产品不可能满足所有人的需求，企业必须选择那些能在最大限度上满足其需要的顾客成为企业推销产品和服务的目标。最后，根据企业的市场定位确定产品和服务的价格。

3. 促销（Promotion）

促销的目的是通过吸引更多顾客认识和购买产品及服务来提高企业的利润。促销的方法有很多，例如，通过各种媒体广告来提高顾客对产品和服务的认知度。利用口碑的影响力让满意的顾客把自己的感受传达给其他顾客，从而增加客户量。利用促销卡给予老顾客一些特殊的优惠，来增加顾客的忠诚度。针对各种节假日制定优惠方案，既可吸引消费者，又可增添节日气氛，不断提高产品和服务的附加价值，来更好地满足顾客的需要等。

4. 地点（Place）

不同的国家、地区，有着不同的文化和生活方式。再好的产品和服务，如果不顾及本地的文化、人们的生活方式、地域特点等因素，也无法在竞争中取胜。因此，企业必须采用在当地行之有效的市场策略，开发能够最大限度地满足当地消费者需求的产品和服务。

5. 人（People）

人是营销的最重要因素。因为服务业的核心是人，消费者是人，为消费者服务的也是人，因此营销更应注重以人为本。也就是说，企业应该选择能够完整地提供服务的人才，为顾客提供优质的服务，不断提高顾客满意度，为企业创造更大的利益。这就要求企业一方面要不断地提高顾客的满意度，另一方面要不断地培训员工，提高员工素质，只有这样企业才能在不断变化的市场竞争中立足。

第 2 节　营销的方法

市场营销的出发点是满足顾客需求，这涉及用何种产品满足顾客需求，如何满足顾客需求，用何种方法让顾客更好地认识产品等。这需要用市场调查、市场定位、市场促销等方法来实现。

一、市场调查

1. 市场调查的概念及内容

市场调查是指对与营销决策相关的信息和数据进行系统的收集、记录、整理和分析，为营销决策提供依据。市场调查的内容包括：经济形势、社会政治气候、市场需求、技术发展、竞争态势等。

2. 市场调查过程

为了避免市场调查的盲目性，调查工作必须有计划、有步骤地进行。一般说来，市场调查可以分为以下四个阶段。

（1）准备阶段

企业在进行市场调查前，必须找出问题存在的征兆，并对问题进行分析探讨，明确调查问题的关键和范围，确定市场调查的目标，制定出市场调查的方案。主要包括市场调查的内容、方法和步骤，调查计划的可行性、经费预算、调查时间等。

（2）正式调查阶段

市场调查的内容大致可分为市场需求调查、竞争者情况调查、企业经营战略执行情况调查。

1）市场需求调查。是指调查企业在过去几年的销售情况及现在市场的需求量及其影响因素，特别是市场购买力调查、购买动机调查、潜在需求调查，当市场问题焦点明朗化后，可以帮助寻找市场经营机会。

2）竞争者情况调查。包括竞争企业的基本情况、经营战略、新产品及新技术的开发能力、市场竞争能力、售后服务的情况等。

3）企业经营战略执行情况调查。包括产品的价格、销售渠道、媒体广告宣传及销售方面情况、产品商标及外包装情况、存在的问题及改进情况等。

市场调查的方法有很多，可根据企业的实际情况进行选择：

1）市场调查的现场直接调查法。这种市场调查方法主要针对消费资料市场，包括询问法、观察法和实验法。

①询问法。包括面谈调查、电话调查、邮寄调查、留置问卷调查、网上调查。可以将要调查的资料设计成表格，让受调查的对象将自己的意见或回答填入其中。

②观察法。包括直接观察法、实际痕迹测量法、行为记录法。可以直接到销售现场、生产现场、使用现场和家庭现场观察等。

③实验法。包括无控制组的事后实验、无控制组的事前事后实验、有控制组的事后实验、有控制组的事前事后实验。可以向市场投放部分产品进行试销，观察顾客的反应，以检验产品。

2）市场调查的统计分析研究法。这种调查方法是在室内对各种已有的统计资料和调查资料进行系统研究和分析。一般情况下，生产资料市场较多采用这种方法。

（3）综合整理分析调查结果阶段

统计分析研究和实地调查完成以后，市场调查人员便拥有了大量的资料和相关数据。接下来要做的就是将这些资料进行编辑，剔除不可靠、不准确及与调查目的无关的资料，选取一切有关的、重要的、有参考价值的资料。然后将调查资料分门别类地编辑汇总，再将大类资料根据调查的需要进行更为详细的分类，使之成为某种可供备用的形式。最后将有关的资料用适当的表格形式表示，以便说明问题或从中发现某种典型的模式。

（4）撰写调查报告及追踪阶段

调查人员经过对调查资料和数据的综合分析整理，便可根据调查的目的写出一份调查报告，得出调查的结论。此时，市场调查并没结束。市场调查人员要继续观察市场的情况变化，以便检验调查结果的准确程度，发现新的市场趋势，为改进今后的调查工作奠定基础。

二、市场定位

1. 市场定位的概念及目标

市场定位是对现有产品的创造性实践，通过分析和思考竞争对手已经做了什么、做得怎样、目标市场的顾客需求及满足状况，使企业从中认定其目标市场。市场定位的目标是使企业的产品或服务在潜在的顾客心目中确立特殊的位置，并在某个或某些方面成为潜在顾客心目中的第一。

2. 市场定位的依据

营销者可遵循以下几点进行市场定位，选择和实施市场定位战略。

（1）根据具体产品的特点及档次进行市场定位。

（2）根据产品所满足的需要进行市场定位。

（3）根据不同的产品种类进行市场定位。

（4）根据特定的使用场合及用途进行市场定位。

（5）根据使用者的类型进行市场定位。

（6）根据直接针对竞争者或避开竞争者进行市场定位。

3. 市场定位的步骤

（1）识别可能的竞争优势

顾客通常都会选择那些能够带给他们最大价值的产品和服务。因此，赢得顾客忠诚度的关键是要比竞争对手更懂得顾客的需求及其购买过程，并向他们提供更多的服务，带来更多的价值。企业可以把自己的市场定位为：通过提供比竞争对手略低的价格，或者提供更多更好的服务、更高的产品质量以使较高的价格显得合理的方法，使企业赢得竞争优势。

1）产品差异。企业可以使自己的产品在质量、成本、特征、性能、可靠性、耐用性、款式等方面区别于其他产品。

2）服务差异。除了靠实际产品区别外，企业还可以在送货、安装、培训、维修等与产品有关的服务方面不同于其他企业。

3）人员差异。企业可通过雇用和培训比竞争对手能力强、知识丰富、可信度高的员工取得更强的竞争优势。

4）形象差异。即使竞争的产品看起来很类似，顾客也会根据品牌与企业的形象做出不同的选择。因此，企业可以通过建立品牌与良好的形象使自己更胜于竞争对手。

（2）选择合适的竞争优势

企业要选择合适的竞争优势进行促销和宣传。企业发现了若干个潜在的竞争优势后，必须在其中选择几个竞争优势，并据此建立起市场定位战略。

（3）展示市场定位

一旦选择好市场定位，企业就必须建立与市场定位相一致的形象、巩固与市场定位相一致的形象、矫正与市场定位不一致的形象，并采取切实措施把理想的市场定位传达给目标顾客。

4. 市场定位时常犯的错误

企业需要避免三种主要的市场定位错误。第一种，定位过低，即根本没有真正为企业定好位。第二种，定位过高，即传递给顾客的公司形象太窄。第三种，混乱定位，即传递给顾客一个混乱的企业形象。

总之，市场定位起始于一件产品、一项服务、一家公司、一个机构，或者是一个人，但并非是对产品或服务本身做出什么行动，而是针对潜在顾客的心理采取行动，要在潜在顾客心目中确立产品或服务的特殊位置。

三、市场促销

1. 市场促销的概念及内容

市场促销是指为了配合分销，运用一些特殊手段大力地促进产品销售，是一种有组织、有计划、有目的的整体行为，是在分销基础上的市场营销活动。市场促销的内容包括促销组合、人员推销、广告、营业推广以及公共关系等。

2. 市场促销的方法

市场促销的方法有很多，有打折、有奖销售、增加附加价值、赠送代金券、赠送试用装、现场演示等。

（1）打折

打折是指在销售产品或服务时，对产品或服务给予相应的折扣，以促进产品销售的提升。折扣的幅度要适中，如果折扣的幅度过大会引起顾客的怀疑，折扣太小不能引起顾客的注意。打折的时间不可过长，一般在特殊庆典日或节假日为宜。

（2）有奖销售

有奖销售是指在销售产品或服务时，为了吸引顾客购买，提供一些具有一定诱惑力的商品作为奖品。这是一种非常具有吸引力的市场促销手段之一。因为一旦中奖，奖品的价值都非常诱人，所以许多顾客都非常愿意去尝试这种无风险的有奖购买活动。但是要注意的是，在中国，法律规定有奖销售的单奖金额不得超过五千元。

（3）增加附加价值

增加附加价值是指在销售产品或服务时，为了使产品或服务的价格在顾客心目中显得更为合理而提供的一些额外的免费产品或服务。包括买大包装产品赠送小包装产品、买一定金额的产品赠送一定金额的服务、购买一定金额的产品或服务为顾客提供免费的点心、牛奶等。

（4）赠送代金券

代金券是企业伴随广告或产品的外包装免费送给顾客的一种标有价格的凭证，但其价值只能在代金券责任者指定的场所里根据代金券的面额享受相应的优惠。这种促销方式可以吸引一些潜在顾客的光顾，具有一定的宣传效果。

（5）赠送试用装

赠送试用装是指企业为了对新产品或销售不佳的产品进行推广，给顾客免费提供该产品的小试用装，来促进推广和刺激购买的方法。

（6）现场演示

现场演示是指为了使顾客迅速了解产品的特点和性能，在营业现场或会议现场演示该产品的使用过程，以便激励顾客产生购买意念的方法。

除此之外，企业还可通过报纸、杂志、广播、电视等广告媒介向顾客传递产品信息，以促进产品销售，总之，市场促销的方法多种多样，不同的企业可依据不同市场情况选择适当的促销方法或互相搭配促销手段进行市场促销。

第13章 安全救护常识

第1节 安全用电的基本常识

安全用电对个人、家庭、企业、单位、社会、国家都有着重要的意义。因此，我国已将安全用电纳入了法制轨道。《中华人民共和国电力法》（简称《电力法》）相关内容如下。

第一条 为了保障和促进电力事业的发展，维护电力投资者、经营者和使用者的合法权益，保障电力安全运行，制定本法。

第四条 电力设施受国家保护。禁止任何单位和个人危害电力设施安全或者非法侵占、使用电能。

第九条 国家鼓励在电力建设、生产、供应和使用过程中，采用先进的科学技术和管理方法，对在研究、开发、采用先进的科学技术和管理方法等方面做出显著成绩的单位和个人给予奖励。

第三十二条 用户用电不得危害供电、用电安全和扰乱供电、用电秩序。对危害供电、用电安全和扰乱供电、用电秩序的，供电企业有权制止。

第五十二条 任何单位和个人不得危害发电设施、变电设施和电力线路设施及其有关辅助设施。

第五十八条 电力监督检查人员进行监督检查时，有权向电力企业或者用户了解有关执行电力法律、行政法规的情况，查阅有关资料，并有权进入现场进行检查。电力企业和用户对执行监督检查任务的电力监督检查人员应当提供方便。电力监督检查人员进行监督检查时，应当出示证件。

第六十五条 违反本法第三十二条规定，危害供电、用电安全或者扰乱供电、用电秩序的，由电力管理部门责令改正，给予警告；情节严重或者拒绝改正的，可以中止供电，可以并处五万元以下的罚款。

第七十二条 盗窃电力设施或者以其他方法破坏电力设施，危害公共安全的，依照刑法第一百零九条或者第一百一十条的规定追究刑事责任。

每一个人、每一个家庭、每一个单位、每一个企业都有安全用电的义务，并有制止、阻碍、举报非安全用电行为的权利。家庭有教育子女安全用电的义务，单位和企业有教育员工安全用电的义务。

芳香保健场所中使用的电气设备、仪器很多，且使用频繁，安全用电不容忽视，若稍有疏忽均可酿成大祸。

一、常用电气设备的安装和使用要求

1. SPA 芳香保健服务过程中涉及的电气设备、器具繁多，在安装使用时稍有疏忽就可能造成触电或火灾。因此，要安装电气设备和使用仪表、电器具时，应由专业电工严格按照有关规定、说明和操作规程进行安装；在使用中，电气设备出现故障时，要由专业维修人员进行维修。

2. 自觉遵守安全用电规章制度，禁止私拉电网，私自安装电炉。

3. 电灯线不要过长，灯头离地面应不小于 2 m。灯头应固定在一个地方，不要拉来拉去，以免损坏电线或灯头造成触电事故。

4. 吹风机、电风扇等金属外壳的电气设备，应按规定进行安装和修理及接地线，这些工作要由电工进行。

5. 熔丝要符合规格，要根据用电设备的容量（瓦数）来选择。安装熔丝时，先要拉闸切断电源，然后再装上合乎要求的熔丝。如果熔丝经常熔断，应由电工查明原因，排除故障。

6. 禁止私拉乱接临时电线。临时电线要采用橡皮绝缘线，离地面不低于 2.5 m，并且要有专人管理。

7. 应经常检查电线是否有擦伤或裸露，插座是否安全接地。要经常用仪器检查按摩室器具是否有漏电现象，以防触电伤人事故发生。

8. 有些进口的水疗、芳香、按摩电器具（如从国外进口的奥桑蒸汽机、海藻敷体仓、按摩床、美容仪、太空仓、桑拿房、美体仪、冲浪浴缸等）有两套电源系统，一套为110 V低压电源，另一套为220 V电压电源。一般在电源插头上都有明确的电压标记，不允许随便将低压插头插入220 V的插座，以免造成器材损坏或引发事故。

9. 移动电气设备时，一定要先拉闸停电，后移动设备，不要带电移动。并对设备进行检查，确认设备无问题后，才能开始使用。

10. 各种电用仪器设备的保养和管理要落实到人，谁用谁关，需要有使用记录、维修记录，使用者应定岗定位。

二、安全用电注意事项

1. 单位企业要制定安全用电规章制度，并经常对本单位电工和员工进行安全用电教育，提高安全用电知识和自觉性。

2. 装拆电线和电气设备应由专业电工实施，避免发生触电和短路事故。

3. 电线和电气设备上不能晾晒衣物，晾衣物时不要靠近电线。

4. 不要用湿手去摸开关、插头、灯头等其他用电设备，不去触摸电线的绝缘层。

5. 在移动用电设备时，要先断开电源，并保护好导线，防止导线因磨损而漏电。

6. 在遇到雷雨时，最好不要使用电气设备，并切断其电源。不要在大树下避雨，不要拿大块金属物品在雷雨中停留。

7. 离开办公场所或宿舍前，应检查用电器是否关闭，电源是否切断。

8. 检查所有装设的台扇、台灯、电视、冰箱等外壳的地线接触是否牢固。

9. 用电设备（移动用电设备的金属外壳、金属支架、热水器、消毒柜、空调等）应一律装接好可靠地线。

第2节　常见意外情况紧急救护常识

芳香保健师在为顾客服务过程中，常有一些意外发生，如晕厥、皮肤破损、中暑、心脏疾病、高血压，甚至触电等情况发生。遇到这些情况，可以采用一些行之有效的应急方法，给予必要、及时的救护，然后转送附近医疗单位进行救治。

一、晕厥

头晕、恶心、面色苍白、神呆目定、四肢发凉、周身冷汗，甚至出现惊厥和昏倒等现象称为晕厥。按摩时出现晕厥现象的主要原因是由于顾客过度紧张，对疼痛过于敏感，体质虚弱，或过饥过饱、疲劳，或按摩手法过重、按摩时间过长而造成。因此，对于精神过度紧张的顾客，精油按摩前应做好思想工作，消除其对精油按摩的恐惧感；对体质虚弱和初次接受按摩的顾客，按摩时手法不宜过重；空腹的顾客，一般不宜做按摩，必要时手法应轻柔；注意按摩室内保持空气流通和安静等，防止晕厥现象的发生。

二、皮肤破损

粗暴的小幅度急速而不均匀的擦法、粗暴的掐法、生硬的推法、过久的指揉法，或出汗后皮肤潮湿的情况下进行指揉，均可使皮肤损伤。因此，按摩者应加强手法基本训练，正确掌握各种手法的动作要领，以提高手法的熟练程度；在使用擦法、推法、指揉法时，可加用油膏、滑石粉等按摩介质以保护皮肤。对皮肤的表面损伤，一般无需特殊处理。但是一定要保持损伤部位的清洁，以防继发感染，局部外涂红药水，若组织液渗出较多时，可外涂紫药水，不要包扎，数日后即可痊愈。

三、中暑

中暑是在外界环境高温、高湿的综合影响下，人的机体散热功能出现障碍，热平衡遇到破坏而引起的一种急性疾病。中暑急救方法如下：

1. 中暑发生后，要使病人立刻离开高温环境，在凉爽通风的地方休息，并让中暑者口服含盐水或清凉的饮料。

2. 在中暑者头部冷敷。

3. 指压中暑者的人中、内关、足三里、合谷、曲池、委中等穴。有条件可用针刺十宣放血，清暑泄热。

四、心脏疾病

以心绞痛为例，心绞痛是心肌急剧地、暂时地缺血、缺氧而引起的突发症候。主要表现为阵发性的心前区挤感和疼痛，主要位于胸骨后，可向心前区与左上肢放射。心绞痛发作的急救方法是：

1. 发作时，病人应立即卧床休息，不要反复搬动病人。

2. 发作较重时，应对病人使用药效较快的硝酸盐制剂药物，如将 0.5～1 片硝酸甘油置于病人舌下含化，1～2 min 可发生作用。

3. 指压或针刺病人心俞、神堂、膻中、神门、内关、间使等穴位，可以疏通经络、理气活血、止痛、缓解病情（见图 13—1）。

4. 症状不能很快缓解者，应立即转送医院抢救治疗。

五、高血压

在保健按摩中常会遇到高血压患者血压急剧升高，可达 27～32 kPa (200～240 mmHg)，此时患者感到头晕目眩，头重足轻，行走困难，甚者恶心呕吐，如不及时采取降压措施，就可能出现脑溢血而死亡或留下后遗症。此时，芳香保健师应立即点按患者第六颈椎棘突下旁开 2 寸血压点（双穴）3～5 min，血压即可降下，防止脑溢血及其后遗症的发生（见图 13—2）。

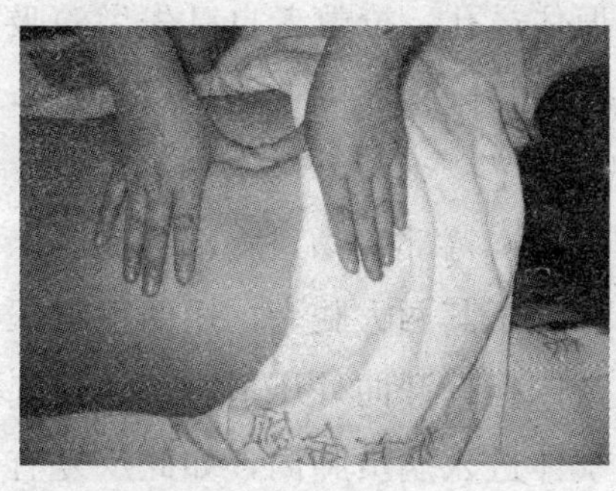

图 13—1　拔揉心俞穴

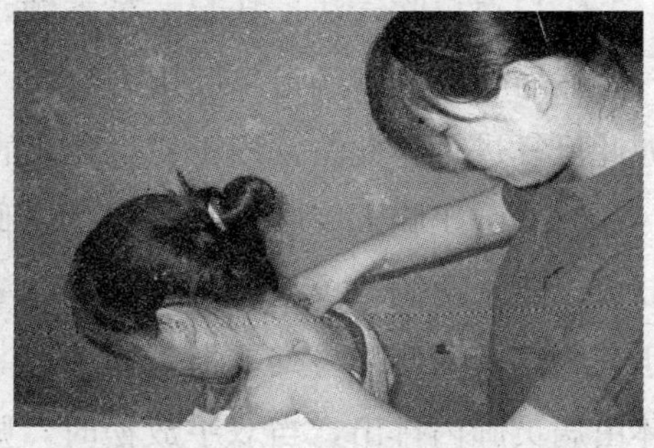

图 13—2　按压血压点

六、触电的救援

触电是指人体接触了电路或电弧而引起的一种急性损伤，雷击伤也是一种触电，最为常见的是未按安全用电规程操作而造成触电甚至火灾。

1. 触电抢救方法

(1) 脱离电源

根据触电时的具体环境和情况，采取安全、快速、有效的方法，使触电者不再受到电流危害，脱离电源。

1) 关闭电源开关。发现触电后，迅速关闭电源开关，再将保险盒打开，以保证安全。

2) 斩断电路。在无法或来不及找到开关的情况下，可立即斩断电源。但必须注意，要用装有绝缘把柄的器材斩断电路，确保抢救人员的自身安全。

3) 挑开电线。当因触及电线而触电时，应迅速用绝缘器材将电线挑开。注意抢救人员的自身安全。

总之，设法使触电者脱离电源，越快越好。因为电流作用的时间越长，伤害越重。在使其脱离电源的过程中，救护人员不准直接用手触及伤员，既要救他人，也要保护好自己，防止触电。

(2) 医疗救援

电流对延髓中枢的损害，可造成呼吸中枢抑制、麻痹，导致呼吸衰竭、呼吸停止。所以，在触电现场应立即对呼吸心跳已不规则，或刚刚停止者进行人工呼吸和胸外心脏按摩，同时拨打 120 或 999 医疗急救中心电话，请求紧急救援。

1) 人工呼吸

①口对口吹气法。托起病员下颌，捏住鼻孔，抢救者自己先做深吸气，然后将嘴对准病员口腔用力吹入（病员的口唇部可盖上一层纱布），如此反复进行。此法常用于初生婴儿的窒息。

②仰卧压胸人工呼吸法。病员取仰卧位，背部垫物，胸部抬高，上肢放于躯干两侧，抢救者以“骑马”姿势跪于其两大腿旁，用两手掌压于其胸部及两侧肋弓处，拇指向内，其余四指分开向外压迫胸部，使气体由病员肺内排出，当双手放松时，则气体进入病员肺内，如此反复有规律地进行操作。抢救时，压力要均匀，频率以 16～20 次/min 为宜，

肋骨骨折者不可用此方法。

③俯卧位压背式人工呼吸法。病员取俯卧位，头斜向一侧，抢救者将病员一侧前臂放于其头下，自己跪于病员大腿旁，双手张开放在病员下胸背的两侧，均匀用力，随后放松。如此反复进行操作，频率以 16～20 次/min 为宜。救护溺水者常采用这种方法，有利于胃、肺内的液体流出。

④仰卧牵臂式人工呼吸法。常用于呼吸微弱未完全停止者，也可用于肋骨骨折的病员。上肢骨折、脱位或有锁骨骨折者禁止使用这种方法，溺水者也不适宜本法。病员取仰卧位，背部垫高，头低于胸部。抢救者跪于病员头顶处，双手握住其两前臂，使肘部弯曲与躯干平行，然后向上、向外牵引至头顶部的两侧，使肋骨向上扩展，增加胸廓的前后径，空气即被吸入病员肺内。约隔 2 s 再慢慢地将病员两臂恢复到原来位置，使吸入的气体排出，如此反复进行。

2）胸外心脏按摩。伤员仰卧在硬质的平面上（如地面、木板、长桌椅等），抢救者迅速将其衣服解开或剪开。抢救者站立或跪于伤员身旁，然后以两手掌重叠压于病员胸前下端（剑突上方，不与肋骨接触），对小儿可单手，对新生儿用二指即可。抢救者两手稳定而快速地向下垂直加压，使伤员胸骨下降约 2 cm，其心脏被挤压，心脏中的血液被压向动脉。当抢救者松手时，伤员胸廓弹性回缩，恢复原位，心脏不再受压，血液从静脉回到心脏，心脏重新舒张、充盈。挤压次数以 60～80 次/mim 为宜，小儿以 100 次/min 左右为宜。

2. 触电抢救注意事项

（1）抢救前，要保持病员呼吸道畅通，将伤员口中的活动假牙、泥土、血块、黏液等异物迅速取出。

（2）遇胃胀满者，为防止胃内食物反流而吸入肺部，出现感染和呼吸困难，抢救时应将伤员的头偏向一侧。

（3）用力不宜过猛，动作不宜粗暴，以免损伤伤员身体的其他器官。

（4）操作时，要注意监视病员的脉搏、血压，观察其瞳孔、唇肤色泽等。

（5）人工呼吸和胸外心脏按摩对触电者复苏成功率很高，在未经医生诊断之前尽量不要放弃抢救。

第14章 相关法律、法规知识

第1节 法律与行政法规

一、概念

法是反映统治阶级意志的由国家制定或认可，并由国家强制力保证实施的行为规范的总和，是保护、巩固和发展有利于统治阶级的社会关系和社会秩序，实现阶级专政的工具。

由国家机关制定的法律规范有以下几种。

1. 宪法

宪法是我国的根本大法，国家的总章程。由国家的最高权力机关——全国人民代表大会制定。在所有的法律规范中具有最高的法律和效力。

2. 法律

法律是由全国人民代表大会及其常务委员会制定的规范性文件，它的法律地位和效力低于宪法，高于其他法律规范，属于二级大法。例如，《刑法》《民法通则》《刑事诉讼法》《未成年人保护法》《保守国家秘密法》等。

3. 行政法规

行政法规是由国家的最高行政机关，即国务院制定的规范性文件。如《道路交通管理条例》，这种行政法规的地位和效力低于法律，高于地方各级国家权力机关和行政机关制定的法律规范。在全国范围内有效。

4. 地方性法规

地方性法规是由省、自治区、直辖市的人民代表大会或者它的常务委员会为了贯彻执行宪法、法律、行政法规，结合本地实际情况和需要制定的法律规范。例如，北京市人大常委会制定的《北京市关于禁止燃放烟花爆竹的规定》《北京市严格限制养犬的规定》等。这种地方性法规的地位和效力，低于宪法、法律、行政法规，高于规章。只在本行政区域内有效。

5. 规章、标准

规章、标准是国务院各部、委员会和省、自治区、直辖市人民政府制定的法律规范。按照制定的国家机关不同，规章可以分为两种：一种是行政规章，就是由国务院各部、委员会制定的法律规范；另一种是地方规章，是由省、自治区、直辖市人民政府制定的法律规范。标准也有国家和地方两种。

规章、规程、标准的效力虽不及法律、法规，但法律、法规对行业做了规范之后，规章、规程、标准就具有法律的约束力。例如，依据《劳动法》确立保健按摩师职业之后，《保健按摩师职业标准》的颁布就成为指导保健按摩行业的行业教学、技能操作和考核的依据。若不能达标则不能取得职业保健按摩师的资格证书，就不能从事按摩工作。违规从业人员不受法律保护。有关管理部门对违法执业和从业人员可以实施行政处罚。

二、法律、法规、规章、标准之间的联系与区别

1. 联系

（1）纲目并存，目从于纲

我国以宪法为总纲，其他法律为子纲，依照宪法和法律产生的法规、规章及标准为目。法律、法规、规章、规程、标准构成从属关系。它们都是依法治国不可缺少的组成部分。

（2）同属于法，具有强制约束力

法律、法规、规章、规程、标准都具有法律效力。它们体现了国家的性质，代表着最广大人民群众的根本利益，具有严肃性、权威性，对各行业的发展和管理及人们的生活秩序具有强制性、约束性、保护性。

2. 区别

(1) 法律由人民代表大会或其常务委员会产生、通过并公布执行。规章、规程则由政府及部门依法制定并颁布。法律、规章、规程产生的层次不同，管辖的效力也不同。按照不同立法的效力等级，可分为宪法、法律、行政法规、部门规章、地方性法规和规章以及从属于法规的各种标准。

(2) 国家法律具有高度概括和原则性，部门和地方法规具有局限性、针对性和具体性。若部门和地方法规与国家法律有抵触便自行失去效力。

第 2 节 劳动法的相关知识

《中华人民共和国劳动法》（简称《劳动法》）是保护劳动者合法权益、调整劳动关系的法律规范，1994 年 7 月 5 日由全国人大常委会通过，1995 年 1 月 1 日起施行。《劳动法》是调整劳动关系的基本法律，是制定其他劳动法规的依据。

一、劳动者的权利与义务

《劳动法》对劳动者的权利和义务作了明确的规定。劳动者的权利包括平等就业和选择职业的权利、取得劳动报酬的权利、休息休假的权利、享受社会保险和福利的权利、提请劳动争议的权利以及法律规定的其他劳动权利。

劳动者的义务有：劳动者应该完成劳动任务，提高职业技能；执行劳动安全卫生规程；遵守劳动纪律和职业道德。

二、劳动就业

关于劳动者就业问题，《劳动法》有明确规定：劳动者就业，不因民族、种族、性别、宗教信仰不同而受歧视；妇女享有与男子平等的就业权利，在录用职工时，除国家规定的不适合妇女的工种或者岗位外，不得以性别为由拒绝录用妇女或者提高对妇女的录用标准；残疾人、少数民族人员、退出现役的军人的就业，法律、法规有特别规定的，从其规定；禁止用人单位招用未满十六周岁的未成年人。

三、劳动合同

为了保护劳动者和用人单位的双方利益，《劳动法》规定劳动者与用人单位确立劳动关系应当签订劳动合同，订立和变更合同应当遵循平等自愿、协商一致的原则，不得违反法律、行政法规的规定。

1. 合同的订立

劳动合同应当以书面形式订立，并具备以下条款：劳动合同期限；工作内容；劳动保护和劳动条件；劳动报酬；劳动纪律；劳动合同终止的条件；违反劳动合同的责任。

劳动合同的期限分为有固定期限、无固定期限和以完成一定的工作为期限。劳动合同可以约定试用期。试用期最长不得超过六个月。

劳动合同分有效与无效合同，违反法律、行政法规的劳动合同和采取欺诈、威胁等手段订立的劳动合同都为无效合同。

2. 合同的解除

解除合同有两方面：一是用人单位解除合同，二是劳动者解除合同，两者都要依法办理。《劳动法》对合同的解除分别作了规定：

用人单位解除劳动合同

第二十五条　劳动者有下列情形之一的，用人单位可以解除劳动合同：

（1）在试用期间被证明不符合录用条件的；

（2）严重违反劳动纪律或者用人单位规章制度的；

（3）严重失职，营私舞弊，对用人单位利益造成重大损害的；

（4）被依法追究刑事责任的。

第二十六条　有下列情形之一的，用人单位可以解除劳动合同，但是应当提前三十日以书面形式通知劳动者本人：

（1）劳动者患病或者非因工负伤，医疗期满后，不能从事原工作也不能从事由用人单位另行安排的工作的；

（2）劳动者不能胜任工作，经过培训或者调整工作岗位，仍不能胜任工作的；

（3）劳动合同订立时所依据的客观情况发生重大变化，致使原劳动合同无法履行，经当事人协商不能就变更劳动合同达成协议的。

第二十七条还指出，用人单位濒临破产进行法定整顿期间或者生产经营状况发生严重困难，确需裁减人员的，应当提前三十日向工会或者全体职工说明情况，听取工会或者职工的意见，经向劳动行政部门报告后，可以裁减人员。用人单位依据本条规定裁减人员，在六个月内录用人员的，应当优先录用被裁减的人员。

符合上述情况，用人单位依法可以解除劳动合同。但《劳动法》第二十九条规定劳动者有下列情形之一的，用人单位不得依据第二十六、第二十七条解除劳动合同：

（1）患职业病或者因工负伤并被确认丧失或者部分丧失劳动能力的；

（2）患病或者负伤，在规定的医疗期内的；

（3）女职工在孕期、产假、哺乳期内的；

（4）法律、行政法规规定的其他情形。

劳动者解除劳动合同

第三十一条规定，劳动者解除劳动合同，应当提前三十日以书面形式通知用人单位。

第三十二条指出，有下列情形之一的，劳动者可以随时通知用人单位解除劳动合同：

（1）在试用期内的；

（2）用人单位以暴力、威胁或者非法限制人身自由的手段强迫劳动的；

（3）用人单位未按照劳动合同约定支付劳动报酬或者提供劳动条件的。

四、工作时间和安全卫生

《劳动法》规定：国家实行劳动者每日工作时间不超过八小时、平均每周工作时间不超过四十四小时的工时制度。

用人单位必须建立、健全劳动安全卫生制度，严格执行国家劳动安全卫生规程和标准，对劳动者进行劳动安全卫生教育，防止劳动过程中的事故，减少职业危害。

从事特种作业的劳动者必须经过专门培训并取得特种作业资格。

五、职业培训

《劳动法》规定：从事技术工种的劳动者，上岗前必须经过培训。这是结合我国劳动就业现状，参照国外的先进管理经验作出的规定。国家确定职业分类，对规定的职业制定职业技能标准，实行职业资格证书制度，由经过政府批准的考核鉴定机构负责对劳动者实施职业技能考核鉴定。

六、社会保险和福利

《劳动法》规定：国家发展社会保险事业，建立社会保险制度，设立社会保险基金，使劳动者在年老、患病、工伤、失业、生育等情况下获得帮助和补偿。

国家发展社会福利事业，兴建公共福利设施，为劳动者休息、休养和疗养提供条件。用人单位应当创造条件，改善集体福利，提高劳动者的福利待遇。

第 3 节　卫生法规的相关知识

公共场所是人们聚众活动的场所，是为了满足公众对生活文化、人际交流的需要而设立，供公众所使用的公共设施。它的形成包含了两个主体，即劳动者和消费者。

我国目前法定管理的公共场所有四类，即生活服务类、文化体育设施类、公共福利设施类和公共交通设施类。

公共场所的范围大体有：宾馆、饭店、旅社、招待所、酒吧、茶座、咖啡馆；公共浴室、休闲中心、美容美发店、保健按摩院（所）；影剧院、录像厅、游艺室、网吧、舞厅、音乐厅；体育场、游泳池、公园、度假村；展览馆、图书馆、博物馆、美术馆；商店、商场、购物中心、书店；农副产品市场、菜市场；候诊室、候车室、候船室、候机室和公共交通车、船、飞机内。

公共场所的卫生管理，直接影响到人民群众的健康。公共场所的卫生状况反映出国家和地区的道德建设、文明程度、卫生标准和管理水平，是展现国民素质的窗口。为了创造公共场所的良好环境，预防疾病、保障人体的健康，就必须依法整治公共场所的卫生。

《公共场所卫生管理条例》于 1987 年 4 月 1 日由国务院颁布。《条例》的发布充分体现了我国政府对人民群众健康的重视与关怀。1987 年 9 月 15 日卫生部发布了《〈公共场所卫生管理条例〉实施细则》，于 1991 年对其进行了重新修改，使之更具操作性。

一、公共场所卫生要求

1. 室内空气卫生要达到标准

公共场所室内空气依靠自然通风和机械设备保证通风换气，确保空气清新，达到各项指标。

2. 微小气候适宜

公共场所面积大小各异，根据四季变化要对室内温度、湿度、风速进行调节，达到国家有关标准。

3. 采光、照明良好

公共场所光线要明亮，室内采光不足的情况下，要实行人工照明，以保护视力和满足健康的需要。

4. 噪声符合标准

公共场所（如舞厅、歌剧院）的噪声较大，要采取措施减少噪声，使之达到标准，不能达标的要限期整治。

5. 用具和卫生设施符合标准

公共用具要定期消毒，及时更换。设施按规定施工，符合卫生标准。

6. 用水达到卫生标准

公共场所用水要达标。浴池、游泳场所用水也要达到规定的标准；定期换水消毒，切实保证对人体无害。

二、公共场所从业人员的卫生要求

公共场所的工作人员必须具备三条卫生要求。

1. 实行岗前培训，懂得卫生知识

公共场所负责人和从业人员要完成培训大纲规定的学习内容，掌握有关的卫生法规、卫生知识、卫生操作技能，取得卫生知识合格证方可上岗工作。

2. 身体无传染病，取得健康证上岗

服务性公共场所从业人员每天都与顾客打交道，直接为顾客服务。因此，要求所有从业人员从业前要体检，取得健康证上岗，以后每年检查一次。传染病患者禁止在某些服务行业（如餐饮业、保健按摩行业等）工作。

3. 注意养成卫生习惯，搞好个人卫生

公共场所工作人员必须衣着整洁，衣服勤洗勤换，常修指甲，保持个人卫生。

三、公共场所危害健康导致事故的报告

公共场所的单位和个人要预防各类事故的发生，因不符合卫生要求，使消费者产生中毒、污染、传染、发生死亡应在 24 h 内报告，卫生监督部门在接到报告 24 h 内，会同有关人员进行调查，并将结果和处理意见一周内报送卫生部门和事故单位。

四、公共场所的卫生监督

《公共场所卫生管理条例》及其实施细则中规定，各级人民政府的卫生行政部门是公共场所法定的监督机构，依法行使管理公共场所的卫生监督职能。

处罚条例规定，公共场所经营单位和个人违反下列规定条例之一的，卫生监督机构可以视情节轻重给予警告、罚款、停业整顿、吊销“卫生许可证”等行政处罚。

1. 卫生质量不符合国家卫生标准和要求，而继续营业的。

2. 未取得“健康合格证”，而从事直接为顾客服务的。

3. 拒绝卫生监督的。

4. 未取得“卫生许可证”，擅自营业的。

对造成中毒事故的单位和个人，应对受害人赔偿，致人死亡或残疾，构成犯罪，由司法机关追究刑事责任。

第4节　消费者权益保护法的相关知识

《中华人民共和国消费者权益保护法》于1993年10月31日由第八届全国人民代表大会常务委员会第四次会议通过，于1993年10月31日中华人民共和国主席令第11号公布。其主要内容如下。

第一章　总　　则

第一条　为保护消费者的合法权益，维护社会经济秩序，促进社会主义市场经济健康发展，制定本法。

第二条　消费者为生活消费需要购买、使用商品或者接受服务，其权益受本法保护；本法未作规定的，受其他有关法律、法规保护。

第三条　经营者为消费者提供其生产、销售的商品或者提供服务，应当遵守本法；本法未作规定的，应当遵守其他有关法律、法规。

第四条　经营者与消费者进行交易，应当遵循自愿、平等、公平、诚实信用的原则。

第五条　国家保护消费者的合法权益不受侵害。国家采取措施，保障消费者依法行使权利，维护消费者的合法权益。

第六条　保护消费者的合法权益是全社会的共同责任。国家鼓励、支持一切组织和个人对损害消费者合法权益的行为进行社会监督。大众传播媒介应当做好维护消费者合法权益的宣传，对损害消费者合法权益的行为进行舆论监督。

第二章　消费者的权利

第七条　消费者在购买、使用商品和接受服务时享有人身、财产安全不受损害的权利。消费者有权要求经营者提供的商品和服务，符合保障人身、财产安全的要求。

第八条　消费者享有知悉其购买、使用的商品或者接受的服务的真实情况的权利。消费者有权根据商品或者服务的不同情况，要求经营者提供商品的价格、产地、生产者、用途、性能、规格、等级、主要成分、生产日期、有效期限、检验合格证明、使用方法说明书、售后服务，或者服务的内容、规格、费用等有关情况。

第九条　消费者享有自主选择商品或者服务的权利。消费者有权自主选择提供商品或者服务的经营者，自主选择商品品种或者服务方式，自主决定购买或者不购买任何一种商品、接受或者不接受任何一项服务。消费者在自主选择商品或者服务时，有权进行比较、鉴别和挑选。

第十条　消费者享有公平交易的权利。消费者在购买商品或者接受服务时，有权获得质量保障、价格合理、计量正确等公平交易条件，有权拒绝经营者的强制交易行为。

第十一条　消费者因购买、使用商品或者接受服务受到人身、财产损害的，享有依法获得赔偿的权利。

第十二条　消费者享有依法成立维护自身合法权益的社会团体的权利。

第十三条　消费者享有获得有关消费和消费者权益保护方面的知识的权利。消费者应当努力掌握所需商品或者服务的知识和使用技能，正确使用商品，提高自我保护意识。

第十四条　消费者在购买、使用商品和接受服务时，享有其人格尊严、民族风俗习惯得到尊重的权利。

第十五条　消费者享有对商品和服务以及保护消费者权益工作进行监督的权利。消费者有权检举、控告侵害消费者权益的行为和国家机关及其工作人员在保护消费者权益工作中的违法失职行为，有权对保护消费者权益工作提出批评、建议。

第三章　经营者的义务

第十六条　经营者向消费者提供商品或者服务，应当依照《中华人民共和国产品质量法》和其他有关法律、法规的规定履行义务。经营者和消费者有约定的，应当按照约定履行义务，但双方的约定不得违背法律、法规的规定。

第十七条　经营者应当听取消费者对其提供的商品或者服务的意见，接受消费者的监督。

第十八条　经营者应当保证其提供的商品或者服务符合保障人身、

财产安全的要求。对可能危及人身、财产安全的商品和服务，应当向消费者作出真实的说明和明确的警示，并说明和标明正确使用商品或者接受服务的方法以及防止危害发生的方法。经营者发现其提供的商品或者服务存在严重缺陷，即使正确使用商品或者接受服务仍然可能对人身、财产安全造成危害的，应当立即向有关行政部门报告和告知消费者，并采取防止危害发生的措施。

第十九条 经营者应当向消费者提供有关商品或者服务的真实信息，不得作引人误解的虚假宣传。经营者对消费者就其提供的商品或者服务的质量和使用方法等问题提出的询问，应当作出真实、明确的答复。商店提供商品应当明码标价。

第二十条 经营者应当标明其真实名称和标记。租赁他人柜台或者场地的经营者，应当标明其真实名称和标记。

第二十一条 经营者提供商品或者服务，应当按照国家有关规定或者商业惯例向消费者出具购货凭证或者服务单据；消费者索要购货凭证或者服务单据的，经营者必须出具。

第二十二条 经营者应当保证在正常使用商品或者接受服务的情况下其提供的商品或者服务应当具有的质量、性能、用途和有效期限；但消费者在购买该商品或者接受该服务前已经知道其存在瑕疵的除外。经营者以广告、产品说明、实物样品或者其他方式表明商品或者服务的质量状况的，应当保证其提供的商品或者服务的实际质量与表明的质量状况相符。

第二十三条 经营者提供商品或者服务，按照国家规定或者与消费者的约定，承担包修、包换、包退或者其他责任的，应当按照国家规定或者约定履行，不得故意拖延或者无理拒绝。

第二十四条 经营者不得以格式合同、通知、声明、店堂告示等方式作出对消费者不公平、不合理的规定，或者减轻、免除其损害消费者合法权益应当承担的民事责任。格式合同、通知、声明、店堂告示等含有前款所列内容的，其内容无效。

第二十五条 经营者不得对消费者进行侮辱、诽谤，不得搜查消费者的身体及其携带的物品，不得侵犯消费者的人身自由。

第四章　国家对消费者合法权益的保护

第二十六条　国家制定有关消费者权益的法律、法规和政策时，应当听取消费者的意见和要求。

第二十七条　各级人民政府应当加强领导，组织、协调、督促有关行政部门做好保护消费者合法权益的工作。各级人民政府应当加强监督，预防危害消费者人身、财产安全行为的发生，及时制止危害消费者人身、财产安全的行为。

第二十八条　各级人民政府工商行政管理部门和其他有关行政部门应当依照法律、法规的规定，在各自的职责范围内，采取措施，保护消费者的合法权益。有关行政部门应当听取消费者及其社会团体对经营者交易行为、商品和服务质量问题的意见，及时调查处理。

第二十九条　有关国家机关应当依照法律、法规的规定，惩处经营者在提供商品和服务中侵害消费者合法权益的违法犯罪行为。

第三十条　人民法院应当采取措施，方便消费者提起诉讼。对符合《中华人民共和国民事诉讼法》起诉条件的消费者权益争议，必须受理，及时审理。

第七章　法 律 责 任

第四十条　经营者提供商品或者服务有下列情形之一的，除本法另有规定外，应当依照《中华人民共和国产品质量法》和其他有关法律、法规的规定，承担民事责任：

（一）商品存在缺陷的；

（二）不具备商品应当具备的使用性能而出售时未作说明的；

（三）不符合在商品或者其包装上注明采用的商品标准的；

（四）不符合商品说明、实物样品等方式表明的质量状况的；

（五）生产国家明令淘汰的商品或者销售失效、变质的商品的；

（六）销售的商品数量不足的；

（七）服务的内容和费用违反约定的；

（八）对消费者提出的修理、重作、更换、退货、补足商品数量、退还货款和服务费用或者赔偿损失的要求，故意拖延或者无理拒绝的；

（九）法律、法规规定的其他损害消费者权益的情形。

第四十一条 经营者提供商品或者服务，造成消费者或者其他受害人人身伤害的，应当支付医疗费、治疗期间的护理费、因误工减少的收入等费用，造成残疾的，还应当支付残疾者生活自助费、生活补助费、残疾赔偿金以及由其扶养的人所必需的生活费等费用；构成犯罪的，依法追究刑事责任。

第四十二条 经营者提供商品或者服务，造成消费者或者其他受害人死亡的，应当支付丧葬费、死亡赔偿金以及由死者生前扶养的人所必需的生活费等费用；构成犯罪的，依法追究刑事责任。

第四十三条 经营者违反本法第二十五条规定，侵害消费者的人格尊严或者侵犯消费者人身自由的，应当停止侵害、恢复名誉、消除影响、赔礼道歉，并赔偿损失。

第四十四条 经营者提供商品或者服务，造成消费者财产损害的，应当按照消费者的要求，以修理、重作、更换、退货、补足商品数量、退还货款和服务费用或者赔偿损失等方式承担民事责任。消费者与经营者另有约定的，按照约定履行。

第四十五条 对国家规定或者经营者与消费者约定包修、包换、包退的商品，经营者应当负责修理、更换或者退货。在保修期内两次修理仍不能正常使用的，经营者应当负责更换或者退货。对包修、包换、包退的大件商品，消费者要求经营者修理、更换、退货的，经营者应当承担运输等合理费用。

第四十六条 经营者以邮购方式提供商品的，应当按照约定提供。未按照约定提供的，应当按照消费者的要求履行约定或者退回货款；并应当承担消费者必须支付的合理费用。

第四十七条 经营者以预收款方式提供商品或者服务的，应当按照约定提供。未按照约定提供的，应当按照消费者的要求履行约定或者退回预付款；并应当承担预付款的利息、消费者必须支付的合理费用。

第四十八条 依法经有关行政部门认定为不合格的商品，消费者要求退货的，经营者应当负责退货。

第四十九条 经营者提供商品或者服务有欺诈行为的，应当按照消费者的要求增加赔偿其受到的损失，增加赔偿的金额为消费者购买商品的价款或者接受服务的费用的 1 倍。

第五十条 经营者有下列情形之一，《中华人民共和国产品质量法》

和其他有关法律、法规对处罚机关和处罚方式有规定的，依照法律、法规的规定执行；法律、法规未作规定的，由工商行政管理部门责令改正，可以根据情节单处或者并处警告、没收违法所得、处以违法所得 1 倍以上 5 倍以下的罚款，没有违法所得的，处以一万元以下的罚款；情节严重的，责令停业整顿、吊销营业执照：

（一）生产、销售的商品不符合保障人身、财产安全要求的；

（二）在商品中掺杂、掺假，以假充真，以次充好，或者以不合格商品冒充合格商品的；

（三）生产国家明令淘汰的商品或者销售失效、变质的商品的；

（四）伪造商品的产地，伪造或者冒用他人的厂名、厂址，伪造或者冒用认证标志、名优标志等质量标志的；

（五）销售的商品应当检验、检疫而未检验、检疫或者伪造检验、检疫结果的；

（六）对商品或者服务作引人误解的虚假宣传的；

（七）对消费者提出的修理、重作、更换、退货、补足商品数量、退还货款和服务费用或者赔偿损失的要求，故意拖延或者无理拒绝的；

（八）侵害消费者人格尊严或者侵犯消费者人身自由的；

（九）法律、法规规定的对损害消费者权益应当予以处罚的其他情形。

第五十一条　经营者对行政处罚决定不服的，可以自收到处罚决定之日起 15 日内向上一级机关申请复议，对复议决定不服的，可以自收到复议决定书之日起 15 日内向人民法院提起诉讼；也可以直接向人民法院提起诉讼。

第五十二条　以暴力、威胁等方法阻碍有关行政部门工作人员依法执行职务的，依法追究刑事责任；拒绝、阻碍有关行政部门工作人员依法执行职务，未使用暴力、威胁方法的，由公安机关依照《中华人民共和国治安管理处罚条例》的规定处罚。

第五十三条　国家机关工作人员玩忽职守或者包庇经营者侵害消费者合法权益的行为的，由其所在单位或者上级机关给予行政处分；情节严重，构成犯罪的，依法追究刑事责任。

参考文献

1. 彭聃龄. 普通心理学（修订本）. 北京：北京师范大学出版社，2004
2. 孟昭兰. 普通心理学. 北京：北京大学出版社，2003
3. 钱铭怡. 心理咨询与心理治疗. 北京：北京大学出版社，1994
4. 马建青. 辅导人生——心理咨询学. 济南：山东教育出版社，1992
5. 王玲，刘学兰. 心理咨询. 广州：暨南大学出版社，1999
6. 陈智. 心理咨询：实用咨询技巧与心理个案分析. 成都：四川大学出版社，2002
7. 魏乃昌. 服务心理学. 北京：中国物资出版社，2006
8. 阎纲. 旅游服务心理学. 北京：旅游教育出版社，2004
9. 褚明德. 旅游服务心理学. 昆明：云南大学出版社，2002
10. 林玉莲，胡正凡. 环境心理学. 北京：中国建筑工业出版社，2000
11. 江林. 消费者心理与行为. 北京：中国人民大学出版社，2002
12. 罗伯·滴沙蓝德. 芳香疗法的艺术. 台湾：世茂出版社，2001
13. 汪妲·谢勒. 芳香疗法精油宝典. 台湾：世茂出版社，1996
14. 派翠西亚·戴维斯. 芳香疗法大百科. 台湾：世茂出版社，2002
15. 五十岚康彦. 图解芳香精油水疗法. 台湾：世茂出版社，1997
16. 金韵蓉. 香草地图. 上海：南海出版公司，2004